国家卫生和计划生育委员会"十三五"规划教材

全国高等中医药院校研究生教材

供中医药、中西医结合等专业用

针灸医学导论

主　　编　徐　斌　王富春

副主编　景向红　马铁明　李　瑛　贾春生

主　　审　朱　兵

编　　委（以姓氏笔画为序）

马铁明（辽宁中医药大学）	郁　洁（湖南中医药大学）
王洪峰（长春中医药大学）	周　华（湖北中医药大学）
王富春（长春中医药大学）	周艳丽（河南中医药大学）
刘农虞（香港大学医学院）	赵建新（北京中医药大学）
严兴科（甘肃中医药大学）	赵海音（上海中医药大学）
杜广中（山东大学医学院）	姜劲峰（南京中医药大学）
李　瑛（成都中医药大学）	贾春生（河北中医学院）
李桂平（天津中医药大学）	徐　斌（南京中医药大学）
吴子建（安徽中医药大学）	景向红（中国中医科学院针灸研究所）
林　栋（福建中医药大学）	

人民卫生出版社

图书在版编目(CIP)数据

针灸医学导论/徐斌,王富春主编.—北京:人民卫生出版社,2016

ISBN 978-7-117-23362-0

Ⅰ.①针… Ⅱ.①徐… ②王… Ⅲ.①针灸疗法-中医学院-教材 Ⅳ.①R245

中国版本图书馆 CIP 数据核字(2016)第 232680 号

| 人卫智网 | www.ipmph.com | 医学教育、学术、考试、健康,购书智慧智能综合服务平台 |
| 人卫官网 | www.pmph.com | 人卫官方资讯发布平台 |

针灸医学导论

主　　编:徐　斌　王富春
出版发行:人民卫生出版社 (中继线 010-59780011)
地　　址:北京市朝阳区潘家园南里 19 号
邮　　编:100021
E - mail:pmph @ pmph.com
购书热线:010- 59787592　010- 59787584　010- 65264830
印　　刷:北京市卫顺印刷厂
经　　销:新华书店
开　　本:787×1092　1/16　印张:13
字　　数:316 千字
版　　次:2016 年 12 月第 1 版　2016 年 12 月第 1 版第 1 次印刷
标准书号:ISBN 978-7- 117-23362-0/R·23363
定　　价:45.00 元

打击盗版举报电话:010-59787491　E-mail:WQ @ pmph.com
(凡属印装质量问题请与本社市场营销中心联系退换)

出版说明

为了更好地贯彻落实《国家中长期教育改革和发展规划纲要(2010—2020年)》和《医药卫生中长期人才发展规划(2011—2020年)》,进一步适应新时期中医药研究生教育和教学的需要,推动中医药研究生教育事业的发展,经人民卫生出版社研究决定,在总结汲取首版教材成功经验的基础上,开展全国高等中医药院校研究生教材(第二轮)的编写工作。

全套教材围绕教育部的培养目标,国家卫生和计划生育委员会、国家中医药管理局的行业要求与用人需求,整体设计,科学规划,合理优化构建教材编写体系,加快教材内容改革,注重各学科之间的衔接,形成科学的教材课程体系。本套教材将以加强中医药类研究生临床能力(临床思维、临床技能)和科研能力(科研思维、科研方法)的培养、突出传承,坚持创新,着眼学生进一步获取知识、挖掘知识、提出问题、分析问题、解决问题能力的培养,正确引导研究生形成严谨的科研思维方式和严肃认真的求学态度为宗旨,同时强调实用性(临床实践、临床科研中用得上)和思想性(启发学生批判性思维、创新性思维),从内容、结构、形式等各个环节精益求精,力求使整套教材成为中医药研究生教育的精品教材。

本轮教材共规划、确定了基础、经典、临床、中药学、中西医结合5大系列55种。教材主编、副主编和编委的遴选按照公开、公平、公正的原则,在全国40余所高等院校1200余位专家和学者申报的基础上,1000余位申报者经全国高等中医药院校研究生教育国家卫生和计划生育委员会"十三五"规划教材建设指导委员会批准,聘任为主编、主审、副主编和编委。

本套教材主要特色是:

1. 坚持创新,彰显特色 教材编写思路、框架设计、内容取舍等与本科教材有明显区别,具有前瞻性、启发性。强调知识的交叉性与综合性,教材框架设计注意引进创新的理念和教改成果,彰显特色,提高研究生学习的主动性。

2. 重难热疑,四点突出 教材编写紧跟时代发展,反映最新学术、临床进展,围绕本学科的重点、难点、热点、疑点,构建教材核心内容,引导研究生深入开展关于"四点"的理论探讨和实践研究。

3. 培养能力,授人以渔 研究生的培养要体现思维方式的训练,教材编写力求有利于培养研究生获取新知识的能力、分析问题和解决问题的能力,更注重培养研究生的思维方法。注重理论联系实际,加强案例分析、现代研究进展,使研究生学以致用。

4. 注重传承,不离根本 本套研究生教材是培养中医药类研究生的重要工具,使浸含在中医中的传统文化得到大力弘扬,在讲述现代医学知识的同时,中医的辨证论治特色也在教材中得以充分反映。学生通过本套教材的学习,将进一步坚定信念,成为我国伟大的中医药事业的接班人。

5. 认真规划，详略得当　编写团队在开展工作之前，进行了认真的顶层设计，确定教材编写内容，严格界定本科与研究生的知识差异，教材编写既不沿袭本科教材的框架，也不是本科教材内容的扩充。编写团队认真总结、详细讨论了现阶段研究生必备的学科知识，并使其在教材中得以凸显。

6. 纸质数字，相得益彰　本轮教材的编写同时鼓励各学科配备相应的数字教材，此为中医出版界引领风气之先的重要举措，图文并茂、人机互动，提高研究生学以致用的效率和学习的积极性。利用网络等开放课程及时补充或更新知识，保持研究生教材内容的先进性、弥补教材易滞后的局限性。

7. 面向实际，拓宽效用　本套教材在编写过程中应充分考虑硕士层次知识结构及实际需要，并适当兼顾初级博士层次研究生教学需要，在学术过渡、引导等方面予以考量。本套教材还与住院医师规范化培训要求相对接，在规培教学方面起到实际的引领作用。同时，本套教材亦可作为专科医生、在职医疗人员重要的参考用书，促进其学术精进。

本轮教材的修订编写，教育部、国家卫生和计划生育委员会、国家中医药管理局有关领导和相关专家给予了大力支持和指导，得到了全国40余所院校和医院、科研机构领导、专家和教师的积极支持和参与，在此，对有关单位和个人致以衷心的感谢！希望各院校在教学使用中以及在探索课程体系、课程标准和教材建设与改革的进程中，及时提出宝贵意见或建议，以便不断修订和完善，为下一轮教材修订工作奠定坚实的基础。

人民卫生出版社有限公司

2016 年 6 月

全国高等中医药院校研究生教育
国家卫生和计划生育委员会
"十三五"规划教材建设指导委员会名单

主任委员

张伯礼

副主任委员（以姓氏笔画为序）

王永炎　王省良　匡海学　胡　刚　徐安龙
徐建光　曹洪欣　梁繁荣

委员（以姓氏笔画为序）

王　华　王　晖　王　键　王　滨　孔祥骊
石　岩　吕治平　乔延江　刘宏岩　刘振民
安冬青　李永民　李玛琳　李灿东　李金田
李德新　杨　柱　杨关林　余曙光　谷晓红
宋柏林　张俊龙　陈立典　陈明人　范永昇
周永学　周桂桐　郑玉玲　胡鸿毅　高树中
唐　农　曹文富　彭　成　廖端芳

秘书

李　丽　周桂桐(兼)

国家卫生和计划生育委员会"十三五"规划教材
全国高等中医药院校研究生教材目录

一、基础系列

1	自然辩证法概论(第2版)	主编	崔瑞兰	
2	医学统计学	主编	王泓午	
3	科研思路与方法(第2版)	主编	季 光	赵宗江
4	医学文献检索	主编	高巧林	章新友
5	循证中医药临床研究方法(第2版)	主编	刘建平	
6	中医基础理论专论(第2版)	主编	郭霞珍	王 键
7	方剂学专论	主编	李 冀	谢 鸣
8	中药学专论	主编	钟赣生	杨柏灿
9	中医诊断学专论	主编	黄惠勇	李灿东
10	神经解剖学	主编	孙红梅	申国明
11	中医文献学	主编	严季澜	陈仁寿
12	中医药发展史专论	主编	程 伟	朱建平
13	医学英语	主编	姚 欣	桑 珍

二、经典系列

14	内经理论与实践(第2版)	主编	王 平	贺 娟
15	伤寒论理论与实践(第2版)	主编	李赛美	李宇航
16	金匮要略理论与实践(第2版)	主编	姜德友	贾春华
17	温病学理论与实践(第2版)	主编	谷晓红	杨 宇
18	难经理论与实践	主编	翟双庆	

三、临床系列

19	中医内科学临床研究	主编	薛博瑜	吴 伟
20	中医外科学临床研究(第2版)	主编	陈红风	
21	中医妇科学临床研究(第2版)	主编	罗颂平	刘雁峰
22	中医儿科学临床研究(第2版)	主编	马 融	
23	中医骨伤科学临床研究(第2版)	主编	王拥军	冷向阳

四、中药学系列

五、中西医结合系列

前　言

本书是针灸推拿专业研究生培养的指导性教材,以分析本专业知识的形成过程及研究进展为主要内容,以期为具备该专业本科基础知识的研究生提供系统的专业学习与研究的新思路、新观点、新方法。亦可供中医类研究生、高年级本科生学习使用,也可为有志于针灸学术研究的读者提供初步指导。

在生命科学和医学酝酿重大变革、中国国家医疗卫生体制深化改革、针灸国际化进程加速、中医类研究生培养模式变革的背景下,为培养符合时代需要、引领专业前沿发展的研究者,提供具有专业性、研究性、前沿性、拓展性的教材,已经成为专业发展的必然要求,本书是这方面的一个尝试。

本书包括绪论和 5 章内容。绪论分析了针灸学术的发展趋势,指出了生命科学发展对针灸发展的影响;第一章明确了经典针灸知识的当代意义;第二章理清了传统针灸学的一些基本概念;第三章介绍了针灸知识形成及发展的主要过程及主要学术观点的差异,并分析了不同类型研究策略的特点;第四章在介绍针灸学术研究进展的基础上,多角度拓展了针灸研究的知识视野;第五章是构建符合针灸学自身特征的医学知识体系的初步尝试,为创建针灸医学知识体系提出了主要的框架。

本书由主编负责统筹,主编、副主编分工负责各章编写。徐斌负责编写绪论;景向红负责第一章,并编写第一~四节,刘农虞编写第五节,徐斌编写第六节;王富春负责第二章,并编写第一节,杜广中编写第二节,赵海音编写第三节,王洪峰编写第四节,徐斌编写第五节,林栋编写第六节;贾春生负责第三章,并与赵建新编写第一节,景向红编写第二节、第四节,杜广中编写第三节,景向红及周华编写第五节;马铁明负责第四章,李桂平及周艳丽编写第一节,马铁明编写第二节,郁洁编写第三节,姜劲峰编写第四节,严兴科编写第五节;李瑛负责第五章,吴子建编写第一、二节,李瑛编写第三节,徐斌编写第四节。在编委会通稿审修的基础上,最后由徐斌负责全书统稿、定稿。

在这样一个发展迅速的时代,我们的思考和认识肯定存在诸多的不足,一些观点与提法也需要进一步推敲,甚至少数观点还缺少学术界的共识。希望我们的努力能够为学生的学术成长提供一点新的助力,包括从我们的错误中吸取教训。本书资料来自于不同领域学者的相关研究,正是基于他们的真知灼见,本书才有了形成的可能,在此向所有的文献作者致以衷心的感谢。为了教学的需要,我们引用和评述了很多作者的创见,尽管我们力图正确地理解和介绍各位的思想,但限于我们的水平,肯定存在不妥的地方,诚望各位专家学者及广大读者不吝赐教。

编　者

2016 年 4 月

目　录

绪　　论

一、当代针灸学术发展趋势

当代针灸学的发展是空前的,针灸已经从中国走向了世界。2013 年 WHO 出版的《世卫组织 2014—2023 年传统医学战略》认为各国根据文化、理解和常规医疗的可及性,对某些实践(有时称为模式)的看法有所不同,采用的传统和补充医学实践差别很大,已取得显著进展的一种方法是针刺疗法,虽然针刺疗法原本是中医的一个特色,但现在已在世界范围内得到使用。根据 129 个国家提供的报告,其中 103 个现在认可使用针刺疗法、29 个有使用法规、18 个有健康保险覆盖。世界针灸学会联合会秘书处近年完成的一项国际针灸应用调查研究显示,全球 202 个国家有 183 个国家应用针灸,占比达 91%,亚洲和南美洲的所有国家都已经应用针灸。

1955 年毛泽东主席的预言"针灸不是土东西,它是科学的,将来全世界各国革命人民都要用它"已经成为现实。毛泽东还说过"学习各国的东西,是为了改进和发扬中国的东西,创造中国独特的新东西"、"就医学来说,要以西方的近代科学来研究中国的传统医学的规律,发展中国的新医学",这个预言,到目前为止还没有完全实现,研究了,但新医学还没有出现。我们认为"针灸医学"可能是最有希望取得突破的领域之一。

随着应用的扩大,针灸发展的相关问题也逐渐明确。2011 年召开的中国针灸学会第五次全国会员代表大会指出,中医针灸发展面临理论发展相对滞后、服务模式单一、多种疗法配合应用的优势淡化、针灸国际化的"倒逼"态势等四个方面的问题和挑战。

当前针灸学科发展中问题的明确,离不开不同领域的研究者对针灸领域关键科学问题的研究。事实上,当前针灸学术的研究群体已经与以往明显不同,针灸的研究者已经从以中医针灸知识背景为主的临床医生或从业者为主体,发展到多学科知识背景的不同学科学者参与的研究。国内外独立针灸研究机构的快速建立与发展、多层面基金的支持,使针灸研究的目标已经并不仅仅是为了直接解决针灸的临床疗效问题,尽管当前很多重大项目均要求基于临床,但很多针灸研究的内容已经拓展到了其他领域,例如,针灸学术史的研究已经拓展到人类文化学的领域,针灸的生物学合理性的研究已经拓展到进化生物学领域,经络腧穴学说对生命过程及调节的网络性质的理解则启发了生命行为学的研究,针灸临床治疗的动态性、个体化特性则对医学临床研究方法的发展提出了新问题,中医针灸整体调节人体自愈力、治未病的特性的研究则切合了当前以健康而不是以疾病为目标的医学发展的新趋势。正是由于这些研究和思考,使针灸学术研究的视野不断拓展,基于针灸又高于针灸,通过对人类针灸疗法相关实践历史与当代研究的分析与认识,提出了更多的人类维护健康的理念与方法的本质性问题,这些研究首先是对针灸学,进而是对医学,更可能对生物学的发展均是有积极意义的。我们梳理了近代、当代针灸学术研究中的观点与成果,认为以下四个方面的问题可能是当代针灸学术发展关注的主要问题。

1. 针灸及针灸学的独特性即针灸的价值问题研究　一直以来针灸学定位于中医学的一部分,进而是医学的一部分。这固然不错,但是,随着研究的深入,研究者发现,以药物干预为主体的中医内科学知识体系、主流的西方医学体系并不能完全解释临床的针灸现象和传统的针灸知识,例如,基于当代科学实验的理念和方法,我们无法找到“经络的实质”,基于循证医学的研究,我们无法完全证实经穴效应的特异性和针灸临床的有效性,等等。《剑桥世界人类疾病史》则认为:“针术、灸术和饮食养生术不是为起死回生服务的而是作为一种刺激矫正失常的状态。”一位美国患者说:“在中国人们针灸是为了治病(for illness),在美国很多人针灸是为了健康(for wellness)。”2009年有研究者指出,针灸临床辨证论治问题已成为制约针灸临床发展的关键问题,引起国内外学者的广泛关注。虽然针灸与中药的治疗目标相同,但是治疗方法与治疗途径不同,故辨证论治体系不同。针灸在其发展过程中逐步形成了理、法、方、穴、术为一体的独特辨证论治思维模式,不同于中医内科的理、法、方、药。西方的针灸研究者,则“取术弃理”,提出了“西方针灸医学”、“科学针灸学”的知识体系,全面否定经络腧穴理论的临床价值和意义,试图建立基于现代西方科学或医学理念的针刺医学。针灸作为一个独立的医学学科(不是指的特定意义上的科学医学)存在与发展的理由可能有以下四个方面:①在医学理念上,尤其强调以人体自身的调节功能为基础,而不是以疾病的病因病理为直接干预对象;②在干预的途径上,主要是通过体表——在体的腧穴——进行干预,这是其他医疗体系所忽视的或没有的;③在效应特点上,没有发现显著的毒副作用;④在知识体系上,已经基于人体实践形成了相对成熟的知识体系(尽管是以中国传统科学范式为基础的),掌握这一知识体系即可取得显著疗效,这是其他体表疗法所缺少的。在中医药学国际化的过程中,为什么针灸会走在前面,可能主要就是因为以上的特性。与主流的西方医学知识和应用体系相比,在西方医学体系中体表最多可能是病症的部分反应点,而没有成为干预的手段与途径,这是针灸学或针灸医学独立存在和发展的最核心的理由。

2. 关于针灸临床有效性的问题　如前所述,针灸已经被全球91%的国家和地区应用于临床,这种发展就是以其临床有效性为基础的。在1987年美国出版的《神经科学百科全书》中,作者写道,针刺术早在17世纪就已经传入欧洲,但由于它同西方的范例相抵触,始终未被西方广泛接受。一根插入手中的银针怎么可能治疗牙痛? 由于针刺镇痛不符合现有的生理学范例,当代西方科学家便将它看作一种安慰剂效应(通过暗示或者分散注意力甚至催眠而起作用)而不予理睬。但是,这会遇到兽医针刺和婴儿针刺也有效这样的问题。现在已经证明针刺在实验性急性痛中并非安慰剂效应,研究证实存在针刺镇痛-内啡肽的机制。这可能是西方神经科学工具书中对针刺效应客观性的较早的典型描述。但是,目前这种有效性的临床规律还没有被完全掌握,或被其他尤其主流的西方医学的研究所完全确认。新近典型的例子是JAMA发表的关于“针灸治疗膝关节疼痛”论文在国内外的争论,我国学者认为,造成这一事件的主要原因是针灸在中国的临床应用和国外差别较大,并呼吁“我国针灸理论和经验要传出去”。专家们的分析固然是正确的,然而,根本的问题却不在这里,即使西医临床,据《临床证据》第 15 版的数据,近 3000 种治疗措施中也只有 15%被循证证据证明是"肯定有效"的。2014 年《英国医学期刊(BMJ)》则发表述评,认为循证医学体系正在崩溃,有研究者则提出了要建立"真正的循证医学"的意见。我们真正要考虑的是什么样的研究方法是适合针灸的,而不是"削足适履",因为应用当前流行的临床方法学的问题而自毁长城,这种做法对于针灸学术的发展是极为不利的。我们应该考虑的问题可能是如何基于目前的现状,解决针灸临床治疗规律性的研究问题,以往的针灸治疗知识均来自于历代临床实践的纵向积累,实际上大数据时代已经提供了一种知识横向积累的模式,建立"互联网+针灸临床"的基于互联网的"针灸临床实践数据平台"有可能是解决针灸临床规律研究问题的重要途径之一。

　　3. 针灸的生物学合理性问题　　正如上文提及,"存在针刺镇痛-内啡肽的机制"为针刺镇痛的临床有效性提供了生物学依据,从而促进了国际上对针刺作为临床镇痛有效方法的共识的形成,也是目前针刺在世界各地以治疗疼痛相关病症为主的局面形成的主要原因。那么,针灸治疗其他疾病是否也应该具有其确切的生物学基础呢?这就是针灸医学的生物学合理性问题。"生物学合理性(biological plausibility)"是指观察到的现象作出因果联系的判断要符合已经存在的生物学或医学知识。生物学合理性的大部分缺失也是当前针灸学在医学临床被广泛应用而其学科地位得不到应有承认的关键所在,也是"临床合理性"备受质疑的重要原因。朱兵先生 2015 年出版的《系统针灸学——复兴"体表医学"》从生物进化的角度论述了以针灸为代表的体表医学的生物学机制,并很好地梳理分析了到目前为止主要的针灸生物学机制的研究观点及结论,可能是这方面最系统的知识整理。在这个研究领域,随着临床应用范围的扩大,国际科学界对针灸效应机制研究的关注程度也日益提高,新的高水平的研究论文正在一些权威性刊物上不断发表,例如,2010 年《Nature Neuroscience》报道了针刺可能是通过机体局部释放腺苷作用于腺苷 A1 受体发挥镇痛作用,2014 年《Nature Medicine》报道了电针"足三里"穴激活坐骨神经,传入信号经中枢神经系统整合,进而激活传出性迷走神经,促使肾上腺释放多巴胺,作用于多巴胺 D1 受体,抑制炎症因子,从而调控炎症反应的机制。2014 年自然子刊《Scientific Reports》首次报道了基于转录组学技术的电针镇痛效应的作用特征,同一刊物 2015 年报道了按摩调节小鼠免疫功能的机制,等等,这些研究正在丰富针灸效应的生物学基础。在针灸的生物合理性研究中需要特别注意的问题是避免"手里拿锤子的人,看到什么都像钉子"的研究思路和模式——为了使用自己现有的工具而忽视问题本身的需求,忘了更好地解决问题才是目的,甚至为了使用工具而去制造问题。对于针灸相关的生物学实验研究,我们要特别注意,不要因为实验研究工具与方法的限制而忘记研究的针灸学目标,应该让研究方法和工具为解决"针灸问题"服务。在以往的针灸基础研究中,生物物理学家研究的经络是"声、光、低流阻"通道,皮肤科专家研究的经络是"体表可见的经络线",生理学家研究的经络则是"第三平衡系统",甚至在研究中为了使用工具而制造问题,例如了证明经络是"体表的线",而过度强调"循经感传"的普遍性,在应用功能性脑成像的针灸研究中,由于不重视方法学本身的特点,将针刺的"脑响应"脱离了"靶器官效应",投入的巨大精力与经费并未取得预期的成果。我们不能将基于整体观察而形成的针灸理论肢解为单一的生物学现象,不能以单一的工具测量针灸的整体调节;而应该反过来,采取"当你手上有个钉子的时候,看所有的东西都是锤子",即为了解决问题而根据问题需要整合应用可能的工具去开展研究。当前,生命科学的研究方法与思路还是以还原论为基本原则的、适合针灸效应活体、整体特征的研究方法体系还未构建完成。所以，目前情况下，针灸生物学基础的研究可能要从两个方面进行：一是建立适合针灸基础实验研究的方法学体系，二是将针灸的整体效应分解为当前科学研究范式下可研究的问题，前者的研究应该更为迫切。

4. 针灸学知识体系的充实、变革与发展问题　黄龙祥教授认为，中华人民共和国成立以来，针灸在进步，针灸学在踏步，针灸学的理论远远滞后于不断发展的临床实践。对于如何解决针灸学理论发展问题，我们认为知识的梳理是关键和前提。实际上，自 2001 年黄龙祥教授的著作《中国针灸学术史大纲》出版以来，这方面的工作已经取得相当进展。2011 年黄龙祥教授出版了《针灸腧穴通考》，赵京生教授近年相继出版了《针灸关键概念术语考论》(2012)、《针灸理论解读——基点与视角》(2013)、《针灸学基本概念术语通典》(2014)。这些著作及著作者的系列论文，对于全面认识当前针灸理论的现状及针灸学术发展史，均有重要的意义；作为针灸学术发展史研究的相关知识背景，还可以阅读 1998 年出版的《中国科学技术史（医学卷）》、2001 年出版的《中国科学技术史（科学思想卷）》，以及 2007 年李建民的著作《发现古脉——中国古典医学与数术身体观》、2009 年出版的日本栗山茂久的著作《身体的语言：古希腊医学和中医之比较》，等等。上节提到"针灸的生物学合理性"研究——可能是目前意义上针灸基础研究的主要关注点，国家自然科学基金项目、国家重点基础研究计划项目均以此为目标，投入了大量的资源。然而，尽管物质基础、作用机制的实验研究可以解释一些重要的针灸效应现象及机制，但并不能解决针灸的理论和知识体系发展问题。理论和知识体系以概念为基础，明确界定、全面丰富的概念是知识体系的基石。一般认为生命科学的概念包括三种类型，即实体概念、关系概念、过程概念，而传统针灸学知识体系的实体概念在当前知识背景下是不清晰的，甚至可以说"实体概念"主要不是指实体，它更重视的是"关系"、"过程"类的概念。有研究指出，中国医学所作的防病治病的尝试，最基本的途径有两种，即"局部-本体论"的推理和"整体-功能论"的推理，"局部-本体论"取径的含义是指无论内部还是外部对机体内部的损害应该可以从身体功能的失调上发现，或者从先前受损的内部功能单元相关联的体外部分产生的损害上发现（即"有诸于内，必形于外"）；"整体-功能论"的取径则认为人类机体是一个各种关联的功能单元所组成的复杂结构，它集中关注过程以及组成机体的各个子系统之间的功能关系，它还假设同一疾病会同时对几个功能系统产生影响。这样的概念体系，是不能适应当代以实体概念为对象的还原范式的当代生命科学研究要求的，所以，西方针灸学首先否定的就是针灸学中的理论体系。但是，针灸学基于长期对人体真实临床过程的详细观察所形成的"关系概念"、"过程概念"的知识体系，可能描述了基于实体概念未曾观察到的生命现象或调节生命过程的现象，这可能才是传统针灸知识对生命科学及医学最重要的价值所在。陈竺院士提出的系统生物医学要结合传统中医药的哲学思想和经验的含义可能也在于此。因此，当代针灸知识体系研究的重点应该是在进一步梳理传统知识概念、发掘其表述的真实临床内涵的基础上，整合基于现代生命科学研究证实的针灸效应生物学机制，建立基于系统生物医学的知识理念和模型的知识体系。当然，这是一个相当长期的工作目标，不可能通过短期的项目研究实现。目前，两方面的研究都有一定的进展，梳理、认识这些研究中的新观点、新发现及存在问题，则是《针灸医学导论》的主要目标。

二、生命科学发展对针灸发展的启示

贺福初院士在 2013 年发表的论文《大发现时代的"生命组学"》中认为"生命组学(基因组学、RNA 组学、蛋白质组学等组学的集合)"将引领生命科学的大发现时代。他认为随着分子生物学 50 余年日新月异的发展,当代生命科学的"大发现时代"临近再次爆发,而最终"点燃"此次爆发的极大可能就是"生命组学"。

他用极富中国特色的语言描述了当前生命科学的发展景象:"万物有生则机,生物世界是物质世界演进之极;万生有命则灵,生命活动是物质运动玄妙之致。生命,感性之表为生,理性之里为命。生命,形而下之极为生,名下实上;生命,形而上之致为命,形玄势妙。生命,集万物之理,不汇江河难为海,因此,生命科学必然是自然科学各领域充分发展后的集大成者。生命,达万理之成,千瓦万砖树一楼,因此生命科学必将是未来自然科学布新局、开新篇、鼓新潮的总设计师。而集大成者之脊梁、创纪元者之灵魂,非生命组学莫属。"

他认为在生命科学新的大发现时代,更令科学家们困惑的是如何将单调的点、线、面、体再现为艺术的巨幅画卷,既不是东方形式的"盲人摸象",也不是西方模式(拼图模式)的"阿尔钦博托肖像"。系列生命"组学"就像俄罗斯套娃,为探索生命奥秘提供了一套神奇的"魔镜"。还原论上"全元素洞幽的放大镜",穷尽生命系统全部构成元件——各类生物大分子全组成及其调控规律,因此将"还原"进行到"底"、到"边",散之为"理",是为"太";整体论上"巨系统揽胜的望远镜",汇融万千元素为一体、为系统,化平实为神奇,点无机成有机并生机的"魔幻大师",因此将整合升华到"际"、到"巅",统之为"道",是为"极"。始于"组",终于"分",即是"还原";始于"分",终于"组",即是"整合"。基因组学、RNA 组学、蛋白质组学、代谢组学等,概莫能外。因此,生命组学独特、独到的认识论、方法论,使其一经问世即迅速成为启动并主导生命科学再度迈入大发现时代并直奔新世纪自然科学"盟主"的引擎、利器。

对于"组学(omics)"的发展,《自然》杂志 2013 年发表了一篇新闻特写《The 'Omes Puzzle》,认为"虽然有一些组学的确能够让人有眼前一亮的感觉,但是更多时候我们看到的只是一些毫无新意的炒作而已";文章认为"在最理想的状态下,提出一个新的'组学'概念应该有助于科学的发展,可以提出很多有价值的科学问题,激励科研人员去解决它们",并提出了划分"好""坏"组学的标准,及热门、非热门组学,认为偶然发现组学(incidentalome)、表型组学(phenome)、相互作用组学(interactome)、毒物组学(toxome)、组学之组学(integrome)是最有希望的 5 个组学新项目。

2009 年 12 月,第 364 次香山会议的主题是"针刺穴位组学",会议提出了针刺穴位组学的概念,会议认为"针刺穴位组学研究是以针刺机理研究为目标,坚持基于临床、回归临床,源于传统、高于传统的原则,以产生标志性的成果为导向,以针灸常用穴位、穴对、穴位处方为研究对象,以针灸临床优势病种为研究载体,综合运用神经影像学、神经生理学、临床治疗学、组织形态学、系统学、代谢组学等多学科研究手段,全面梳理针灸临床常用穴位配伍的规律,系统挖掘针灸穴位配伍的生物信息基础,通过技术与方法的创新与突破,科学阐释针灸调节双向性和整体性的作用特点,从本质上回答针灸作用的科学机理,切实推动针灸学术的发展和针灸临床水平的提高"。会议还提出了可设立针刺镇痛穴位组学、针刺免疫调整穴位组学、针刺抗抑郁穴位组学、针刺止喘穴位组学、针刺降压穴位组学等研究课题，相关研究人员还于2013年出版了专著《现代针刺组学》。近年来，可以见到4篇相关概念讨论的论文发表，还未见到重要研究成果的出现。

从西方科学家与中国科学家对"组学"的认识和讨论中，我们不难发现，对于组学，不同科学家在概念上可能存在很大的不同。针刺穴位组学看上去只是所有的针灸机理研究的一个汇总，如果有新东西的话，就是应用相关组学理念和方法研究针灸效应的机理。应该说，这并不是西方科学家概念上的组学，至少不是好的组学。尽管，我们可以引进先进的技术来开展针灸研究，但是，如果不理解技术的思想来源，则不可能真正实现学科自身的发展目标。中国科学界在接受新理论、新观点、新技术的同时，尤其应该重视生命科学技术的思想背景。如果仅仅追踪技术、应用技术，而不明确技术发展的思想基础，是不能达到促进针灸学术发展的目标的，得到的可能只是"解释"，而不是针灸学的新知识。

我们目前的科学教育体系，均以现代自然科学，尤其是物理学的基本规律和原理为基本范式，然而，生命科学的规律并不完全是物理、化学规律所能完全涵盖的。进行针灸医学的研究，我们必须掌握当前生物学规律的基本特点，只有掌握了相关的生物学思想，才能真正谈到合理利用前沿生命科学工具和方法，发展自己的学术。

美国进化生物学家恩斯特·迈尔在《生物学思想发展的历史》中指出"生物学中的概括几乎完全是几率性的，有人曾作出这样的妙语，'生物学中只有一条普遍定律，那就是一切生物学定律都有例外'，这种几率性的概念化与在科学革命早期认为自然界事物的原因都可以用数学形式表达的定律支配的看法相去甚远"。目前，国外生命科学哲学主要是围绕生物学与物理科学相比有什么本质区别的问题展开。关于生物学的独特性或者说生物学与物理科学关系的争论一直在两个对立的派别之间进行，这两个派别，一个可称之为自主论，一个可称之为分支论。自主论认为，在生物学和物理学的基本研究战略中存在如下一个明显的差别：物理科学的解释框架是因果论的或机械论的，而生物学的解释框架则是功能论的或目的论的，功能论解释或目的论解释不能还原为非功能论或非目的论的解释；分支论者也承认物理科学与生物科学在解释方式上存在这种差别，但与自主论者相反，他们认为这种差别是表面的，功能论解释和目的论解释可以还原为因果的解释。

因果关系是物理学也是生命科学的中心主题，但是生物学的因果关系具有其独特的形式。我国生物哲学家胡文耕先生创造性地将人类认识史上的因果关系概括为三种结构形式，即线性因果关系，环性、反馈因果关系和网络因果关系，他的《生物学哲学》一书的著作出版推荐意见书中认为这一观点"突破了将物理学哲学硬套在生物学哲学头上的做法"。他认为人类对因果关系的认识，经历了从"前因果观"到因果观的发展。因果观本身的进展中，又有由"线性"到"环形"再到"网络型"的深化过程，他强调，网络因果联系是最复杂的一种结构，也是生命系统中最常见的一种因果类型。网络因果关系有别于线性与环形因果模式，不仅在于它具有反馈调控，而且在于系统内各因果关系存在历时性与共时性相互制约、推移、转化，共同组成因果关系网，以维持系统的稳定或推动系统生长、发育。它与普遍联系、相互作用的区别在于它不限于单纯的作用与反作用，而在于这些诸多作用与反作用中有自主的调控。网络因果结构不同于线性结构，在于它具有非线性。环状因果关系虽然也是非线性的，但它远不如网状关系中多重因果作用交织。网络因果关系中协同与拮抗相依，开放与封闭并存。胡文耕先生将传统中医学中"反馈因果关系和网络因果关系"的相关思想称为生命科学"思想史上的奇迹"——因为"反馈因果关系和网络因果关系是在现代科学发展的条件下才有所认识的"。

《生物学哲学》一书基于以上因果关系的认识,进一步指出生物学规律有三个特点,一是生物学规律的历史性特点,这种历史性特点主要是指这类规律的证明,不能在严格控制条件下完备地再现。二是生物学规律的过程性,这种过程性特点强调的是生物学规律不限于它是一个依存于时间的事件,而在于这种过程的进行不是以必然的形式出现,其速度与方向取决于系统内、外的具体状况;规律的进展取决于前续过程的结果;规律的实现伴随有生成和变化,这种情况在无机界的事物规律中是少见的。三是生物学规律总是在各种规律的相互作用中存在的,不存在孤立的生物学规律,即这种规律的"网络性",发生于生物体的基本反应的基础是量子、原子与分子事件,它们服从于物理、化学规律,可是又不能仅仅归结为这些规律,因为这些作为基础的物理、化学规律发生在有机体内,受到机体活动规律的层层制约,它们的活动受到机体的调节与控制,而调节控制指令的发布与终止,取决于整体的功能状况,这种整体性调控决定了生物学规律的特殊性。

传统针灸学的知识体系应该是借助对生命规律历史性、过程性、网络性的直觉性理解而建立的。它以阴阳、五行、气这三种主要的中国科学思想范式,以"局部-本体论、整体-功能论"的医学或生物学路径,体系化地归纳总结了临床观察的生理病理、治疗现象形成了传统针灸知识体系。正是因为这种"结构功能一体化"而不是"结构决定功能"模式、因果网络循环而不是先因后果的模式,使以现代知识模式为背景的学习或研究者,尤其是非中国文化背景的使用者,根本无法深入理解这类知识。实际上,当代中国人相对容易接受传统针灸知识(尽管也认为它并不如现代科学知识那么精确与规范,但依然在临床应用自如),可能是目前中国人生活的日常知识环境中还存在以"阴阳、五行、气这些中国科学思想范式"为背景的大量默化潜移的"隐知识",这种隐知识甚至可能是中国文化环境下不能取得西方意义上原创性科学突破的主要原因之一。因为,我们追求的知识可能并不是为了知道事物真正的本原,而是我们对于事物的理解,而这种理解的范式,多多少少已经渗入我们的知识原型中了,也就是说,即使我们基于当代的科学体系和方法体系获得了丰富的针灸相关的生物学知识,我们建立的针灸学知识体系可能还是基于我们的原有的知识模式的。1999年出版的刘德麟的著作《分子网络紊乱与调节——分子中医药学导论》、2012年科学出版社出版的屈延文、李明生先生的著作《网络世界再现生命学(中医学与现代生物行为学和系统学)》均提示了这种可能性。

中国知识界常常在新的科学理论出现的时候总能在传统知识中找到线索,这种文化现象可能并不能简单地用追求"心理安慰"来解释,而可能与我们"义不求其精,说必求其通"的知识追求理念相关!

学者们建立"针刺穴位组学"的思路,可能并不是以完全符合西方生命科学思想的模式建立的,但是它们可能蕴含了一些直觉性的生命科学的命题——只是我们自己可能还不清晰。它需要的可能并不仅仅是技术、方法、设备,而更重要的是对中国科学思想和实践模式下的现代生命科学的理解!

三、《针灸医学导论》的主要内容

《针灸医学导论》的内容并不是针灸专业知识全面简要的概括及专业基本知识学习的引

导性课程,而是基于当前的研究,通过对针灸及相关学科知识的梳理分析,试图明确当前针灸知识的源流和发展形势,以引导具备良好专业基础知识的学生进入针灸医学研究的殿堂。本书编写的指导思想是:从知识论视角分析传统针灸知识体系的合理内核,充分吸收归纳近现代、尤其是当代中西医针灸相关知识融合研究和实践过程中产生的新知识、新观点、新经验,初步构建符合当代学习者思维和学习模式的针灸知识框架,引导学生了解当代针灸学术的发展趋势及关键科学问题的研究进展。

本教材的教学目的有三个方面:首先,随着针灸在全球 183 个国家和地区的应用、西方国家对针灸临床实用价值的重视及临床和基础投入的增加,WHO 已经对传统医学的发展提出了"建立知识基础"的要求。目前,国际上已经出现了承认针灸有效性而完全抛弃中医针灸传统理论、重新构建新的针刺知识体系的趋势,建立了他们的"针灸医学",在西方针灸界具有重要的影响,我国针灸学是否能够继续成为学科的领导者面临严重的挑战。本教材将介绍和评析一些代表性的著作和论文的学术观点,以便学生了解国外相关的针灸知识发展趋势,为将来的学术发展道路提供借鉴。其次,近年来,国内出版了一些具有新的学术观点的针灸专著,如何评价这些知识与传统知识的关系?它们在学科知识体系中的价值,均不是仅仅阅读原著所能解决的,一知半解的阅读可能使学生的知识系统更加混乱,所以必须有这方面的教材,进行知识的系统定位及整理,为学生基于本科的专业知识学习拓展视野。最后,针灸临床的发展、临床方案的制订,也迫切需要对传统知识的现代发展、现有临床研究及发现进行系统的归纳总结,只有将研究成果及典型经验上升到知识层次才能使学生更好地掌握之。

本教材包括五个方面的内容。第一章为针灸学与体表疗法,体现了本教材的拓展性。目前主要的针灸学教材及相关专著往往就针灸论针灸,而且主要论述的是"中医针灸",然而在人类的医疗历史上,与针灸相关的"体表疗法"有丰富的知识积累,不过其中多数已经消失于当前的临床实践。"他山之石,可以攻玉",分析这些"体表疗法"的相关知识,有助于从人类早期医学实践的共同性中认识针灸疗法形成发展的必然性及中国针灸医学持续发展的独特性。尤其是重点介绍和评析了《系统针灸学——复兴"体表医学"》的主要观点,对于拓展学生的知识视野有一定的意义。第二章为传统针灸学,反映的是当前针灸学的继承性质。目前针灸学教材的知识体系建立于 20 世纪 50 年代,尽管经过不同时代不同主编的反复修订,但其总的结构未发生重要的变化;由于当时条件的限制,经典文献及知识的利用存在一定的局限,同时,60 多年的研究发展,涌现的新发现及新观点已经修正或正在修正人们对针灸学的认识;因此,进一步整理经典知识、梳理当代研究知识并理清当前对传统针灸知识的认识就极为必要。本章侧重的不是对具体知识的系统介绍,而是结合新的研究,以期进一步明确针灸学主要概念的内涵。第三章为针灸知识体系的发展。在简要梳理针灸知识历史发展的基础上,以新针灸学、现代针灸学、西方针灸学为典型,介绍当代针灸知识形成及发展的主要过程及主要学术观点的差异,并分析不同典型的研究策略及发展特点。第四章为针灸研究,是本教材启发性的体现。当前的针灸学主流知识主要来源于对历代经典及部分当代研究资料的整理分析及整合,今后的针灸医学必定是在科学研究的基础上发展的。因此,本章介绍了针灸理论研究、临床研究及理论与临床的桥梁——针灸处方学的研究进展,并从针灸研究与中医学研究、西医学研究、生命科学研究的关系等角度拓展了针灸研究的知识视野,对于引导学生走"解决针灸医学问题"为导向的针灸学术研究道路具有积极意义。第五章为针灸医学,是本教材创新性的体现。"针灸学"与"针灸医学"尽管只有一字之差,然而,其内涵及学术定位是不同的。由于其临床干预手段(针灸)及部位(体表)的特殊性,目前的西医学知识体系可能不足以涵盖这类知识,而以中药应用为主要技术基础的当前中医学体系也只是部分可能用于指导针灸医学。本章是构建符合针灸学自身特征的医学知识体系的初步尝试,为创建针灸医学知识体系提出了主要的框架。

第一章　针灸学与体表疗法

体表疗法源于动物的本能,人类在进化过程中基于这种本能,构建了早期的医疗技术和知识体系,在世界主要古代文明中均形成过各自的体表疗法知识体系和丰富多彩的技术。为什么其他古代文明的体表疗法体系多数均在历史长河中消失了,而中国针灸学体系却传承发展到现在,并在当代医疗体系中仍然发挥重要作用? 本章从分析当前针灸知识体系形成研究的新观点切入,结合世界医学发展史、生物进化史相关体表疗法的知识,分析了这一现象,以拓展针灸学的知识基础,并论述了基于针灸学创建体表医学的相关观点。

第一节　针灸学的形成及发展

一、医学起源于本能

假如我们认为医学一词,是指自己或借助于他人以解除痛苦,或修补由外伤或疾病所致的损伤,那么首先应该想到医学起源于人的本能,正如痛苦最初的表现也来自本能一样,这种本能的医学甚至常见于动物。例如,动物用冷水缓解发热,当一只初生的黑猩猩停止呼吸时,它的母亲居然熟练地采用了与人类"口对口人工呼吸"几乎相似的抢救措施,成功地救活它;利用体表刺激解除疾病痛苦也是动物的常用方法,如明代《元亨疗马集》中描述了马出现目赤、喘急、脉数洪、惊狂等症状的"心黄病"和肠道炎症的"肠黄病"时,采用咬胸啃足的方法自我治疗,《兽医学》则描述了猪经常在树干等处摩擦腹部,很可能是在治疗蛔虫引起的腹痛和肠痉挛。当人类形态进化后,其"文化进化"的步伐呈现出越来越快的趋势,人类所有非学习的本能行为,从几百万年以前到现在,恐怕没有多大的变化,但医治行为与技术却是在不断进步。在最初的年代里,有益的本能行为逐渐变成生活经验被保存和利用,可以根据客观需要随时重复这种经验,并向后人传授,完成了"本能的"向"意识的"行为转化,形成了人类医学文化向前发展的基础。随着文化的进步,本能与自然选择对人类的作用逐渐减弱,而科技文化的影响与作用却越来越大,占据了主导地位。这里需要注意的是,医学文化的进化并不是向着一个单一的方向的。历史上,世界各地形成过多种多样的医疗知识体系及方法,有的还继续发挥着作用,有的则已经消亡,而中国的针灸学则因其独特的临床疗效和知识体系,成为当今世界应用最广泛的传统医学,这里面的原因是什么,值得深思。

日本学者栗山茂久从文化人类学的角度分析了中西古典医学的差异。他认为,我们所

10

谓的身体若仅指一种可以直接看得到、摸得着的东西,则在医学史上,身体便不会是知识追求的目标,就如同纸上的文字不是阅读最终的目标一样。文字之所以引起读者的兴趣,是因为文字是无形意义的有形承载者;同样的,医生测量脉搏或切脉、解剖肌肉或观色时,所着重的是要理解看不见、听不到、摸不着的生物真相——从外显的征象回推至其秘密的生命来源。但事实是,并没有一条特别存在的路线可供回推,而且也没有固定而明显的征象。不论古今中外,在人类认知的狭隘贫乏以及生命现象的广博丰富之间,一直都隔有一道巨大的鸿沟,一种文化背景之下的专家认为非常有启发的变化与特色,在另一种文化背景之下的专家眼中可能毫无意义,或者根本不存在。古希腊有脉搏测量但忽略了部位的差异,而中国医生则认为其中意义丰富;另一方面古代中国医生则不太重视肌肉解剖的存在。对身体之观念的差异就是如此——不只各自赋予身体征象不同的意义,而且对于哪些变化及特色才算是征象也有不同看法。医学知识发展上的差异不但影响人们的思想,并且也影响人们的感知和感受(一方面将身体认知为客体,另一方面则感受其为存在的体现)。中国学者倪为国从思想史的角度分析了中西对身体认识的不同:从西语思想史看,在希腊和希伯来的文明中,身体和精神,充满着冲突和紧张的张力,处于一种二元对立;从汉语思想史看,身与心的关系不紧张,不对立,修身则可养心,在中国古人的眼里身体就是世界的图解。这些观点提示我们,在进行针灸学术整理中,一定要注意古今、中外医学思想的差异,不能简单、盲目地比较甚至融合。

　　医学源于本能,但在后继发展中形成了不同的医学知识体系,中医针灸学正是其中的一种,而且可能是知识和技术体系从未间断(当然是有变化的)的一种。医学史上有两条流脉,一条代表理论的演进,医学知识渐渐积累和涉及应用这些知识的人;另一条是和它没有太多关系的普通医生的实践活动,每个时代都会有医学理论家们根据当时盛行的哲学或科学观点,来简单地为存在的医学实践寻求辩护。当今条件下针灸医学存在的合理性是什么?这种合理性的依据是什么?均是需要认真思考的。

二、针灸疗法的形成及理论化发展

　　"针灸疗法"一般是指"针法"和"灸法"。最早的针又称"九针"。实际上,九针是包括了多种外科手术工具在内的器械总称,而九针的渊源又是在"砭石"疗法的基础上产生的,砭石疗法和灸法都是在我国原始社会中应用最古老的疗法,这三种疗法虽然互有不同的特点,但是作为外治疗法的目的,彼此间均有极大的类似性或共同性,砭石在早期是按摩、热熨、切割痈肿、叩击体表的工具。这只是一个简述,马继兴教授的《针灸学通史》中有详细的考证,这里不作过多介绍。我们更关注的是针灸治疗思想的形成与发展过程,即针灸疗法如何从与世界各地相似的单纯的外治法演变成从外治内和体表远隔部位治疗的整体治疗医学体系的!

　　经脉理论是针灸的基石,它是针灸疗法理论化并保持生命力的核心所在,分析其形成的过程对于认识针灸知识体系的形成具有典型意义。廖育群先生在《中国科学思想史(医学卷)》中认为"针灸早期的治疗机理与现代中医学为针灸疗法所下的定义是有极大的区别的","不要说是在医学理论尚且十分不发达的原始、奴隶社会,就是到了汉代乃至以后,针和灸这两种治疗手段亦没有单纯被作为调整机体功能(阴阳平衡)以治疗各种内部疾病的方法,而往往是被作为直接触及病灶的'外治'手段"——即我们现在的"局部取穴"原则,这是正确的；但是，他在下文中的观点则值得商榷，在分析了马王堆医学文献及其他资料后指出"凡此种种，均说明针灸疗法应是在经脉学说体系成立后，才得以迅速发展起来的。这一点对于认识经脉学说体系并非产生于针灸治疗经验，是十分重要的。而且原始的针砭、灸煿之法所以能够在本质上形成从'外治'法向具有自身固定意义之针灸疗法的转变，亦恰恰是以经脉学说为基础的"。经脉与针灸先后的问题，在马王堆文献出现后就形成了争议，而之前的基于针灸经验积累的推论，也只是推论，但是，这些年来以黄龙祥、赵京生教授为代表的理论研究者已经进行了深入的研究，并提供了非常有价值的观点。

（一）经脉理论形成的新观点

1. 诊脉是不同部位有机联系——经脉学说产生的临床基础　前面提到，希腊医生测量脉搏——由脉测量心脏的搏动频率，中国医生则诊断脉——由脉诊断全身疾病（而不仅仅是心脏的状态）。赵京生教授认为"理解经络理论和研究脉学理论的障碍之一，是失去对两者之间关系的考察"，这种缺失直接导致经脉起源问题的神秘化。黄龙祥教授认为十二经标本原本是脉诊部位，将十二标本相连，并参照连线上的其他脉动处，我们就会描绘出一幅与马王堆出土经脉文献记载酷似的经脉循行图。在最初经脉线上发现新的脉动处及诊脉处是早期经脉循行部位不断演变的最主要依据。分析马王堆出土帛书《阴阳十一脉灸经》《足臂十一脉灸经》和《灵枢·经脉》等经脉学说文本，发现完整的经脉学说包括循行、病候、诊法、治则、治疗等五项，其中，不同时期各传本共有的只一项：病候-经脉学说不可或缺的核心要素，没有病候，诊法、治则、治疗皆无所依，循行也将失去意义。也就是说基于手足腕踝下部之脉诊察头面及内脏之疾——病候的认识，可能是早期经脉观点形成的核心依据。

2. "经脉穴"内涵的再发现，进一步明确了早期经脉、腧穴、脉诊的关系　黄龙祥教授认为，每一经脉的脉口部即为该经的第一穴，只是在早期其名称与相应经脉名完全相同（经脉穴）。由于今人不认识这些穴位，不仅对于早期文献由这类穴组成的大量针灸古方不能识别而验之于临床，而且因此造成了许多误解，引发了长时间无谓的争论，造成学术界认识上的混乱。现存古医籍中，对于"经脉穴"部位的系统记载则始见于《脉经》，该书记载了全部十二个"经脉穴"的部位（现代本缺"手少阳"一穴）。古代医家在手足腕踝脉动处诊脉，而当时对于这些诊脉处的脉诊病症即刺或灸诊脉处以治疗。也就是说腕踝部脉动处身兼二职，既是诊脉部位——脉口，又是针灸治疗部位——腧穴。后来通过大量的脉诊实践，古人发现了上下特定部位的标本联系。从而提出了"经脉"概念，此时手足腕踝部脉口即为相应经脉的起点，脉诊病候即为经脉病候，脉口处也成为该经脉代表穴——"经脉穴"。至汉代，"原（元）气说"大行于世，诊脉的目的自然转化为诊"原气"，故十二脉口（开始为阴经脉口）变为十二原脉，其"经脉穴"也相应地演变为"原穴"。正因为有这种内在的联系，所以经脉"脉口"、"经脉穴"、"原穴"的部位才非常接近。关于"病候"在经脉学说形成中的作用，在第五章还有进一步的讨论。

3. 经脉双模式观点的提出解决了经脉理论价值和实践价值不同的问题　赵京生教授提出了"经脉理论先后出现向心型与循环型两种模式"的观点，认为二者的理论意义与临床价值不同。前者主要表达四肢腧穴远道效应的规律性，体现手足经脉本义；后者说明气血运行方式，反映中医对机体结构与功能整体协调原理的认识。经络腧穴理论内容的形成，多数基于前者而非后者；未识或混淆不同经脉模式，误以循环模式为经脉理论的主体或代表，并只在此理论框架下解说和研究经络腧穴，是造成当今经络认识研究出现重大学术失误的症结所在。

4. 非临床因素也在针灸知识理论化——经脉学说的形成中起到重要作用　前面曾提及"原(元)气理论"是形成经脉循环模式的重要思想之一。中国台湾学者李建民先生则从"数术化"的角度分析了脉学理论化的过程及意义。李建民将脉学体系化过程称为数术化的程序。易言之，它从一些零散的医学经验跃升为体系化的学问的过程，是建立在气、阴阳、五行以及感应等数术概念的基础上的。脉概念的萌发延续了两种人体知识，医者由人体多处搏动之处"脉诊"逐步延伸为脉循行的最初路线；此外，由刮除体表脓血的"启脉"技术经验，类推出伏行体内有脉。这就是后世所谓"经脉"概念的雏形。而将这些经验理论化是依赖数术及天人感应，随着规律性天文知识的成熟，王官时代的人们也相信脉在人体的流注也一定有相应的宇宙秩序。方者接受了这个新的身体观以身按验，从身体模拟天地运行的过程，发展出导引、行气等新技术。他们认为，人体的气与天道宇宙的规律一样，随着时间与方位之别而有盛衰变化；这种变化的规律可以用阴阳、五行、干支等符号表达，甚至于推算或预测。李建民的《发现古脉》中称此为"数术的身体观"。从此再进一步发展成一个周而复始、循环不息的宇宙形式，这个宇宙有固定的循环方向；循环动力的来源被认为是与某个脏器相关(编者注：根据廖育群考证中医学认为生命的动力源有三个：扁鹊脉学认为呼吸运动是气血运行的动力源，《灵枢·经脉》认为中焦是气血的物质与动力来源，而《难经》则构想出"命门"这一生命动力的根本所在)；同时，由观察循环的周期与强弱可以推知整体运行是否正常。所谓脉，正是人体宇宙循环的轨道，有如天体、水道运行的路径。也有如天官可由灾异推知天体的失序，都水可由泛滥察知水道的郁滞，医者也可以用脉象失常来诊断人体的疾病。所以脉的概念是这个新的身体观的核心，是"所以能决死生"的基准。这个身体观成为传统中医学的基础。今日对于经脉体系的认知相对于传统中医学已有差异，这个差异不但是因为气、阴阳、五行、感应等个别概念的变化，更是由于整个数术宇宙论的崩溃。宇宙论概念的崩溃也致使现代人的身体经验产生变化。我们今日溯源这个无法目验、亦不能以现代解剖解释的脉，其意义在于提供另外一种了解生命或人体的范式。此外，李建民认为针灸疗法与脉学有密切关系。今日讨论脉的发现与产生，往往太重视针具的角色。针灸疗法从刺经到刺穴的转变，无疑与工具的进步有关。但那已是在脉学体系化较晚的下一阶段。针具的进步导致腧穴性质与位置的确定，对于脉从独立演变至经不离穴的概念也产生了重大影响。在该书的结论中，李建民又写道："古典医学所蕴含的数术意识，如生命与天地同韵，身体有不断自我提升、转化的可能；这是古典医学的生原与定向，在今天仍具有关键意义。古典医学在上述基础上进一步与近代科技对话应该是开启新时代医学的一个契机吧。"

针灸疗法的形成及理论发展方面，应该还有很多细节问题有待更深入的研究，但是从上述罗列的研究者的观点，应该可以对学习者提供两个方面的启示：一是经脉学说的内涵基于临床又高于临床，仅仅从临床角度学习和认识经脉学说是不够的；二是经络研究不能再以简单的"线"为目标了，既然是一个理论体系，它就不可能只是一个简单的实体，而更主要是一种认识生命规律的模式。

(二) 经络相关理论概念的新阐释

1. 脉　关于"脉"，赵京生教授在其 2012 年出版的著作《针灸关键概念术语考论》中，列出清代以前针灸学科中与"脉"相关的主要概念术语 56 个，经脉、络脉、经络等均属"脉"的下位概念，这是从当代认为的针灸知识的角度对"脉"相关概念的系统阐发，对于明确针灸学相关概念的源流、变革、当代理解均有指导意义。我们在这里讨论的脉，不仅是指针灸学科的脉，将扩展到整体中医学的脉——脉诊。

脉——血脉是体表直接治疗的通行部位。在下面介绍的古代主要文明的体表疗法中，古埃及时代即有割刺静脉放血的记载；古希腊有刺小血管放血的刺络疗法及沿肢体长轴循行的"脉管（phleps）"的记载，盖伦则认为放血可以适用于任何一种疾病，包括出血和虚弱的患者；玛雅医学系统中有类似行气疏血的以肚脐为中心的"风脉（wind channels）"系统及刺血的记载；在中国各少数民族的体表疗法中，刺血管（静脉）放血是通行的方法，藏医、蒙医有黑脉（静脉）系统，维医则直接在血管放血。可见，刺血、放血治疗疾病是人类医学早期共同的治疗方法，尽管临床实践是相似的，但各种体系对这一疗法的解释是不同的，或许正是这种不同的解释，形成了各自不同的知识体系，也可能是中西医鸿沟在起源上的根本所在。就针灸理论与血脉的关系，《考论》指出，尽管《内经》以后文献涉及血脉较多，但其中有很大一部分是《内经》注本和一些医书中引述经文的内容，这些内容并未有较多的变化，基本还是遵循经旨（一是指脉络、血络，尤指体表可诊察到的、需要采取针刺出血方法治疗的络脉；二是指经脉）。此外，出现血脉内容较多的集中于儿科、外科、妇科性质的文献，而在针灸医籍中却不多。这其实也从一个侧面反映出血脉概念在中医学中的适用范围之广，并不仅仅局限于针灸理论范围内，而成为描述人体基本组织、有关生命的基础性概念，起到类似知识背景的作用。在针灸医籍中，因为是专门论述针灸理论，已经由早期的血脉等概念产生和分化出一些指称更明确且较为抽象的概念，如经脉、络脉等，不需要过多地使用血脉概念，因为前者出现后便开始分担后者的功能，而且越往后越明显。至于儿科、外科、妇科文献中较多地使用血脉，大概也是与这些科的疾病特点相关，就外科而言，病患局部常常可以出现血脉；妇科则是与"女子以血脉为本"的理念相关；儿科一方面是与胎产相关，涉及女性的生殖过程，二是小儿本身肌肉皮肤稚嫩，血脉常见于局部。

脉诊——中西医学均应用"脉"诊断疾病，但中医针灸学却基于脉学形成了经脉学说。晋代的王叔和（公元210年—280年）所著的《脉经》已经形成系统的知识体系，后世则成为中医诊断的四大学问之一，一直到当代；而几乎与此同时，古希腊的盖伦（公元129年—199年）也著有7篇讨论脉搏的论文，在他的作品全集中占了约1000页。16世纪时有医生宣称"不论现在还是未来，脉搏都是医学中最重要的部分"、医学殿堂的大门上应刻上"不懂脉搏之人不准进入"。19世纪美国有医生仍然声称脉搏测量是"内科医生最有效的诊疗方式"。然而，现在在民众的印象中，似乎"号脉"已经是中医的专利或象征了，而西医只作为观察心率或心律的辅助性方法。曾有研究指出，阿拉伯医学的典籍《医典》（伊本·西那著，拉丁名阿维森纳）中的48种脉与中医的35种脉相近，并作为"东医西传"的一个主要事实，然而，有研究者认为《医典》脉诊的内容与中医脉诊没有直接的关系，而与古罗马医学家盖伦的脉诊有着密切关系。

目前，中医学的脉学起源一般追溯到"扁鹊脉学"，《史记·扁鹊仓公列传》曰"至今天下言脉者，由扁鹊也"，然而，脉学"由扁鹊"的系统考证可能是直到最近才完成的。黄龙祥教授最近发表的三篇论文详细论述了扁鹊医学的特征及其与经脉学说形成的关系。关于扁鹊医学的特征，他认为扁鹊医学最突出的标志是五色脉诊，其早期脉诊以察脉色、按脉形为主，中期脉形与脉气合参，后期则以诊脉动候脉气为主；不同诊法间的移植与互通是扁鹊色脉诊的鲜明特征；其早期的阴阳、藏象学说，以阳明属心、太阴属胃、少阳属肝；治疗手段以砭灸、方药为两大利器;治疗原则强调"补虚泻实";针灸治疗经脉病症,直接取有过之脉的脉口处,并标明针刺几下(一次针刺的剂量),充分反映了扁鹊医学"守数精明"的诊疗特征。他还认为完整的经脉学说由循行、病候、诊法、治则、治疗五部分构成,其核心为经脉病候。基于多重证据证明,经脉病候"是动"病以及渗透于病候之中或附于之下的"脉死候"皆出于扁鹊色脉诊;对于脉候,汉以前曾出现过种种不同的、基于四时阴阳学说的解释,扁鹊脉法"标本诊法"的诞生及其在临床上的广泛应用,促进了一种全新的理论解释的诞生——用脉的联系直接解释脉候;又伴随着扁鹊医学血脉理论的新发展,经脉学说也发生了革命——其理论范式从"树型"变为"环型",换言之,扁鹊医学不仅孕育了经脉学说,而且决定了它的归宿。他进一步指出,此项研究的初衷是弥补他二十多年前做针灸学术史研究时一个不应有的缺环——理清经脉学说与扁鹊医学的关系,而随着这一缺环的补上,中医理论发展的历史长卷呈现出了不同的意境,并最终形成了这样的理解:从很大程度上说,不了解扁鹊医学,就看不清中医理论,特别是整个古典针灸理论体系形成与发展的脉络。黄教授的考论非常详细,有兴趣者可以进一步阅读。

脉,尤其是"脉动"的直观性及与"生死"状态的关系,可能是在人类早期医学实践中较注重的生理、病理现象。但是,不同地域、不同时代的知识和实践背景决定了其后续发展的路径的不同,从而形成了不同的知识体系。尽管,有人认为人的生理结构是同一的,那么关于生理、病理现象的知识也应该是同一的,然而,医学文明的发展史不支持这一观点,对脉的认识应该是一个很好的例证。

2. 经　《史记·扁鹊仓公列传》载扁鹊医事,多言"血脉",也言及与经络相关的"中经维络"等,记录西汉医家淳于意医事的文字中,有"经脉"和"络脉"的明确称谓,表明迟至西汉早期,"经脉"一词已经出现。然而,《灵枢·经脉》尽管王冰用"经脉"为篇名,但每条经脉的名称则为"脉"而不是"经"(当然,有时以"经"、"大经"指代"经脉",如"十二经"、"以经取之"等),到了晋代王叔和《脉经》才称作"经",如"肺手太阴经",而孙思邈在《备急千金要方》中将"经"的命名规范化,如"手太阴肺经"。这些名称的沿革,尽管没有修正十二经脉的具体内容,但是,是否也反映了一些经脉相关思想的变化呢?为什么"脉"要变成"经脉"?加上"经"有何意义?当然,我们这里只讨论经络学说中的经脉,因为"经脉"还有两个指称,一是指"正常脉象",即常脉,如《素问·三部九候论》"察其腑脏,以知死生之期,必先知经脉,然后知病脉",二是后世还用以指称妇女月经。

杨上善认为"人之血脉,上下纵者为经,支而横者为纬",这里的"经"是指"经纬"之经,这一解释当然是正确的,但为什么"络脉"——支而横者不称"纬络"(当然,当代有这个概念,在2010年出版的王晓巍的《经络养生智慧》中称"纬络"为其"伟大的发现")?这是一种描述性的解释,并未减少我们的疑问。我们尝试作一个简单的推论,我们认为"经"加之于脉,可能与"以经脉比喻自然界中的河流"思想相关,更主要的目的是为了脉的分类。《管子·水地》云"水者,地之血气,如筋脉之通流者也",注意这里用的是"筋脉"而非"经脉",可能当时"经脉"一词还未出现,这个含义是指脉是血气在人体的径路,当时脉可能还没有分化为经脉、经筋、络脉。山田庆儿指出"所谓脉,一定曾经是一个不仅指经络而且包括筋、血管和其他循环器官以及神经等等概念",这种模式在其他民族和地域的传统医学中仍然存在,如藏医中黑脉与白脉均称为脉的认识;《灵枢·经水》则直接将十二经脉比喻为当时中原地区的十二条河川——十二经水——河水的干流,这里实际上对脉作出了区分:脉有经脉、络脉等,而"经脉"是指脉中直行的主干。明代《经络汇编》指出"人身脉气之行,直行大隧者为经,分支交经者为络"。经脉即大经,络脉即小络,这样引入"经"的概念将"脉"进行了实质性的区分,这可能也是经络学说发展中的一个小插曲。那么,它是否也为后世"按图索脉"提供了思想基础呢? 我们认为是可能的。

3. 络　络,有联络、缠络、网络之义。据《考论》,络脉概念出自《内经》,为脉的分支,密布全身内外上下。络脉有众多下位概念、并列概念和术语,小络、浮络、鱼络、血脉(指可见的络脉,而非血脉的统称)、血络、盛络、结络、别络、横络、阴络和阳络等等,以表达络脉不同的分布与作用等方面的内容和特点。但较之经脉的内容,很少有系统的论述。清代喻昌指出"十二经脉,前贤论之详矣,而络脉则未之及,亦缺典也",相较于经脉,络脉所指偏形质。体表络脉具有诊察和治疗意义,所以,与经脉相较,络脉偏用于表浅之义。在古代针灸术语发展的后期,络脉又用于说明病变深入,如清代叶天士提出的病"必循经入络","初以所结在经,久则血伤入络"(并提出"营络"的新概念)。这种性质相反之义,是基于对络脉作为脉的分支直至末梢的基本内涵的不同角度的理解和应用。所以,对经脉络脉的深浅内外层次划分,是相对而言,主要出于实用,这也是针灸概念术语的构建特点之一。

叶天士认为"遍阅医药,未尝说及络病","医不知络脉治法,所谓愈究愈穷矣",并称通络之方为"络方",虽然通络治疗在临床屡有验案,但并未形成系统完整的络病学说体系。直到当代,吴以岭院士通过系统的理论、临床及药物研究,提出了系统的"络病学说",并创立了"络病学",这些观点才引起中西医学术界的重视。他提出了络病理论研究的"三维立体网络系统",首次提出"脉络-血管系统病变"概念,指出"营卫承制调平"为络气郁滞和虚滞的核心内涵,与以往注重从血瘀、痰浊等角度研究血管病变相比,形成了鲜明的学术观点和指导思想。张伯礼院士认为,这是络病理论发展的第三个里程碑,络病之说自古就有,《黄帝内经》多有记载,但比较零散;清代叶天士曾进行梳理,用以指导治病,并书写医案,但还不够系统;吴以岭的贡献就在于将络病系统化,制定了标准,明确了证候分类规律,建立了临床指南,特别是根据络病理论研发了一系列中药新药。钟南山院士则指出:络病理论创新实践形成了中医药研究和发展很好的思路。络病学与西医学有很强的对比性,特别是在心血管病防治领域。吴以岭走出传统中医经验医学的藩篱,并开展了系统的循证医学研究,这让很多西医也能够接受和使用中药。

关于吴院士的络病学,目前还正在研究与发展中,学习者可以阅读相关著作,不在这里详细介绍。需要指出的是络病学的发展与针灸的理论和临床发展走的路是不一致的,正如上文所述,"络脉"在中医针灸学中是一个相对有"形质"的具体概念,所以,它与现代医学血管病变有相对对应的关系,也是导致传统医学积累的知识可以在现代条件下直接转译的根本所在,但以往"活血化瘀"的研究与此也比较接近,但并未产生如此系统的传统理论的创新发展,这也值得我们深思。

反观针灸学,尽管对于络脉在临床上是重视的,有多种刺络的方法,但我们重视的可能是"络脉"中的血,而不是络脉本身的血管。《内经》指出"凡治病必先去其血"、"血实宜决之"。印度古代医学经典《妙闻集》指出"可按照恶血的深度,用各种管、角、葫芦、水蛭等除去之。要除去浓厚状态、郁积深部的恶血,以水蛭为适当。恶血弥漫于周身时,以管,又恶血存于皮肤时,以角与葫芦为适当"。1799 年美国开国总统华盛顿在经历 4 次放血、血液变稠变慢后去世。唐代兽医著作《司牧安骥集》指出"无病惜血如金,有疾弃血如泥"。可见刺络放血,在传统的认识中,是从"祛瘀"和"放坏血"的角度进行认识的。但《内经》同时指出"病在脉,调之血,病在血,调之络";老一辈针灸学家孟昭威教授1986年指出"刺血疗法在一般人来说,好像重在放血。其实这可能是一种假象。因为血是人生命所必需的。血虽然在呼吸过程中有二氧化碳含量多少的区别,但它是全身养分、生命所需物质的重要媒介,基本上无好血坏血之分。我看其疗效作用似在血管壁"。这些观点均提示刺络放血对血管亦有作用。不过这方面的研究还有待进一步加强。

4. 经脉　经脉的概念与术语,医学文献中首见于《内经》,是脉的下位概念,但有时又可互相代称,是经络理论的核心概念,也是中医学特有的人体概念之一。

《考论》认为,古人及后世医家视经脉为人体重要的有形组织构成。《内经》认为它分布在人体较深层,一般不见于体表;只有个别部位(内踝上)的经脉分布较浅而于体表可见,脉之长短是可以通过解剖度量确定的。后世医家也将经脉视作身体的实体组织,对其形态及与实体组织的关系等亦有论述。如"凡穴不离分肉之间、动脉之中,是溪谷之会,以行荣卫,以会大气,其经脉粗细状如细线,但令当经而刺之"(《针经摘英集·折量取腧穴法》);"经脉宽大,孙络窄小,故有阔数之度也"(《灵枢集注·本输》);论脉诊"浮以候表,通主皮毛经脉关头项腰脊肢节筋肉之属也。沉以候里,通主脏腑骨髓咽喉二便之属也"(《古今医统大全·内经三部九候脉法》卷四);"本经《终始》《经脉》《禁服》篇,明脉体"(《灵枢注证发微·上膈》)。

对于"经脉"所指称的具体范围,《考论》进行了梳理。《灵枢》记载,全身的大脉(经隧)总长度十六丈二尺,而气在脉内运行一周的长度也是十六丈二尺,这个长度包括的脉为:手足十二经脉、督脉、任脉和跷脉。对此,《脉度》篇称"大经隧",《五十营》《玉版》篇称"经脉",《难经·二十三难》作"经脉"。对于其中的跷脉,则男子以阳跷为经,女子以阴跷为经,这里已经不完全是依据形态与功能来进行区别和表述,而是渗透着对于天人合一观念上的符合,属于人为的既定之数,主要是一种文化观念的体现。此外,据《素问·痿论》所说"冲脉者,经脉之海也,主渗灌溪谷",冲脉也属经脉范围。所以,《内经》中的"经脉"包括手足十二脉、督脉、任脉、阴阳跷脉和冲脉。至《难经》明确将督脉、任脉、阴阳跷脉、阴阳维脉、冲脉、带脉等八条脉称作"奇经"(第二十七难),杨上善说"十二正经,有八奇经,合二十脉,名之经"。不过,"经脉"也常用以单指十二经脉。

经脉的含义有四个方面,一是表达行血的组织结构及功能,二是表达机体内在联系,三是表达病变层次,四是表达针灸的效应基础与作用途径。

(1)表达行血的组织结构及功能:经脉是脉的下位概念,所谓"脉有经络"(《类经·经络类》),所以其作用与脉有关。《素问·脉要精微论》说"夫脉者,血之府也",王冰注:"府,聚也,言血之多少,皆聚于经脉之中。"《灵枢·决气》说:"壅遏营气,令无所避,是谓脉。"《灵枢·经脉》进一步指出:"脉道以通,血气乃行。"王冰说:"流行血气,脉之体。"综上所述,"脉"是容血的组织结构,具有流通血液、约束血行的功能。经脉是脉的主干,承担脉的基本功能。《灵枢·经水》"经脉者,受血而营之",直接指明了经脉具有盛血而环运的功能,在这层意义上杨上善即称经脉为血之府,"谷入于胃,化而为血,行于经脉,以奉生身,故经脉以为血之府也"(《太素·杂诊》卷十六)。至清末,受西医传入影响,唐宗海在《中西汇通医经精义》中,对照西医概念认为"西医名管,中医名脉,二而一也"(上卷《血气所生》),"《内经》名脉,西医名管,其实一也"(下卷《全体总论》)。但又指出,经脉络脉的循行联系和行血气等复杂内容,不能完全等同西医之血管或脑筋等概念。不过,同时代也有医家认为中医的经络与西医的脉管是一样的。古人认为,血的运行有赖气的推动,故《灵枢·脉度》称"经脉"为"此气之大经隧也";《素问·经脉别论》曰"脉气流经",张介宾解释说"脉流于经,经脉流通,必由于气"。《诸病源候论》卷十七指出"血之随气,循环经络"。所以对血行称血气或气血,血气在经脉中的运行是循环于周身,故称作"营气","经脉流行不止,环周不休"(《素问·举痛论》)。血的营养濡润作用也就视同经脉的作用,故《灵枢·本藏》曰:"经脉者,所以行血气而营阴阳,濡筋骨,利关节者也……是故血和则经脉流行,营复阴阳,筋骨劲强,关节清利矣。"因此,在功能的表达上,经脉与脉有细微区别,更强调其行血功能。

(2)表达机体内在联系:经脉作为身体的组织构成,纵行分布于四肢头身,在运行气血营养全身的同时,还起着全身上下、内外及脏器之间的联系作用,即《灵枢·海论》所说的"夫十二经脉者,内属于脏腑,外络于肢节",张志聪解释得较为全面,"夫经脉者,内连于脏腑,外络于形身,外内出入,常营无已"(《灵枢集注》)。这种联系作用,由于脏腑对机体生命活动的重要性,而更强调其中以脏腑为中心的联系,后世医家多从这个角度理解经脉与脏腑的关系,如"五脏六腑为本,十二经脉为标"(《医学纲目卷四十》);"十二经脉,即十二脏之气也"(《类经》卷十八);"经脉者,脏腑之十二经脉"(《灵枢集注》);"经脉者,脏腑气化之路径也"(《中西汇通医经精义》上卷)等等。此外,基于这种生理功能上的联系作用,经脉还表示在人体功能活动中所侧重的方面及特征,"络脉外连皮肤为阳主外,经脉内连脏腑为阴主内"(《素问集注》)。基于这些结构与功能的认识,前人对经脉的理解,较之脏腑更偏于"形",如"经者,身形之事也。脏腑者,神明气化之事也"(《读医随笔》卷六)。

(3)表达机体层次:经脉与脏腑,是人体维持生命功能最重要的构成,也是内外的层次主体。《临证指南医案》卷八所说"在内者考内景图,在外者观经络图",即体现了这种内外关系的认识。经脉联系身体内外,在发病过程中也是病邪侵入人体的路径,《素问·缪刺论》曰:"夫邪客于形也,必先舍于皮毛,留而不去,入舍于孙脉,留而不去,入舍于络脉,留而不去,入舍于经脉,内连五脏,散于肠胃,阴阳俱感,五脏乃伤,此邪之从皮毛而入,极于五脏之次也,如此则治其经焉。"《医学纲目·刺虚实》卷七,进一步归纳了上述层次深浅,"十五络病至浅在表也,十二经病次之,六腑病又次之,五脏病至深在里也,故治法有难易焉"。经脉既是外邪由表入里、由浅入深的路径,也是发病的病位层次:如果概分内外,经脉与脏腑相对,表示在外之病位;若按渐进层次,经脉之外还有络脉,则表示居中的病位。也有医家从针灸与药物不同治疗手段与病位关系分析,如《脉经·辨脉阴阳大法第九》卷一,"在肠胃之间,以药和之;若在经脉之间,针灸病已"。如果从不同治疗手段对人体影响的反应角度来认识,《诸病源候论·养小儿候》则认为:"疾微,慎不欲妄针灸,亦不用辄吐下,所以然者,针灸伤经络,吐下动腑脏故也。"

(4)表达针灸的效应基础与作用途径:针灸疗法的治疗作用,通过经脉而实现,一般表达为通调经脉气血,即《灵枢·九针十二原》所谓"欲以微针通其经络,调其血气,营其逆顺出入之会",杨上善概括为"九种微针通经调气"(《太素》卷二十一)。而之所以能够以经脉达到治病目的,即是基于上述经脉的种种联系(功能)。因此,经脉为针灸学的核心理论概念,其重要理论意义,历代医籍均有阐述,所谓"凡刺之理,经脉为始"(《灵枢·经脉》);"夫十二经脉者,人之所以生,病之所以成,人之所以治,病之所以起"(《灵枢·经别》)。《千金翼方》卷十五"经脉不通,便生百病"。《中西汇通医经精义》上卷"观针灸治病,全取经脉而脏腑以治,可知经脉所系非轻矣"。

5. 经络 经络一般统指经脉和络脉,为其略称,也是指"脉"的各级划分,如明代《经络汇编·经络统序》称"经络者,人之元气,伏于气血之中,周身流行,昼夜无间,所谓脉也。其脉之直行大隧者为经;其脉之分派交经者为络,其脉络之支别者,如树之有枝,又以其自直行之脉络,而旁行之者也"、"盖人之一身,经有不到之处,络无不到之处矣"。但也有不少人的理解限于一定范围,如杨上善指出"经,谓十二经并八奇经。络,谓十五大络及诸孙络"(《太素》卷十四);更多的是从十二经脉和十五络脉解释,如,《针灸大成》指出"问:经络。答曰:经脉十二,络脉十五,外布一身,为血气之道路"。《类经》对"经络俱实"的解释是"经,十二经也;络,十五络也,此以脉口寸尺,概察经络之虚实也,寸脉之直行者为太阴之经,尺中列缺别走阳明者为太阴之络"。赵京生教授认为,这种认识,如果仅以为是出于言其主要内容,就过于简单了,其原因除却解释者的认识以外,主要还是受《内经》《难经》源头性论述的影响。《灵枢》中以《经脉》名篇的主要内容即是十二经脉和十五络脉,《九针十二原》篇提出的经和络二十七气"经脉十二,络脉十五,凡二十七气,以上下所出为井,所溜为荥,所注为腧,所行为经,所入为合,二十七气所行,皆五腧也"。故《难经·二十七难》曰"经有十二,络有十五,凡二十七气,相随上下",影响深远。此外,窦汉卿以"经络"相对"横络",指纵向的络,即经脉的直接分支(一级分支,络的分支,可称二级分支),《针经指南·络说》指出"络一十有五,有横络、有经络、一万八千。有孙络,不知其纪",其对经脉称"一十二经",此"经络"是指十二经的十二络。

"经络"是脉的不同分级,而"脉"明确为形体组织,这一点早有认识和记载。所以古人所谓"经络",首先是基于实体组织结构,也用以表达相关功能,进而将外延推演至很大,如《灵枢·官针》:"豹文刺者,左右前后针之,中脉为故。以取经络之血者,此心之应也。"关于经络与血脉的关系,它们之间经常互用。然而,由于对脉的不同功能特点的认识,古人又是有区分地应用血脉和经络概念的。《金匮要略》论病因时认为:"一者,经络受邪,入脏腑,为内所因也;二者,四肢九窍,血脉相传,壅塞不通,为外皮肤所中也。"《寿世保元》认为:"中血脉者,外无六经之形证,内无便溺之阻隔,肢不能举,口不能言……中经络者,则口眼斜也。"大体上,"经络"偏指联系、气动、反应等功能,较抽象笼统,或较大的脉道;血脉偏指有形脉管、血液及滋养,较小的脉道,这种区别在《备急千金要方》中的阐述是"营者络脉之气道,卫者经脉之气道也"。

在"经络"与"经脉"的使用方面,二者的界限并不很严格,经常互用、混用。此外,《内经》中论针灸治疗经脉的选取时,一般言取"某经"或简称手足阴阳,而《素问·通评虚实论》则言"某经络",从其所取腧穴来分析,"某经络"实指"某经"。以"经络"称经脉,有一定的普遍性,综合医籍尤其如此,这在一定程度上反映了经脉与经络的使用情况及对概念的理解。在使用频率上,《内经》"经脉"的使用多于"经络",《灵枢》更为突出,《伤寒杂病论》的情形则不同,用"经络"多于"经脉",此后,不同医籍中"经络"的使用均多于"经脉"。后世对经络概念理解和术语运用的偏差甚至混乱,原因固然复杂,其中,针灸作为主要治疗手段的地位被药物取代的大背景,对针灸理论及经典著作少有深究,是不容忽视的原因之一。1757年徐大椿在《医学源流论·医学渊源论》指出"医学之最古者《内经》……至黄帝则讲夫经络脏腑之原,内伤外感之异,与夫君臣佐使,大小奇偶之制,神明夫用药之理。医学从此大备。然其书讲人身脏腑之形,七情六淫之感,与针灸杂法为多,而制方尚少……张仲景先生出，而杂病伤寒，专以方药为治，遂为千古用方之祖……自是之后，医者以方药为重，其于天地阴阳，经络脏腑之道，及针灸杂术，往往不甚考求。而治病之法，从此一变……既不知神农、黄帝之精义，则药性及脏腑经络之源不明也，又不知仲景制方之法度，则病变及施治之法不审也。惟曰：某病则用某方，如不效，改用某方。更有一方服至二三十剂，令病者迁延自愈者。胸中毫无把握，惟以简易为主。自此以降，流弊日甚，而枉死载途矣。安得有参《本草》，穷《内经》，熟《金匮》《伤寒》者，出而挽救其弊，全民命乎？其害总由于习医者，皆贫苦不学之人，专以此求衣食，故只记数方，遂以之治天下之病，不复更求他法，故其祸遂至于此也！"259 年过去了，这种现象在当今的临床上是否也似曾相识？尤其值得我们针灸人深思。

在当代，经络研究曾经有两个高潮，一是"循经感传现象"的研究，二是"经络本质"的研究。当我们试图去寻找当代生物学知识背景下的经络"线"时，由于对经络理论理解的不深入，人为地制造了许多混乱。与此同时，我们更应该思考的一个问题是，当现代医学随着科学的进步将"血管"从一个被简单地认为是血液运行的通道组织发展为"血管生物学"并从整体认识其生理、病理、治疗价值时，当现代科学以神经系统为基础发展出"神经生物学"、"脑科学"、"细胞和分子神经科学"及"神经药理学"时，我们对经络的认识与研究就不能只停留在机械地寻找现代解剖形态学意义"线"的对应物上。血管与神经的相关结构与功能肯定包含在经络系统的知识中，但是经络学说可能更蕴含了单一系统研究所不能观察到的生命现象及生命调节规律，这可能是今后相关基础研究所要注意的。关于经络研究的相关内容请深入阅读黄龙祥教授的《中国针灸学术史大纲》。

三、针灸疗法与药物疗法的差异发展

尽管，针灸、中药在所有的论述中均自认为是基于《内经》的，承认内经的源泉性地位，并不等于后世的发展遵循一个模式，或只能是一种模式、一条道路。针、药同源殊途的现象，其源并不完全在于医学，而在于其哲学——原始哲学。从医疗本身分析，由于治疗手段、作用机理的不同，它们应该是有各自的理论构筑的，事实上也是一直在这样发展着的，只是很多人不愿意承认而已，当然自觉的发展与自发的发展的路径是有区别的，我们试图通过梳理相关观点，引导针灸专业的学者，自觉地参与本学科理论的建设。

医学的临床与理论在多数时间并不是平行发展的，不同学科也是一样，不仅中医如此，西方医学也是如此的。这里从三个方面讨论针灸与中药疗法发展过程中的一些现象。

（一）中医学腧穴与药物"理论数"的神奇统一与后续发展的差异

按照《内经》中的说法，全身腧穴为 365 个，《灵枢·九针十二原》"节之交，三百六十五会"，《灵枢·邪客》"岁有三百六十五日，人有三百六十五节"，《素问·气穴论》"溪谷三百六十五穴会，亦应一岁"，《素问·六节藏象论》"人亦有三百六十五节，以应天地"。2014 年有研究者考证，内经中有单穴 20 个，双穴 128 个，以穴计 276 个。后世的医家也有相近的认识，《铜人腧穴针灸图经》"天之数十有二，人经络以应之，周天之度，三百六十有五，人气穴以应之"，但实际上书中只有 354 个穴名。日本柳谷素灵《针灸医学全书（经穴篇）》（1958 年中译本为《针灸经穴概要》）认为"经穴本有三百六十五以应一岁"。承淡安《中国针灸学》（1957）认为"凡研究中国古医学家，无不知人有十四经，三百六十五穴"。为什么人们均相信腧穴有 365 个，即便是在经典中没有这个数的情况下？当然有一种可能是《内经》及传世文献中一些腧穴的名称已经不为后人所理解了，更大的可能是，这是一个以"定数"开始的概

念数,而不是实数。因为,针灸学历史上还有许多"经外奇穴"、更有无数的"阿是穴",这个经穴数是理论数,是基于"数术"的模式的,而不是基于临床经验的。2006年发布的国家标准有362个经穴、46个经外奇穴。2011年出版的《针灸腧穴通考》载有经穴362个,经外奇穴15个,作者将与经穴相关联的奇穴,或经考证与相关经穴为异名同穴者,皆附于相关经穴下,如果这类奇穴临床应用广泛,则于"经外奇穴"这一节重出,重点突出其"临床应用举例部分"。黄龙祥教授认为"纵观历代穴典编撰,可看出如下特点:腧穴的定位、归经较稳定,而主治项变化较大;就经穴与奇穴而言,经穴主治项变化更大,而奇穴主治变化很少;就经穴而言,常用穴(主要为五输穴、俞募穴等特定穴)主治变化较大,而其他穴变化小。腧穴主治所以变化很大,主要还不在于临床实践的发展,而在于文献传承的失误!""……传承失误的规律有两个:第一,一个错误只要出现在宋代针灸腧穴国家标准《铜人腧穴针灸图经》中,就几乎无例外地被宋以后乃至于现代针灸学教材沿袭,充分说明标准巨大而深远的影响力;第二,现行两套中医院校统编教材中,用于针灸专业的《腧穴学》的传承的错误远远多于中医专业教材的《针灸学》"。

同样,《神农本草经》也只载入365种本草,"上药一百二十种为君,主养命以应天,无毒,久服不伤人;中药一百二十种为臣,主养性以应人,无毒有毒,斟酌其宜;下药一百二十五种为佐使,主治病以应地,多毒,不可久服",并明确指出"三品合三百六十五种,法三百六十五度,一度应一日,以成一岁"。唐显庆四年(公元659年)《新修本草》(又称《唐本草》)记载药物844种,明代李时珍撰《本草纲目》(1590年),载有药物1892种,收集医方11096个。1999年出版的《中华本草》共收入中医药物达8980味。2015年7月15日颁布的2015版《中华人民共和国药典》,第一部载中药2598种(中药材和饮片618种——含一种药材的不同规格如草乌、制草乌,川乌、制川乌,植物油脂和提取物47种,成方制剂和单味制剂1493种),第二部化学药(2603种,含30种放射性药品),第三部生物制品治疗类78种。

这样,针灸、中药相比出现一个很明显的问题,先前的"定数"在后世发展中基本没有成为"定数"。主要腧穴没有增加多少,但是各穴的功能已经与以往不可同日而语,但是这种功能的出现并不仅仅是基于腧穴本身,穴位的概念,正经历从平面到立体,从静态向动态的转变,有经验的名老中医,常以一穴治众病——以一当十,充分把握进针的角度、方向、深度,将众穴集于一穴之中;药物则由于组合应用的不同、新药和新方法的快速发展,对中药的认识已经有了发生质的变化的趋势——成分第一、组分中药——走化学药、生物药、天然药物发展的道路。

我们认为,针灸、中药在早期的"数"的统一,是统一在"三百六十五度"这一个自然界的"大数"上的,它们的这种统一是"理"——不是医理而是天理——的统一,而不是"物"的统一。后世也有统一的思想和尝试,如在1950年代建立的"现代针灸诊疗体系"直接移植了当时的中医诊疗模式,但是50多年的实践证明,这一模式并没有反映针灸诊疗的客观规律,没能很好地指导临床实践,其中用于描述中药适应证的"功能"与"主治"的定式对于针灸的影响最大,争论也最多。希望我们在今后的学术研究中注意这方面的问题。

(二)针灸的辨症论治与中药的辨证论治

针灸疗法与中药疗法同属中医药理论指导下的中国传统医学的主要治疗方法,但是在现实中其发展现状却并不完全一致,尤其是当以"辨证论治"作为中医学的重要特征时,针灸的理论和临床特色就可能被掩盖了。

黄龙祥教授认为,简单地说,西药针对病,中药针对证,针灸针对部位。西医治病,病同则药物基本相同(编者注:当然当前也在强调个体化治疗,但在临床还没有完全实现);中药治病,病同证不同,治亦不同;而针灸治病,凡相同部位内,无论什么病,什么症状,还是什么证型,皆可同穴治之。明代《针灸大成》把针灸选穴处方这一特点概括为"看部取穴",即根据病症所在部位选穴治疗。正是由于针灸治疗的这一总特点,作为最早建立针灸诊疗体系的《针灸甲乙经》以及《千金要方·明堂》的针灸治疗篇主要按病症的部位分篇,而不是按疾病分类,更不是像现代按系统分篇。之后金元《盘石金直刺秘传》、明代的《普济方·针灸》《神应经》,直到近代吉田弘道《孔穴适用针灸萃要》(日本,1919 年)及承淡安《中国针灸学讲义》(1940 年)等,对于病症的针灸治疗,都不是按疾病或系统分类,而是按头面部、颈项部、胸部、腹部、肩背部、腰部、上肢部、下肢部、全身、妇人、小儿这样排列的。应当说这样的病症治疗分类体现了针灸治疗"看部取穴"的"基因"特征,应当回归。还有一个十分顽强的事实是,最晚在唐代就已经完成的腧穴归经,直到清代,《针灸甲乙经》按部位归类腧穴的体系依然与按经脉归类的体系并行于世,这并不是经过千百年的选择,人们还不能接受新体系,而实在是"看部取穴"的针灸学的"胎记"使然。针灸的辨症论治有三:辨病、辨脉(与方药大不同)、辨经辨脏(针灸特有)。针灸"看部取穴"的特例是根据体表反应点或有效点选穴处方。针灸也辨证,但主要是辨脉证,辨气之逆顺,与方药之辨证有明显的不同,针灸毫针诊疗的基本模式是:辨经(脏)定位、看部取穴、随症(证)配穴、察脉补泻。需要注意的是"看部取穴"绝对不是目前的教科书中的"局部取穴",相关讨论在第五章第三节"经脉所过,主治所及"中展开。

黄龙祥教授特别强调"现行的针灸处方学完全照搬中药处方学,长此以往针灸特有的诊法和治疗理论都在不知不觉中消失了,如果最后一块基石——腧穴主治,再用中药主治模式去剪裁,那么针灸将完全失去其作为一门独立学科的意义"。

(三) 针灸、中药国际化发展的差异

针灸自 20 世纪 70 年代走出国门以来,目前已经成为全球应用最广泛的传统医疗方法。2010 年 11 月 16 日,我国申报的"中医针灸"正式列入人类非物质文化遗产代表作名录。2014 年 2 月 25 日,国际标准化组织中医药技术委员会(ISO/TC249)发布《ISO17218:2014 一次性使用无菌针灸针》标准,这是首个在世界传统医药领域内发布的 ISO 国际标准,是由我国牵头组织制定的。这些发展均表明,由我国主导的针灸国际化进程正在深化之中。

然而,反观中医药的国际化过程,则很难发现这种局面,尽管也在快速发展中,但中国的作用并不是主要的。研究表明,在全球中药市场营业额中,日本占百分之八十,韩国占百分之十,而中国仅占百分之二。更令人担心的是,由于经济全球化带来的若干新规则,极有可能在不久后还会出现吃自己祖宗留下的中药方子,却要向外国人支付专利使用费的情况。近年来,越来越多的"洋中药"出现在国际市场,纷纷在各国抢占申请专利,单看在我国境内获批的中药专利就高达 1 万多项,占中国同类专利的八成以上。以日本生产的"救心丸"为例,此产品本就是在我国传统中药"六神丸"的基础上研发出来的;另外,韩国的"牛黄清心液"本也源自我国的"牛黄清心丸",而且其年产值近 1 亿美元,在国际上的知名度已远超我国的"牛黄清心丸"。日韩两国生产中药的原材料和辅料绝大部分均由我国提供,但我国高附加值的中药成品市场占有率却远低于日韩,在国际市场上,我国中药正面临着沦陷为"日药"、"韩药"的危机。研究者认为"通过中医捆绑中药的出口方式,走'以医带药'的道路"是解决困境的路径之一。2015 年博鳌亚洲论坛年会上,国家中医药管理局王国强局长在主题

为"面向未来:中医药的国际化"分论坛上表示,我国将按照"六先六后"的战略思想实施中医海外发展战略,更好地服务于国家"一带一路"宏观政策。"六先六后"战略思想是:一是先内后外,以外促内;二是先文后理,以文促理;三是先药后医,医药结合;四是先点后面,点面结合;五是先易后难,难易结合;六是先民后官,以民促官。这一战略的效果如何,还有待实践的检验。

当然,针灸也面临着"洋针灸"的问题,我们关心的是为什么同源的两种技术在国际上目前的发展态势不同的问题。我们认为有三个方面的原因:一是国际化的切入点选择,针灸是以"镇痛"为切入点进入国际医学视野的,而中药目前还没有明确的切入点。二是传入的机会选择,"针刺镇痛、麻醉"在 1971 年传入美国时,可能被完全当成一种新的东西来看待,1973 年 *Asian Journal of Medicine* 的评论认为"从发现抗生素以来,可能没有任何单一的疗法能像针灸这样引起医学界的想象"。尽管很早以前针灸已经传播到西方世界,从没有引起如此的热潮,可能并不完全是学术因素,而与当时的国际政治背景密切相关。三是最重要的,知识和知识体系的国际化,对针刺来说,认识穴位、会简单的针刺操作就可以用来解决临床问题,而中药却没有这样的特点。到目前为止,西方的针灸并未真正接受系统的传统针灸理论,但这并不妨碍针刺的临床应用,他们还在创造自己的针灸医学;反观中药,西方目前对"天然药物"非常着迷,我们一些专家也跟着起哄,但那是"中医的中药"吗?

针灸的国际化发展为我们提出了一个核心的问题——针灸知识体系的国际化问题。最初,应该是在 20 世纪 50—90 年代,重视的是经络的客观化研究,然而没有解决该问题,21 世纪以来穴位效应规律及经穴特异性的研究成为重点,目前还在研究中。西方已经出现主要是基于神经科学的西方针灸学,尽管我们可能不完全接受它,但是其价值取向应该受到足够的重视,相关论述在其他章节均有讨论,不再重复。我们认为重新梳理(实际上已经有部分专家进行了相当长时间的研究,但是在临床及研究者中并未引起足够的重视)传统理论的现代表述,并在此基础上遵循针灸医学的特点,吸收国内外的多种针灸知识构建的思想,是重构针灸知识体系和诊疗体系的重要路径。

美国医学史学者玛格纳在其著作《医学史》(2005 年)中写道:针刺术和中草药的复兴并没有引起相应的对传统中医基础理论的关注。如果脱离了理论框架,中医就仅仅是靠经验治疗的大杂烩,而不是能给患者和行医者指导和启示的哲学系统。中国哲学和医学总是能表现出相互汇合和适应的巨大能力。中国文化富有生命力,在这种文化中,传统艺术始终和现代文化紧密相连,也许整合在一起形成了一个新的思想体系,这种思想体系仍然反映出"三天帝"(编者注:指伏羲、神农、黄帝)希望完善中医思想的愿望,而这种传统的中医思想也是平和的心境、健康、力量和长寿的根本。

这是一个严谨的西方医学史学工作者的评价与期许,或许能给我们一些不同的启示。

第二节　古埃及的体表疗法

一、古埃及体表疗法与针灸学

古埃及的体表刺激疗法侧重于放血疗法,还包括刺青,热灼,药膏贴敷以及拔罐疗法。

古埃及医生称谓的"圣书体"符号文字可能与放血疗法有关,古埃及医生的称呼是"swnw",意指用针或刀样物来放血治疗患者、并用钵来盛血或其他废物的医疗器皿,故而特指医生,表明古埃及医学体系中有放血疗法。人们已经发现公元前 2700 年以前的古埃及青铜针刀具。

人类刺青(纹身)的历史已经超过 5000 年。这些永久性的刺青图案与宗教信仰、美观性、医疗,甚至与刑罚都有关系。在古埃及,刺青已有物证。在公元前 4 世纪的 Bremner-Rhind 纸草文中就提到:将作为两姐妹的健康之神 Isis 和生育之神 Nephthys 的名字铭刻在手臂上。在古埃及第十一王朝(公元前 2055 年—公元前 1985 年)Deir-Bahari 地区属于爱神 Hathor 的女祭司 Amunet 木乃伊身体的脐下有点状或短线状的刺青图案,同样的刺青也出现在剑突下、股部和臂部;在埃及也出土了同时期的刺青工具。Fouquet(1898 年)系统分析了古埃及刺青的医疗作用,发现有些刺青的分布区域与宗教信仰和装饰性都没有关系,而具有治疗骨关节病和缓解疼痛的作用。妇女腹壁的刺青可能与治疗腹部疾病和生殖系统疾病有关。在北非地区如阿尔及利亚,刺青除了治疗上述疾病外,甚至用于治疗肿瘤。而在伊拉克,则在踝关节部位纹十字形和环状皮纹用于治疗关节炎和头痛。古印度也采用刺青用于医疗目的,特别在游牧民族和半游牧民族,治疗范围包括体表疼痛、促进泌乳等。在拜占庭时期一具生活在 Scythian 地区的牧马人身上发现除了有明显的装饰性刺青图案外,在脊柱两侧有显著的非对称性刺青点,Dorfer 等(1999 年)提出这些刺青可能用于医疗目的。

在古埃及,热灼法就广泛用于治疗。在 Ebers 纸草文中,描述了两种热灼治疗法:hemem 和 dja。前一种可能为金属样热灼工具或是烧红的刺络针;而后一种是火棍——以钻木取火方式加热的工具。

皮肤药膏贴敷法(emplastration)治疗的历史应该比文字记载的历史要长。在古埃及医学纸草文中有详细的记录。在 Ebers 医学文献里,列举了上百种皮肤药膏贴敷疗法,也是当时最主要的治疗手段之一。如消化不良类疾病的治疗,古埃及人都是采用外治法。驱逐腹部变硬的治疗采用鼠李落叶泥面、猫粪、红丹、西瓜、甜啤酒、葡萄酒混合制成膏剂敷用;腹部炎症时将亚麻茎碾碎和鲜奶混合贴敷腹部。在肢体骨头疼痛时,将黑刀石泥脂、蜂蜜、硝石混合成糊膏贴敷在患处。小腿疾用西鲱鱼头内之物浸泡于蜂蜜作局部外用。治疗风团用母牛脑、砖泥、亚麻子汁、枣椰子汁与蜂蜜加热调制成膏剂局部敷用。助分娩时在妇女背部涂搽薄荷油。激活肢体的神经组织采用牛脂肪调成糊状局部贴敷。

拔罐疗法是最古老的医疗实践技术之一,在 Ebers 纸草文中叙述了在腹部出现肿胀时(如腹水),将(铜制)针或刀在火上烧热后刺入腹脐区,再用类似拔罐样器械利用负压吸出移除体内异物。

这些在埃及医学中出现的疗法和中医针灸中的疗法极其类似。它表明不同地区在医学的早期,由于人类对健康维护的需要可能产生相似的基于本能和经验的医疗技术。但是,埃及医学很早以前就消亡于历史长河中了,而它的丰富的临床实践经验和知识则成了希腊医学产生的主要来源之一。针灸则由于中国独特的传统科学思想与模式而发展到今天,这种现象的背后是什么?

二、东西方医学的汇集与科学医学的起源

卡斯蒂廖尼的名著《医学史》分析了埃及及相关东方医学(编者注:不是指中国这个现

代意义上的东方,而是指埃及等西亚、中亚、北非地区的医学)的特点,并论证了它们与古代希腊医学的关系,指出东方医学在历史中的消亡与其理论构建的不足有重大关系,只注重临床实用目的而没有哲学思想的医学只能消亡于历史的长河中。

西方医学史认为希腊的医学是在东方医学的基础上形成的,是保留和发展其他医学思想的集大成者。在公元前4000年,南美索不达米亚人已经开始形成系统的医学思想,从中产生了亚述巴比伦医学;公元前2000年,埃及医学有了长足的发展。以色列人的医学思想约形成于公元前1500年,荷马的医学约可列在公元前1000年。从地下发掘的结果可以知道,在希腊文明前2000年,美索不达米亚盆地、尼罗河两岸、爱琴海群岛等处的艺术、立法、政府组织形式已很发达,这些人类的伟大发明,由于年深日久而在记忆中泯灭无存,但是它们的医学思想,可能在通晓希波克拉底学派医学的民族的传统中,仍有遗迹可寻。希波克拉底学派医学从表面上看,好像是突然出现的奇迹,但是实际上必定多少与这些古代文明直接相关。

美索不达米亚医学认为人生的一切现象都与自然现象一致,其后的亚述和巴比伦医学则常用按摩法和体操疗法。同一时期,埃及医学也在平行地发展,埃及医学的特点是它在观察细节方面是精确的,甚至是天才的,但是在保存和传播知识上却是保守的,这是其消亡的主要因素。以色列医学则最早产生了卫生立法的概念,也常常应用放血术、拔罐等体表疗法。印度医学则比希腊早数个世纪提出三体液说(气——神经力,胆——产生热,痰——主要调节体温和分泌),甚至更有研究者提出印度好似一个庞大而宝贵的博物馆,医学和其他部门都是,现在仍然存在原始人的魔术,崇拜石头,崇拜大树及行信仰疗法的医人,所有医学史上各期的医学在印度均可见到,当然印度医学体系已经近乎完全毁灭,今天留下的口授和民间应用的经验医术,有可能成为印度医学新生的基础。

古代希腊医学是在过去的基础上产生的,爱琴文化汇集并融合了东方医学的全部知识,以及前希腊时期地中海沿岸居民所承受的各种文化。尽管它是数世纪以来医学发展的一部分,但是这一时期的发展却表现出其充实有力的方向,而这些方向在以往的文化中仅仅处于萌芽阶段。希腊医学之所以能够成为集大成者,主要原因在于,在希腊的土地上,可能是人类史上最先不以个人,而是聚集一些学者,不受任何崇拜限制,自由地研究人类生存问题的深奥道理。

科学医学的起源与希腊哲学发生的同时,也就是西方在历史上第一次看到企图在思辨的反思基础上建立一种可以解释自然现象、确立自然规律的哲学体系的时候,在这个时期以前,医学处于本能医学、魔术医疗、僧侣或宗教医疗等情况下。但是正如我们所看到的,即使在某些时期和某些国度里,医学发展到具有实际知识和纯熟技术的高度,它仍然表现为一种纯粹的直接实用的医学,完全应用于为患者解除痛苦和延长生命的现实目的。正如亚述巴比伦人、埃及人、古印度人的数学和天文学本于实用一样,他们的医学也本于实用,用不着去找其基本原因,更不用用逻辑去推求所看到的现象的原因和结果。古代东方民族经过数千年的辛勤研究和保存,积累了一个极其丰富的知识宝库,并且从中推出一种实际生活的规则。但是,希腊医学家则把一种基于观察和经验的批判的思想应用到知识上。苏格拉底以前的学派的伟大的哲学家中有些人是医生,这是没有疑问的;最古老的哲学思想的原则间接来自医学知识和东方所积累的智慧,也是没有疑问的。从观察自然和人类生活中的各种现象,产生最初的哲学思辨。实际上最初的哲学家也是博物学家和生物学家,他们从研究人又转向研究宇宙；他们认为宇宙是一个整体，用这种思想反过来研究人，因此建立了以后永远不能被遗忘的哲学思想。

《医学史》认为，希波克拉底这位有史以来最伟大的医生的主要贡献是他创建的学说：疾病是一个自然过程，症状是身体对疾病的反映，医生的主要功用是帮助身体的自然力量。

古代希腊医学之所以成为科学医学的起源，是因为它主要是建立在临床经验和哲学推理基础上，这是历史上最有意义的现象之一，并可能是最重要的，因为说明通过实验、实际观察和正确推理，可以得到极有价值的宝贵材料，它决定了医学历史上具有决定性倾向的开端。

以上观点提供给我们的启示应该是多方面的，但是核心问题还是基于哲学思想的理论构建及其对临床的回归，正如我们在前面一节关于针灸知识的理论化中提及的，经脉理论之所以成为针灸学的基石，并不在于其是否具有当时的和当前知识背景下的实体，而在于这种理论建立的生命阐释模式，这一观点对于当前的针灸学术研究具有重要启示。

第三节　古希腊的体表疗法

一、古希腊体表疗法与针灸学

由于不同地域所处的环境与习惯或文化背景的差异，采用主动治疗的手段也不尽相同，但大都属于机械的和温热的刺激疗法（当然，在采用体表贴敷疗法中可能还有化学的刺激或药物的效应）。在欧洲语词中，代表皮肤介入损伤性刺激疗法的常用词是 mutilation（划痕割治法），代表皮肤热烫刺激疗法的常用词是 cauterisation（热灼法）；另外一类是无创的皮肤刺激疗法 emplastration（皮肤贴敷药膏刺激疗法）和 cupping（拔罐疗法）。在 mutilation 疗法中，常用的有 phlebotomy（刺络疗法，用利器刺入小血管放出少量血液的治疗法）和 bloodletting（放血疗法，切开较大静脉放出较多血液的治疗法），另外一种是 tatto（带有治疗作用的刺青，用点刺皮肤加染色）治疗法。当然，一些体表刺激疗法可以结合使用，如刺络后再在该部位实施拔罐疗法。

古希腊的体表医学疗法主要表现在刺络放血、热灼、皮肤药膏贴敷法和拔罐疗法。刺络疗法和放血疗法是最古老的一种医疗方法，从有文字记载至今已经使用了 3500 年，公元前 16 世纪诞生于尼罗河畔和美索不达米亚地区，后传至古希腊和古罗马，然后在整个中世纪广泛流行。采用水蛭吸血的疗法在公元前 1 世纪的叙利亚就开始使用，并在中世纪盛行于欧洲。在 19 世纪初，放血疗法达到巅峰，但到了 19 世纪末，该疗法落入低谷。

古希腊是放血疗法蓬勃发展的时期，医圣希波克拉底文集有 70 余处涉及放血疗法。希波克拉底在 *On the Nature of Man* 一文中写道："Bloodlettings to treat pains in the back and loins should be made from the hams and the outside of the ankles."（放血治疗腰背痛应取腘部和足外侧）。放血疗法的理论基础源自希波克拉底和盖伦，他们认为生命依赖 4 种体液——血、黏液、黑胆汁和黄胆汁，而这 4 种体液对应空气、水、土和火，和中国的"金、木、水、火、土"接近，多了"气"，少了"金和木"。古希腊人认为，血在 4 种体液中是占主导地位的。盖伦首先发现在动脉和静脉里灌注的是血液而不是空气，认为血液是造出来的，然后使用完；血液不是循环的,因此它可能淤积在末端而"过剩"。正如中医里滋阴派讲的"阳常有余,阴常不足"一样,中医滋阴,古希腊医学放血(还包括使用催吐剂、催泻剂、利尿剂,以及采用饥饿疗法来维持体液的平衡)。盖伦是刺络疗法的倡导者和推广者,这种疗法涵盖了希腊-罗马时代医学理论的核心。

盖伦详细阐述了身体和疾病的理论,并使放血疗法作为治疗许多疾病的优选方法,而且还是预防疾病的主要手段。盖伦用放血疗法治疗很多种疾病,如痛风、关节炎、眩晕、癫痫、抑郁、胸膜炎、肝病、眼病和出血症等。他推荐放血的部位是疾病同侧的血管,如在治疗鼻出血时取同侧肘部刺络。盖伦认为放血是"基本的治疗方法",适用于"任何危重病"。在他之前的医生也认为放血疗法是"所有治疗方法里面最有效的"。盖伦认为希波克拉底和很多著名的医生都推动了局部对应放血疗法的发展,不同疾病需要在不同地方放血。盖伦还把人体皮下的动静脉和身体各个内脏器官联系称之为"相表里",不同的疾病在"相表里"的血管放血:右侧肘部放血治疗肝痛,左侧肘部放血治疗脾痛,因为右肘部的血管与肝相联系,而左侧血管与脾相联系。古希腊和古中国的医生们都明白正确选取血管部位的重要性,他们认为人体有各自独立的并且相互有交汇的管道。因此,如果在与病变部位不符的血管放血不仅无用而且有害。

在盖伦之后,由于放血疗法涉及血管切开和刺络,这种工作形式导致了非放血医生和放血医生的分工。但在中世纪,外科不很成熟,1163 年罗马教皇亚历山大三世把放血疗法转入民间,由医疗理发师代替。直至今天仍在使用的理发店红蓝白条纹柱标志即是从理发匠使用的放血疗法派生而来;红色代表动脉血液引流,蓝色代表静脉血液引流,而白色代表止血用的绷带。在欧洲,早期的外科医生多为医疗理发师,16 世纪的法国医疗理发师 Ambroise Paré(1510 年—1590 年)还被称为"外科医生之父"。

古希腊医生常采用热灼法治疗疾病。当然,它首先是用于外伤性出血和手术止血。在希波克拉底论文集的 On the Articulations 和 On the Internal Affections 两篇中有较为详细的记录。古希腊治疗坐骨神经痛的热灼部位是按照该神经的行走路线和疼痛发生的部位来加以实施的。5 世纪时,Caelius Aurelianus 用拉丁语撰写的《疾病编年史》(Tardaepassiones)用了很长的篇幅详细介绍了这种疗法。Aurelianus 观察到坐骨神经痛的症状是从大腿、小腿至踝达足出现疼痛,热灼法治疗是将皮肤烫红,使局部稍肿胀;但温度不能太高,应保持烙铁与皮肤表面有 3 指宽的距离。在该书和希波克拉底的 On the Internal Affections 中,也记载了一种完全类似于中国灸法的方法,他们将火绒棉卷成棒状,点燃后施于皮肤表面,使皮温慢慢升高。这种治疗坐骨神经痛的方法比用烙铁"灼"法要温和得多,类似于中国"温和灸"治疗法。

希波克拉底在 On the Articulations 中对用热灼法治疗关节脱臼和关节炎性病变有更详细的记载(共计有 4 处)。在治疗肱骨向下脱臼时,热灼法治疗是这样进行:捏紧腋窝部皮肤使脱臼肱骨的手臂成为直线,此时用薄而细长的烙铁从拽至一边的皮肤向对侧推行热灼(薄而细长的烙铁更易操作从一侧伸向另外一侧),用烧红的烙铁可以尽可能快地完成治疗。如果采用厚的烙铁,操作可能变慢,焦痂也比正常要宽大,相互之间的痂皮存在破溃的危险。破溃虽然无大碍,但也反映医生技术不佳。

希波克拉底的理念中体表也存在沿肢体长轴分布的"脉管(phleps)"系统。根据分析,希波克拉底的脉管系统与中医经络有相类似之处。而希波克拉底采用的热灼法不一定施加在病灶区,而有时是沿着 phelps 径路均衡施热(Hippocrate. Deuxième livre des maladies)。希波克拉底的著作中,皮肤膏药贴敷疗法同样比比皆是。

在古希腊,拔罐是为了放出机体内多余的血液,因此,他们常常把放血和拔罐两种疗法结合应用。古希腊早期拔罐仪器出现在 Lebena Crete 建于公元前 420 年—公元前 419 年的 Asklepieion 医神庙的一块大理石上,此浮雕中间为放血疗法器械,左右两边各有一个火罐,说明古希腊惯用拔罐疗法。在古埃及公元前 2 世纪 Ptolemy Ⅵ 王朝建设的 Kom Ombo 两神殿的浮雕中,就有雕刻在手术器械墙上用于治疗的一对火罐。在古罗马也发现(公元 2 世纪)拔火罐的大理石浮雕。古希腊最著名的历史学家 Herodotus,在其撰写于公元前 413 年的著作 *The Histories* 中对拔罐疗法有一段精彩的描述:采用皮肤划破方法,再用吸杯的负压从头部吸出局部有害的物质以减轻疼痛、缓解炎症、调整食欲、增强虚弱的胃功能、消除眩晕和昏厥、从深部组织中吸出有害物质至皮肤表面而排出、保持血的平衡、促进月经正常、减少炎症、减轻恶寒、控制疾病恶化、减轻嗜睡症状、恢复正常睡眠、消肿。这些和类似疾病采用无血的干性拔罐法和有血的湿性拔罐法治疗是明智的选择。

Christopoulou-Aletra 和 Papavramidou 对希波克拉底的拔罐疗法作了很好的评述。希波克拉底的医学理论是基于 4 种体液,即血液、痰液、黑色和黄色的胆汁。这 4 种体液在机体内的平衡分布就保证了机体的健康;当其分布比例被打乱,就会引发疾病。医生的角色就是通过放出多余的体液,来维持体液的平衡。常见的放血疗法,就是将拔罐与放血相结合,来放出充血组织下多余的血液。另外一种作用是用机械力来移动错位的组织结构,如关节脱臼和子宫脱垂等。根据是否需要放血,可分为无血的干性拔罐法和有血的湿性拔罐法;如果结合放血,人们认为血液连同毒素一起被拔出来了。在希波克拉底的著作 *Places in Man* 中,根据疾病的不同,有两种形体有异的拔罐可供选择:一种中间微凸,口圆体小,柄长;另一种口径大而宽。当液体聚集位置远离浅表时,常使用第一种拔罐,因为这种形状的火罐可以呈一条直线吸附在浅表组织上,将分散的液体向火罐口处吸附;而当疼痛部位较弥散时,一般使用第二种火罐,因为它有较大的吸附面。第二种拔罐还用于组织阻塞淤积时,以吸出更多的浅表组织下的液体。希波克拉底所使用的拔罐形状几乎都是体宽口窄(其实那时很多医用器皿也是这种形态),他在 *On Ancient Medicine* 论著中认为人的膀胱、头颅、子宫也基本是这个形状,这些结构都有很强的内吸附力,使得这些组织体液能够从无而得以充满。拔罐的大小取决于施术部位,如用于背部的拔罐应大于头部的。希波克拉底在 *On Ulcers* 中讲到,当拔罐疗法与放血疗法合用时,血液主要是来自组织内部而非表浅;由于血液较为黏稠,因而皮肤切割用刀不宜太尖细而应呈弧面。拔罐后如创口仍在流血应立即在同部位施罐,否则切口处易形成血凝块而可能引发炎症,创口可用醋清洗,干燥后涂抹醋或止血药膏。对于拔罐和留罐时间,他主张的是"a long time"(长时间)。希波克拉底在 *On Woman's Nature* 中叙述治疗子宫脱垂病时,采用在臀部大面积、长时间施罐方法,拔罐后再在病床上继续休息一段时间。而要推迟月经,他在 *Aphorisms Ⅴ* 中建议采用最大号的拔罐施加于双乳。希波克拉底认为,大腿内侧无化脓疼痛时,也可将放血疗法与拔罐治疗结合应用(*Epidemics Ⅳ*)。他还建议,在膝关节及其以下部位拔罐时保持站立位最佳。一般情况下,关节肿胀症状在其他治疗得不到改善时,拔罐结合放血疗效很好(*Internal Affections*)。此外,当四肢一出现疼痛就立即选用拔罐疗法,可以有效缓解疼痛和治愈(*Diseases Ⅱ*)。在希波克拉底的 *Epidemics Ⅱ* 中,记录了用单纯拔罐法治疗坐骨神经痛,患者需先喝"温热药",让体内发热。这样做是很有必要的,它使得浅表的体液吸出至皮肤,也使因热而稀释的深层体液吸出至体腔。这对治疗是重要的,因为阻塞的体液在无处可流时会流向关节,并继续沿着最小阻力方向流动,因此引发坐骨神经痛(*Places in Man*)。当黏液质由头流向悬雍垂(phlegm)聚集时可引发其肿胀,他在 *Affections* 中先采用含漱液治疗,当症状得不到改善时可使用拔罐法。先剃掉患者项部的头发,然后用两个火罐尽可能多地拔出血液。经治疗后悬雍垂仍无法完全恢复原状时再用小刀划痕,以吸出聚集的体液。他还用拔罐治疗咽喉痛,当患者出现发热、寒战、咽痛、痰多且稠、吞咽困难等症状的时候,可在第 1 颈椎处的耳后任意一侧拔罐,并尽可能长时间留罐(*Diseases Ⅱ*)。拔罐还可用于治疗耳疾如单纯耳痛。如果致痛的体液流向耳朵,可在对侧耳后拔罐(*Places in Man*)。希波克拉底文集里还提及运用拔罐来治疗浅黄色肿胀;肩胛下疼痛时,可以采用拔罐辅之于手臂放血治疗(*Diseases Ⅱ*)。他认为该病是在夏天水耗过多、睡眠太长所致;如渡过 30 天危险期而幸存下来,在其腰部放血和阴囊大静脉放血可使患者快速痊愈(*Intenal Affections*)。但是,拔罐疗法也有其禁忌证,在过瘦或过胖导致脊柱内弯时,拔罐治疗不仅不能减压,还会引起进一步的脊椎关节错位,此时使用的火罐越大病情越加重,因为皮肤拽得更紧(*On Joins*)。

盖伦也是拔罐疗法的积极倡导者。在古希腊和古罗马时代盛行的拔罐疗法通过亚历山大大帝和拜占庭时代传播到了阿拉伯和波斯,也成为了阿拉伯尤纳尼(Unani)传统医学的组成部分,拔罐疗法在阿拉伯语中以"Hijama"出现。直到中世纪,拔罐疗法仍在欧洲盛行,一幅木板画就反映出在欧洲的公共浴池里就有实施拔罐疗法的治疗师。

由此看出,古希腊乃至罗马时代的刺络放血、拔罐疗法及热疗与中国古代针灸学的发展真是有着异曲同工之妙,通过不同的刺激手段刺激体表治疗疾病,调动机体本能的抗病系统,达到治疗疾病的目的。然而由于希波格拉底时代还缺乏很多的解剖学知识,他的医学思想建立在朴素的自然观和哲学观之上,但他的医学思想无疑达到了希腊医学的顶峰,并启迪着后世科学医学的发展。

二、西方古典医学的终结与现代医学的诞生

古代希腊医学的黄金时代是公元前 4 世纪,希波克拉底(公元前 460 年—公元前 370 年)逝世后,希腊医学分裂成互相争论的学派。在亚历山大医学(公元前 356 年—公元前 323 年)时由于政治中的灾难使古老的科学知识之树所发出的这个萌芽开始凋落。经过几个世纪的战争,希腊与罗马文化相互交融,形成了罗马医学,出现了被称为中世纪的"医学教皇"的盖伦及其医学。其后,经过简单化、改造和部分吸收的盖伦医学统治了整个欧洲中世纪和伊斯兰黄金时代的医学。直到印刷术的引进,人们重新燃起对中世纪以前经典著作的兴趣,希波克拉底和盖伦的原著被广泛认识,盖伦的权威才受到严重的挑战。在 16、17 世纪,当盖伦的解剖学和生理学最终受到严重挑战时,医生们才意识到作为改革者和革命者应该像盖伦那样从事自己的事业。也许对盖氏学说的攻击应当被看作盖氏精神的真正胜利以及他作为医生、哲学家和科学家所获得的胜利。这种挑战结束了古典医学并催生了现代医学。巴拉赛尔萨斯(公元 1493 年—1541 年)主张医学科学必须建立在经验和观察的基础上,反对古代关于疾病的"体液学说",否定盖伦的医学体系和批判阿维森纳(即伊本·西拿,11 世纪出版的《医典》一直作为教科书应用了 500 年)的著作,他以焚烧盖伦和阿维森纳的书显示了其对中世纪医学权威的蔑视,这是当时医学思想变革的一个典型事例。

现代医学的萌芽或许应该从实验医学开始。量化实验医学的鼻祖（在意大利被称为定量实验生理学的奠基人）桑克托留斯（1561年—1636年）相信可以通过精确测量把不感知蒸发的问题转变成简单的机械过程，他自己则整整30多年生活在一架特殊的天平秤上，实验的结果于1614年以《医学静力学》出版，他认为自己在医学领域里取得了前所未有的突破，即用推理和试验的方法准确测量出不可感知的出汗量（如果一个人一天进食8磅肉和饮料，有5磅都在不为人知的情况下蒸发掉，这种看不见的蒸发首先是排汗）。他还发明和改进了实验和测量仪器，如温度计、湿度计、脉搏仪等等。比实验结果更重要的是其中的观察与结论都是以证实了的实验作为基础，因为他对实验医学给予了最果断的肯定。在17世纪，医学思想发展的最特殊的趋向是走向精确的科学，新的学说及假说的反复出现，使医师不注意实用医学，至少是将做研究的医师与临床医师相分离，这些临床医师当时喜欢自称为希波克拉底派的医师。此外，导致另一种危险的是设立学说体系及学派，认为实用医学除实验外，别无基础。17世纪已经有很多人相信，人体就像是一部机器，而任何疾病都是机器故障的一种形式。笛卡尔推测自然界存在两种截然不同的实体——物质性的和非物质性的，只有人的灵魂或大脑拥有意识，而自然界的其他任何存在形式，包括人的肉体和其他生命，构成了笛卡尔称之为物质的王国，这个王国所包括的所有遵循机械规律的生命体，是科学研究的真正领域。这样，还原论者可以第一次认真地对医学问题进行进一步的思考：用构成整体的部分来解释整体，用物理和化学概念来解释生物现象。17世纪有许多科学的医师，但还没有一个科学的医学，该世纪为现代医学做了广泛的准备。

18世纪被誉为现代医学的少年时期，科学的医学基础刚刚建立，启蒙运动的哲学思想激励人们构建理性的医学体系。对古代最优秀的作家们的作品重新探讨促成向真正的希波克拉底原则之回返，这个回返多次被评为医学史的重要阶段。正是在这个世纪中打下了科学思想、科学方法和科学成就的基础，这个基础甚至在当时的各种理论体系被推翻之后仍然完好地保留下来。没有一个人像过去那样把解剖学、生理学以及物理学和化学的复杂现象置之不理而试图去解释健康或患病的身体。

19世纪才是真正的科学时代。1816年雷奈克发明了听诊器，颈上挂着听诊器成为19世纪初期的医学形象，因为听诊器是"科学"的象征。1800年后的那一代法国内科医生，坚持认为医学必须成为一种科学。治疗的重要性次于病理解剖和诊断，认为疾病是一个独立的实体，是真实存在的。从依赖多变的主观症状，转变到依赖恒定的客观损害（体征），这更加深了他们的观念，即认为疾病状态与正常状态是根本不同的。1841年维也纳学会会员迪特尔写道"医学作为自然科学，其责任不是发明取消死亡的万能药和奇迹治疗，而是发现病人在何种条件下生病、恢复、死亡"。这个世纪医学科学的特征是将生理学奉为地位至高的实验训练。1847年4位青年生理学家一起发表一项宣言，声称生理学的目标在于用物理、化学的原理解释所有重要的生命现象。1865年法国生理学家贝尔纳最著名的一本书《实验医学研究导论》出版，他强调，病理是依赖于生理而存在的，生理学、病理学及药理学的相互作用构成了实验医学的基础，而且每一门学科都要有实验室工作。他认为人和动物并不是任由外界环境摆布的机器人，其原因是，高等生物并不仅仅存在于外部环境中，它们也主动地创造了自己的内部环境：内环境是活细胞直接生存的环境，机体在体液，包括血液及淋巴液的倡导下，通过许多生理机制维持血液各种组织液的糖、盐及氧浓度的平衡，并使机体在不同的外部环境温度下都维持稳定的体温，这些机制后来被哈佛大学生理学家坎农称为"稳态",这使得高等生物在自然环境的决定作用下有一定的自主性。

19世纪的科学发展为20世纪科学的发展奠定了坚实的基础,1920年英国将1913年创立的医学研究委员会改名为"医学研究部(MRC)"——就一直试图鼓励"纯正"的科学即临床和实验的医学研究。第一次世界大战以后,MRC对临床研究工作作出了两项极其重要的革新措施:第一项便是临床随机抽查试验,该部就链霉素对肺结核的疗效进行了一次临床试验,这是第一次被报道的以人类为受试对象的随机临床试验,为以后的研究提供了范例;第二项创新则是将流行病学的研究手段应用于临床课题的分析之中,通过肺癌原因的调查,明确了吸烟是其极为重要的致病因素,同时明确了流行病学的研究手段在临床研究中的地位。至此,现代医学科学已没有了束缚,它的研究范围与方法已从实验室转向社会性调查。

上述观点对于西医学生可能是常识,而对于中医学生则可能有些陌生,因为我们的西医学习重视的是具体的医学知识,而对为什么产生这些医学知识很少去追问。这里只是西方医学史最重要阶段的一个简要的展示,意在让学习者通过相关的观点了解现代西方医学实际上也是在不断的争论和试错中发展起来的。中医的医学史教育侧重的是有什么,而不讲为什么会有什么,作为研究生,应该去思考这些问题,只有思考这些问题,才能真正找到自己的学术定位和研究方向,为自己学科的发展开辟道路。上述内容主要来自参考的三本医学史著作,不同时代、不同国家的学者的观点也不完全一致,从中我们也可以体会到医学以外的知识对医学学习和研究的重要性。

第四节　玛雅文明中的体表疗法

一、玛雅体表疗法与针灸学

远在南美洲的玛雅文明,其玛雅医学与中医学有很多的相似之处,与中医理论阴阳学说不同的是,玛雅医学的二元论是"冷和热";玛雅从事这种医学的医生称为Curanderos。其医学系统中有类似行气疏血的"wind channels(风脉)"系统,通过头面部、胸背部,沿臂部和下肢的关节循行;tuch(肚脐,相当于中医的丹田,值得注意的是它的发音)是中心,他们认为肚脐是人体生命的起源及中心,是生命之气储存与释放的中心,认为肚脐是人体的"中央宇宙树",联系协调身体四方,肚脐能量的恢复,及其生命能量疏布于全身,对人体健康至为重要。玛雅的经络是以中央宇宙树为基点,认为人体有如一棵宇宙树。玛雅的七个光旋环有如树的根干枝叶粗细纹路通达身体的每一个部位,第一个光旋环是树的根,起于会阴部,通达地下九层世界;第二个到第五个光旋环是树干;第六至七是树的顶端,通达十三重天层世界,接受第八个光旋环超然生命之气的滋润与供应,第八个光旋环在百会穴直上二英尺,象征中央宇宙树如同太阳的生命之光,照耀大地滋养人体;光旋环的走向是"顺逆旋转曲线"的结构,由人体的会阴经过人体的中央逆时针上旋到百会穴或由百会穴经过人体的中央顺时针下旋到会阴。透过呼吸法、光石疗法及内源性自我意识锻炼,使人体受损的自我调控系统得以恢复。

在wind channels上分布有50个左右的治疗点,这些点与中医穴位的位置和主治都很近似。玛雅是中美洲唯一知道用针刺治疗法治病的民族,目前少数的玛雅针刺医生能画出经络的循行路线,知道选用的穴位多达50多个,少数的穴位有玛雅穴位名,大部分的穴位,只知道穴位的位置,但没有穴位名。采用的疗法包括针刺、放血、推拿、热灸、拔火罐和膏药加热贴敷等。

玛雅的针刺疗法分别有 jup 和 tok 两种。jup 刺法不出血,其功能是行气活血,所选择的治疗点(即玛雅"穴位")多不在病痛位置上;操作方法有两种,一是将皮肤捏起,用荆棘或鱼的脊柱骨快速刺3次,刺入皮肤约1cm深;二是用荆棘、动物的尖牙、尖嘴鸟的喙、豪猪的刚毛反复刺激皮肤表面而不刺入皮肤,直至皮肤出现红肿。Tok 是放血疗法,主要工具是鱼刺,把鱼刺放在大蒜上,做针具消毒,针刺的主要目的是放血,针刺后,用拔罐法将浓稠呈暗红色的血块拔出,以缓解血热及风邪引起的病症。

玛雅人放血的另一个目的还在于献祭,他们认为血是玛雅神灵的餐食,特别是玛雅王室贵族中,认为他们的血是特别了不起的,他们刺破舌头、阴茎或者耳垂,并用绳子穿过这种伤口采集血液献给神,穿刺放血作为献祭,象征把自己的魂交给神灵并求神出来保护,国王的自我放血仪式可以阻止灾难的发生。

除针刺穴位,玛雅人也用糊膏或硬膏贴敷于穴位上治疗病症,糊膏可用动物脂肪、蔬菜、矿石、本草、黏土等做成,用于清热或温化寒湿。将糊膏贴敷于患者太阳穴,可治疗偏头痛、眼痛、伤风感冒、神经痛及眼病;助产接生用大蒜糊抹在孕妇至阴穴(第5小趾上),以加强孕妇子宫收缩,解决临盆难产的问题,玛雅医治者认为大蒜性味辛辣,热有如辣椒,胎儿在母腹被大蒜的辛热熏得受不了,即欲从母腹中出来。

这些疗法的点几乎都在中医穴位上或附近;根据表1-1中的玛雅"穴位"主治,它的治疗效应与中医针灸的主治几乎是相同的,但中医穴位的主治范围比玛雅"穴位"的主治要宽泛得多。玛雅文明的传承是世界文明史研究的一个热点,有学者认为由于玛雅文明晚于中国文明,与古埃及特别是与古代中国的文明有一定的传承关系。

表 1-1　玛雅医学常用刺激点(以针灸穴位所处位置表示)**与主治**

玛雅刺激点	玛雅刺激点主治
印堂	眩晕,惊厥,鼻炎,流行性感冒,失眠,额部头痛
天突	慢性哮喘(jup 法),咳嗽,流行性感冒
璇玑	咳嗽,哮喘,胸痛,咽炎
彧中,神藏,灵墟,神封,步廊	强化哮喘治疗
俞府	咳嗽,哮喘
翳风	听力障碍,耳鸣,耳痛,"the ear opens"
人中	流行性感冒引起的咳嗽、头痛
承浆	牙痛
头维	头部血流瘀阻、热风引起的头痛
神庭	头痛
颔厌	头部血流瘀阻、热风引起的头痛
丝竹空附近	与蒸气浴结合治疗发热(tok 放血)

续表

玛雅刺激点	玛雅刺激点主治
后顶,前顶,络却	哮喘
四渎	缓解肩部疼痛
小海	治疗上身风湿痛
液门	缓解手臂疼痛
中渚	缓解手和上臂疼痛
大椎	退热
大肠俞	缓解胃痉挛,治疗消化不良、便秘和腹部不适
足三里,梁丘	下肢肿痛
解溪	足部炎症时可运动足趾
内庭	足趾部发炎
金津玉液	癫痫发作,歇斯底里症
后溪,腕骨,曲池,肘髎,臂臑	上肢疼痛
阴市,犊鼻,昆仑,仆参,申脉,丘墟,阴廉	下肢疼痛
五里	局部疼痛
急脉	腹痛,生殖器疼痛
五枢,维道	无脓肿性疼痛

二、文明的失落与兴盛

失落,表示一个文明不再是一个自身具有生命力的现实存在,它不再能作为一个独立的文化系统整体地影响人们的生活。例如,如今属于伊斯兰文明的埃及人跟古代法老人就完全不同,但金字塔依然矗立,古埃及文明是失落了,却没有从人们的视野中消逝。玛雅文明也是如此,失落而并未消逝,甚至玛雅后裔还在使用玛雅语,还在使用他们的传统医学,上文中的一些资料就来自于中国中医科学院美籍华人郑毓新博士 2006 年的毕业论文《玛雅医学及其与中医学的初步比较》,论文最后致谢提及"感谢茱蒂丝萨满道士分享她的玛雅医疗智慧与治疗经验"。他认为玛雅医学的没落有两大主要因素:一是西班牙教士自 1950 年开始游说玛雅放弃其传统的文化、信仰与医学;二是西班牙的西方医学在玛雅土地上迅速发展起来,这使玛雅医学几乎濒临灭亡的境地。幸运的是,自 20 世纪 50 年代开始,西方医学逐渐认识到医疗体系的复杂性不只是医用化学、生物化学可以解决的,愿意敞开心怀接受传统医学的替代疗法,为玛雅传统医学开辟出一条生路。另外,近代科技文化逐渐向往土著文化,玛雅人重拾信心,再度对这块医疗瑰宝感到骄傲。以上分析自然成立,但并不应该是其兴亡的主要原因,如果不深入思考文明与医学消亡的原因,一些现存的传统疗法依然会快速消失,尽管它们在临床还是有效的。

日益清晰的考古事实表明,古典玛雅文明在其鼎盛期之后,于 9—10 世纪迅速衰亡,但这只发生在南部,并不是整个地区,事实上是文明重心的北移,北移后又兴盛了 500 年,直到

16 世纪初西班牙入侵才真正给玛雅古文明画上句号。

研究者指出,知识垄断是玛雅文明失落的原因之一。玛雅人的宗教观念、学问知识大都处于"秘传"的状态,由少数人掌握并传承,从发明"零"符号到大工程的建筑设计计算,都由少量祭司掌握。他们天书一般的文字也决非外人能了解,其书写与刻画的繁难复杂又岂是普通人摆弄得了。从文化机制上说,玛雅人的精妙绝伦之处,也正是其贻误自己的要害所在。玛雅人没能尽早地离开令他们自我陶醉的美奂美轮的"天书",没能早些开始简朴的书写方式,没能更加贴近世俗生活的需要而用表义、表音的符号体系来记录大众的语言,他们的精妙完美成了自己的障碍。

精英阶层的消亡是另一个重要原因。这是一个非常有组织而个性消失的社会,尊重秩序、尊重权威、尊重群体是每个社会成员人格中存在的文化基因,那些巨大的工程容不得个性的发挥,只有充分协调好、服从权威的指挥,才有可能完成如此巨大的工程;社会等级森严,各自有各自的保护神,等级是天然的,是神的意志,直到 20 世纪 80 年代,这种等级观念依然存在于玛雅的后裔中。当西班牙殖民者剥夺土著统治者的一切权力,天主教取代祭司以后,文明就很快消失了,留下的是与殖民者无关的宏伟的建筑和数百万仍生活在这块土地上的玛雅后代。

这里介绍的所有观点似乎与针灸并没有直接关系,因为相关的技术在现存的玛雅人后裔中还在使用,但我们要强调的是,从这些研究中我们可能得到的三个重要启示:第一是医疗技术必须有与其适应的理论,没有理论、没有与文化相适应的"说理"系统(包括文字),技术的传承是不可能的;中国的针灸医学,正是由于有了早期的理论系统——并非写实的理论系统,才得以传承到现在,任何完全离开传统理论基石的针灸研究,均不能实现针灸医学的真正复兴。第二是必须在中国传统哲学、科学思想和范式的基础上认识传统针灸医学的合理内核,片面强调与西方科学思想和技术方法的契合,在当前可能并不是最佳的发展路径。第三是培养一批具有真正科学精神的研究人员,他们不仅要通晓针灸,还要有更丰富的视野和相关学科的知识,"礼失求诸野",不仅仅是求助于当前主流的西方文明,更重要的是求助于"针灸临床",求助于临床并不等于直接从事临床实践,而是以"针灸医学思维模式"去发现产生"针灸理论"的实践的具体过程,并提升其到理论层次。在当前"消费主义"流行的年代,传统针灸正在被各式各样的人消费着,如果不建设,针灸的明天在哪里?

第五节　中国各民族医学中的体表疗法

在世界各民族的医疗体系中均有体表干预的相关疗法,同样在中国各民族地区也有它们的医疗体系,这些体系中也有自己的特色,在方法中有些是相近的,但在理论或知识体系方面存在很大的不同,在此我们以藏、蒙古、维吾尔三个民族的医学为典型,分析其技术与理论的特色,以深化对体表医学及针灸医学相关内容的认识。

一、藏族医学中的体表疗法

藏医中的体表疗法丰富多彩,很多保持着这些疗法形成时的痕迹。藏医外治法是指用器械或外用药物治疗身体疾病的一种方法。藏医外治法根据其操作方法的不同,可分为温和、强力、猛烈三种：温和疗法有罨熨、浸浴、涂摩三法；强力疗法分为放血、针灸、穿刺三法；猛烈疗法分刮除、切除、掏引、拔除四法。罨熨法，是将具有刺激、渗透、激变作用的药物或其他物品直接放置在病痛患处进行冷罨、热熨等，而达到治疗急性疼痛的治疗方法。浸浴疗法是凭借矿泉水或药水的浸浴，能使热病邪气和黄水、汗水从毛孔排出体外，发挥祛风、消肿、运行气血等功效，驱散郁于肌肉、皮肤、脉道、骨骼等热邪，是一种治疗筋络僵缩疾病的治疗方法。涂摩疗法是涂敷陈酥油、芝麻油、动物脂肪药膏，或其中配入药物后搓揉、擦拭全身或某些特定部位，促进气血流通，驱邪扶正的一种防治疾病的方法。放血疗法，藏名为"达日卡"或"达日嘎"，它是通过选择有关静脉脉穴，用剖脉刀具剖开，将病血等排出体外，起到疏经通络、活血化瘀、消肿散结等作用而达到治疗疾病的一种方法。火罐疗法是采用动物角为主的罐具，吸拔患处而发挥活血祛风、驱散寒湿、消肿止痛等功效，治疗风血交攻而致的肌肉神经疼痛等的一种方法。火灸疗法，藏医火灸疗法有艾灸、蒜灸、茜灸、镜灸、奇特灸、太阳灸、霍尔灸、金烙、铁烙、青铜烙、红铜烙等 32 种。穿刺疗法是一种手术疗法，只在其他疗法疗效甚微急需治疗的危症时才用，对医者的技术要求极高，所用器械有青稞头针、蛙头刀、弯刀、矛头针等，操作时根据其穿刺部位可分为脏腑穿刺、脉道穿刺、总窍与具体窍道穿刺 4 种，穿刺又根据其寒热之性分为寒性穿刺与热性穿刺 2 种，热性穿刺主要适用于寒性疾病及排脓，寒性穿刺主要适用于热性肿胀等。

　　以上丰富疗法的产生与发展是与藏医学的理论发展密切相关的，它的理论系统与中医及其他医学理论系统有显著的不同，现就其与针灸学在"经脉"、"腧穴"、刺灸工具及方法方面的不同进行简单介绍，之所以用引号，是因为在藏医体系中并无这样含义的名词。脉，在藏医的经典《四部医典》中，对"脉"有系统的论述，在藏医唐卡中亦有相关图形。据《图解四部医典 1——医理与养生篇》介绍，正常情况下的人体血脉可以分为"初成脉、依存脉、连接脉与命脉四种。初成脉，以脐脉为中心，自脐脉往上形成脑髓，'愚痴'在脑髓中存在，形成培根，因此培根存在于人体的上部；自脐脉贯穿中央形成命脉，'嗔恨'在命脉中存在，形成赤巴，所以赤巴在人体的中部存在；自脐向下形成生殖器官脉，'贪欲'在生殖器官中存在，形成隆，因此隆存在于人的下部（隆、赤巴、培根是藏医的三元素学说，认为它们是构成人体的三种物质基础，如果保持协调关系则人体正常，如果不平衡则可导致疾病的产生，贪欲、嗔恨、愚痴是一切疾病的根源与此三者对应）。依存脉，主要包括：形成眼等五官感觉的脉轮，在脑部有 500 分支；形成眼识等六识五蕴的脉轮，在心脏部位有 500 条分支；主肉体生长发育的脉轮，在脐部有 500 条分支；繁衍后代的脉轮，在生殖器处有 500 条分支。连接脉，包括黑脉和白脉两种。黑脉共有 24 支，其中 8 支隐脉分布于脏腑，16 支显脉分布于四肢。从此发出的可针刺放血的脉道有 77 条，不能针刺放血的要害脉有 112 条小支脉，加起来共有 189 条分支小脉。小支脉共计有 360 条，其中有 120 支向外分布，与皮肤肌肉相连，继续分为 234 个分支；还有 120 支向内分布，连接骨和髓，继续再分为 233 个分支；其余 120 支向内分布，连接脏和腑，又有 233 个分支。在这些小支脉里又分出更细微的脉道，遍布全身。白脉发源于脑部，从脑部白脉的海洋里，像树根一样向下延伸出司管传导的分支共有 19 条，其中像丝线一样连接脏腑的隐脉共有 13 条，连接四肢的显脉共有 6 条，从这里再继续分出 16 条细微分支。命脉可以分为三种，一种遍布全身，一种伴随着气息而在全身流通，还有一种是神游脉。命脉与气血运行于身体内外的一切孔窍相连，促进身体生长发育，维持生命的活动，它是身体的根本"。

从以上介绍,我们可以看到,藏医"脉"系统与针灸的经脉腧穴系统有非常大的不同:一是在文字上只有主脉部位及分支到达的大体方向,在相关图中有一些线路及文字说明;二是没有循环的含义,只有到达的意思,腧穴与脉也未见到有密切相关的论述,没有将治疗部位用其经络联系的论述;三是明确指出脉上放血的 77 个部位(北、南藏医还不同),并有相关的图示,主要是在静脉(黑脉)放血。四是火灸治疗部位与针灸学的腧穴有一定的关系,但并不一致,藏医在用脊椎编号称谓背部灸穴的同时,还根据该穴位与三因、五脏六腑的对应关系和主治范围分别命名,以脏腑命名的与解剖大体对应,而以三因命名的则与三因在人体的位置上下颠倒:隆位于下部,隆穴(风俞、气穴)却在最上面,培根居人体上部,培根穴(痰俞、湿穴)却在三穴的最后,赤巴穴(胆俞、火穴)居中。李鼎教授 1998 年的论文指出:藏医背俞穴突出以风俞、胆俞、痰俞为主,放在一、二、三椎的主要地位;其他背俞又与风脉、胆脉、痰脉及风胆痰混合脉相联系,这就是风、胆、痰及三者总集的四体液说。其中似已结合脏腑表里相合的关系,风脉联系心和小肠俞,胆脉联系肺和大肠俞、肝和胆俞,痰脉联系脾胃俞、肾和膀胱俞,三者混合脉则联系"精府",有似三焦俞。这种排列,似乎是将来自印度的三液或四液说与脏腑表里作了结合。但在"黄帝明堂"的脏腑背俞中,只反映脏腑所在部位的高低,并不表示表里相合关系(见表 1-2)。

表 1-2　汉藏背俞对照表

椎次	黄帝明堂	僧医等	藏医
1(胸 1)	大抒		风俞
2	风门		胆俞
3	肺俞	风门	痰俞
4	(厥阴俞)		肺母
5	心俞		肺子
6	(督俞)		命脉
7	膈俞	心输	心俞
8		膈输	膈俞
9	肝俞		肝俞
10	胆俞		胆俞
11	脾俞	胃输	脾俞
12	胃俞	脾输、小肠输	胃俞
13(腰 1)	三焦俞	大肠输	精府俞
14	肾俞		肾俞
15	(气海俞)	结肠输	脏腑总俞

续表

椎次	黄帝明堂	僧医等	藏医
16	大肠俞		大肠俞
17	（关元俞）	太阳输	小肠俞
18(骶1)	小肠俞		膀胱俞
19	膀胱俞		精俞
20	中膂俞	小阳输	下泄风门俞
21	白环俞		
22		督脉输	
23(尾)			马眼

　　蔡景峰教授特别指出，吐蕃的灸疗法(指敦煌出土的《藏医灸疗方》，是8世纪或9世纪初之前的作品)对施灸部位已有明确要求。这些部位在《藏医灸疗方》中均无穴名，都是以局部解剖部位为标志，如以骨隆起、肌肉鼓起、骨连结处、脊柱突起、囟门、发际、肚脐等等为标志，然后以固定的度量方法来量取。没有穴位名称，表明这是比较原始的阶段，只有通过不断摸索，最后确定一个固定的点，给予固定的名称，亦即穴位名。直到《月王药诊》成书时期，火灸的部位仍然是用身体的局部部位来确定的，该书第111章有这种灸的一百多个部位，却没有特殊的固定穴名。到《四部医典》问世时，这种情况才有较大的变化，出现了较多的固定穴名，特别是脊柱棘突上及其旁开双侧穴位都有穴名，其中一部分与中医相同，更多的则是藏医所特有的穴名，如"下泄风门穴"、"痞穴"、"海细姆"穴，等等。吐蕃时期的火灸疗法中不论是《藏医灸疗方》，还是《月王药诊》《四部医典》，都没有经脉、经络的字样，也没有类似的结构出现。尽管《四部医典》中也有脉络、白脉、连络脉等不同的管线系统，但这与中医的经脉是截然不同的两个系统，毫无共同之处。

　　"树喻"可能是藏医学体系最根本的特征，藏医以树喻系统的分类法，在世界医学史上是独特的。在《四部医典》曼唐(又译曼汤，指藏医学挂图，曼指医学，唐指唐卡)第二图中，以树为喻表现人的生理功能和病理变化，第三图则以树为喻表现望诊、触诊、问诊三种诊病方法，第四图也以树为喻表现饮食、起居、用药、外治四种治疗方法。这是一种独特的系统，但可能并不是唯一的，前述玛雅医学中就有类似的以中央宇宙树生成人的描述，并认为肚脐是人的中心，而藏医以脐为命门脉的起源，不知道它们之间是否也有一定的联系？当然，两个文明的时空距离太远，或许用人类文明的早期直觉来理解更合理。

　　关于藏医的起源有多种解释，有神猴说、南来说、东来说(羌)等等，有待进一步的研究。公元6—9世纪先后在与中原文化、印度文化、阿拉伯文化(大食)的交流中，8世纪编译成现存第一本藏医著作《月王药诊》，其后宇妥·元丹贡布集成当时各类医学著作撰写了《四部医典》(9世纪)，但著成之后并未传播开来，而因为政治原因成为"伏藏"——被埋藏了。直到"新宇妥"——宇妥·萨玛元丹贡布(1126年出生)进行注疏、补充，特别将印度八支医学、中医的诊断和五行理论补充进去，编成《四部医典新阅》才算定型，成为最重要的藏医经典。

可以说,藏医是西藏地区人民在自身医疗实践和吸收东西方各种医学知识的基础上形成的一个传统医学,其独特的理论体系中,应该还蕴含了很多早期东西方各种文明早期医学的痕迹,深入发掘其中的知识形成过程,可能对于认识中医针灸知识的形成过程也是大有帮助的。

二、蒙古族医学中的体表疗法

蒙古医学中的体表疗法,主要指的是其中的外治法。外治法分为峻疗与软疗两种。峻疗包括放血疗法、火灸疗法和穿刺疗法;软疗包括罨敷疗法、涂擦疗法与浸浴疗法。

蒙医放血疗法,是指在一定部位(常用的血脉有 77 条,数目与藏医相近,未见图形),浅切开或穿破表静脉,通过放血而引出病血,达到防治疾病目的的一种医疗方法。根据西藏著名医学家《宇妥传》中有关"蒙古传统刺血疗法"传到西藏的记载,早在 8 世纪或更早的时期蒙医刺血疗法已经传到西藏。该疗法主要适用于由血、希拉引起的热性疾病,巴达干与赫依引起的寒症,若与血和希拉合并时,也可使用放血疗法。但对体质虚弱、正精耗竭、孕妇、产后、浮肿、大痨痼疾、胃火衰败等寒性疾病以及巴达干、赫依所转化的疾病禁用放血。虽然血、希拉热邪引起的疾病大多可用放血疗法,但以下情况不可使用,如未成熟之热病,过早放血则易致混浊而紊乱;疫热过早放血可致疫毒内陷脏腑;骚热在病血与正血尚未分离之前放血则导致正血过失,赫依增盛,病血滞留,余热反复;虚热放血则促使赫依窜行引起疼痛或刺痛;粘热放血则易使滞留体内的病血布散命脉;毒热症放血易致热邪扩散全身或滞留体内;体弱患者放血则有危及生命之虞。可见蒙医中掌握放血的时机与适应证是非常重要的。

蒙医以"赫依"、"希拉"、"巴达干"三根要素的关系来解释人体的生理、病理现象。所谓"赫依",是指各种生理功能的动力,生命活动的每一个环都是"赫依"在发挥作用。凡是思维、语言、动作及各脏器的功能活动,皆受"赫依"支配。如果"赫依"的功能失常。主要可以表现为神志异常、失眠、健忘、疲乏、眩晕、麻木、抽搐、瘫痪等脏腑功能减退。"希拉"有火热之意,在脏腑中与胆的关系最为密切。机体的体温、各组织器官的热能及精神的振奋等都是"希拉"发挥作用。"希拉"偏盛,是发生一切温热病的病理基础,如黄疸、口苦、吐酸、烦渴、神情狂躁等机能亢盛的表现,都属于"希拉"的失常。"巴达干"是指体内的一种黏液状物质,具有寒性的特征。在生理情况下,"巴达干"能滋润皮肤,濡养组织器官、滑利关节,化为唾液、胃液、痰液等分泌物。"巴达干"的功能失调,除表现为一般寒性征象外,还易导致水液的停滞不化而出现各种分泌物增多的现象,如浮肿、胸水、腹水、痰多、吐清水、妇女白带多等。此外,中医属于痰浊蒙蔽的嗜睡、痴呆及湿困脾胃的清化不良等病证,蒙医也属"巴达干"的病证范围。在生理情况下,"赫依"、"希拉"、"巴达干"三者协调一致,保持相对平衡;如果三者的平衡关系失调,则产生各种病理变化。若以"赫依"与"希拉"的关系失调为主,则产生阳热亢盛一类病变;若以"赫依"与"巴达干"的关系失调为主,则出现阴寒及水液不化一类病变。

蒙医火灸疗法是指在体表一定部位用艾草炷或艾草条进行烧灼、熏熨而达防治疾病的一种方法。公元 9 世纪藏医《四部医典》中就有"蒙古灸"的记载。蒙医常用灸法分为蒙古灸、白山蓟灸、西河柳灸、火把灸等。蒙古灸:将小茴香与黄油搅拌后,放入铁锅中用文火加温,待其颜色变黄后取出,用白净的羊毛毡包裹,置于施灸部位温熨;或将一小块白净的羊毛毡,浸泡于黄油内煮开后取出敷于施灸部位。白山蓟灸:白山蓟草内蒙古各地均产,具有燃点低,加之其火温柔持久、灰烬不散等特点,是较佳的施灸材料。其施灸方法分为直接灸与间接灸两种;直接灸是将白山蓟草制成灸炷直接置于皮肤上施灸;而间接灸是将灸炷间隔生姜、大蒜等置于皮肤上施灸的方法。西河柳灸:取西河柳枝两支,每支长约 10cm,直径约 10mm,用刀将皮剥光,灸前,将两支柳枝放入煮沸的芝麻油或豆油锅内,在施灸部位敷一棉布,然后先取出一支带油的柳枝隔布热熨,待冷却后再放入锅中,取出另一柳枝隔布施灸,如此交替熨灸,保持持续热力。每次灸 10~30 分钟,使局部温热,皮肤产生红晕而不灼痛为度。火把灸:根据施灸部位大小,将棉花揉成大小适宜的圆球状,蘸麻油点燃后置于病痛部位,待患者感觉灼痛时取下,再换棉团蘸油点燃施灸,交替进行,直至局部皮肤产生红晕为度。温针灸:是针刺与白山蓟灸结合使用的方法,先将银针刺入穴位一定深度后,再将白山蓟灸炷固定于针柄上点燃,直至灸炷燃烧完为止。此法通过银针将热力传递入体内而达治病的方法,适用于既需要留针又须温灸的疾病。取穴方法有两种:一种是根据患者自觉病痛、或按压局部感觉舒服,或脉形闪动和脉管高起的部位定穴;另一种是医生根据五脏六腑经络辨证而选穴的方法。

蒙医穿刺疗法,又称火针疗法。即用金针或银针刺入人体的特定穴位给予刺激或传热或冷罨局部而增加刺激,或用特制的器械穿破排出结聚的病气、黄水、脓液的一种外治方法。穿刺器械,有大麦头针、蛙头针、剃头刀样针、矛头针、鸺嘴尖峰空心扦子、扁嘴扦子、笔尖空心针、三角铜针等。这些器械头身皆细,尾部略粗,细而坚硬,全长约六横指。穿刺穴位分为总穴位与具体穴位,总穴位有宽与很宽、窄与很窄,宽穴可斜刺或横刺,很宽穴可交叉穿刺,窄穴与很窄穴大多分布于要害部位,需细心避开要害,小心施针,避免发生意外危及生命。具体穴位有 110 个。穿刺方法有热性与寒性穿刺两种。在体表穿刺,内透骨肉,具体刺法有直刺、横刺、下刺、上刺、转动、外翻等。体腔穿刺,要细心体察针感,注意避开脏腑等要害部位。

蒙医罨敷疗法是利用药物或物品,敷于人体体表的某些特定部位或穴位,以达到治疗疾病的一种体表疗法。操作有冷罨法与热罨法两种。冷罨敷法,是用冷水、星水(即星夜时所取之水),或冰块、冰水装入胶袋进行冷敷的方法;热罨敷法,有用青盐炒热装布袋热敷腹部治疗不消化病与瘀症;有用热石罨敷受伤瘀肿者;有用旧墙上的松土炒热装布袋热敷腹部治疗肝血瘀结者;有取一尺以下之土烘热以酒调敷患处,治疗产后小腹、腰骶冷痛者;有用鸽粪烘热装布袋热敷,治疗不消化病与寒性痞块;有用热砖热瓦热敷治疗寒性发作者;有用独活根叶烘热外敷治疗虫瘀者;有用酒浸石子、或酒和羊粪加热后热敷患处治疗关节黄水病者;有用鹅卵石或陈骨砸碎后和酒烘热热敷下腹或腰骶部治疗寒性尿闭者等等。

蒙医涂擦疗法是用油涂患处进行摩擦而治疗疾病的一种体表疗法。浸浴疗法是指以水为媒介,使体内热邪或病气驱逐于黄水之中,通过汗孔排出体外,改善赫依、血气运行,从而达到防治疾病的一种体表疗法。

传统蒙医学理论是在原有古代蒙医初步医疗理论的基础上吸收了古印度医理论和藏医理论,在长期的医疗实践中不断整理提高,形成了以"三元素"学说、"六基症"学说、"寒热"学说为主要内容的理论体系。蒙医的"脉道"与藏医可能有密切的关系,它分为初成脉、依存脉和连接脉等,连接脉又分成黑脉和白脉,其数目与藏医亦大多相近,主要有黑脉和白脉两种。黑脉为全身血液运行之脉道,又称血脉。黑脉归阳,五元中属空,心脏及黑脉之跳动运行,均受普行"赫依"之支配;白脉包括脑、脊髓及全身白脉,白脉归阴、属水元,故又称水脉。

同样,蒙医的脉与穴也没有直接的联系。另外,令针灸界感兴趣的是它的"蒙医疗术铜人"。

"蒙医疗术铜人"是指现收藏于内蒙古医科大学所属内蒙古自治区蒙医药博物馆的蒙医疗术铜人,是标记蒙医各种传统疗术的模型,蒙医疗术铜人躯体上孔穴共611个,这611穴位不仅标明了针刺穴位、艾灸穴位,还标明了放血穴位(放血穴位有27个、火灸穴位有141个、针刺穴位有37个)。蒙医疗术铜人系雍和宫蒙医大夫伊什嘎瓦(邰喇嘛)捐献,铜人底部用藏文铸刻铸造日期(据考证为1940年)。蒙医疗术铜人没有标记经脉,只有针灸孔穴,但均未记穴位名称。蒙医疗术铜人除发际、掌、跖部无穴外,其他部位均有孔穴分布,每个孔穴均为直径0.2~0.3mm(小米粒大小)的圆形凹陷,穴位以脊柱为正中线呈左右侧对称排列,共257对穴位,单穴97个。其中62个单穴位于正中线上,35个单穴没有标出其左右侧对称的穴位。经比对分析,蒙医针灸铜人孔穴的位置与其排列方法均与汉族针灸经络穴位不同,也与《四部医典》等藏医文献里介绍的疗术穴位不同,但背部正中线上25个穴位与蒙医文献《霍尔蒙古文刺血针灸疗法》里记载的25个火灸穴位相符,具有蒙医疗术独有特点。

从以上文献我们可以发现,蒙医的发展中更多的是受到藏医、印度医的影响,这与藏传佛教的传入有非常大的关系。但是,我们要思考的是另一个问题:尽管蒙古族曾经统治过中原(元朝),但是中原的医学为什么没能对其医学产生重要的影响?元朝出现过蒙古族的针灸医家忽公泰(著作为《金兰循经取穴图解》,尽管已佚,但对《十四经发挥》有重要影响),中医家沙图穆尔(著作为《瑞竹堂经验方》,其中特别记载了核桃灸法)。蒙古族当时几乎征服了世界,但是它的医学为什么依然是以其蒙古草原的地域文化为基础呢?这可能是我们在此应该更深入思考的课题。

三、维吾尔族医学中的体表疗法

维吾尔族医学即维医,也有丰富的体表疗法,主要有清血、拔罐、药浴、埋沙等疗法。维医清血是指把已经熟化了的物质从体内清理出去的方法。分全身清泄和局部清泄两种,全身清泄主要指放血,局部清泄指用各种药物催吐、泻药导泻或灌肠导泻、发汗、从鼻内或舌下引流等,维医放血的主要部位是体表静脉。帕雪雅疗法是维吾尔医外治疗法之一,是指药浴,它以维吾尔医理论为指导,选择适当的维吾尔草药粗粉,煎汤取汁,将双足及膝关节以下部分进行局部药浴,通过药液的自身作用对双足进行良性刺激,深入器官、活血、消肿、祛关节痛,清除异常体液,从而达到预防和治疗疾病的目的。埋沙疗法,是维吾尔医学中集日光疗、热疗和按摩为一体的独特疗法,埋沙疗法具有较强的季节性,每年6月初至9月,因阳光充足、日照时间长,是进行治疗的最佳时间。沙疗所用黑灰色大沙丘的沙子比平常的沙子热量还要高,沙中含有多种矿物质。沙土温度可达到60℃,将身体埋入沙中,沙粒对身体的摩擦无形中起了按摩的作用,因此,沙疗法可以说是集热疗、磁疗、按摩为一体的防治疾病的方法。这些方法目前仍然在维医中使用,不再复述。

维医基础理论中 Omuri Tebiiye(正常生命论)是基本理论,其中 Erkan(柱子)、Mizaj(气质)、Hilit(溶质)学说等最重要。维医认为自然界里存在的动(人)、植、矿物均由火、气、水、土等四要素组成,四大物质有相生、相克和太生、太克的关系:四大物质的相生、相克是指火、空气、水、土物质之间存在的相互资生(相生)和相互制约(相克)关系,从而维持事物生化不息的动态平衡,这是四物之间关系正常的状态。四大物质的属性,因由两个不同的性质混合组成,故它们之间存在着独特的全生、全克、半生、半克的关系。它们具有干热、湿热、湿寒、干寒型气质。所以人体和各器官也可表现出上述 4 种气质。人体和器官的本身气质一般固定而不变,体内各器官都能生产某种 Hilit,供给生命活动的需要。在正常情况下,Hilit 在体液中保持相对稳定的状态。如在体液中的 Hilit 数和质量上发生变化可引起疾病。在维吾尔医学中,疾病的分类、诊断、治疗原则和方法都是在 Erkan,Mizaj,Hilit 学说基础上进行的。维吾尔医学人体器官的分布和系统分类,与现代人体解剖学相同,不同之处是按功能不同可分为主席器官和非主席器官。气也分成好多种类。脉搏是维医的特色,有非常丰富的内容。令人奇怪的是,在维医体系中没有发现其他中国少数民族医学中常见的关于"脉道"的论述,不知是我们掌握的资料太少,还是其他原因。

维吾尔族医学继承了古代西域各族与本民族的医学知识,同时吸取融合了周边地区、国家的医学成果,是具有鲜明地域和民族特色的医学。现代维吾尔族的主要聚居地新疆,在清代乾隆二十四年(1759 年)之前称为西域。古代西域地处丝绸之路中段,是世界东西方文化——中原、印度、波斯、阿拉伯、希腊文化最重要的交汇处。国学大师季羡林曾在"敦煌藏经洞发现一百周年"的纪念大会上说,世界上同时受到四大文明影响的地区只有敦煌和新疆。古西域一直受到东西方文化的影响,这一影响必然会反映在维吾尔医学上。

这里着重要指出的是,作为人类历史上四大文明长期交流的中心地区,相关的研究可能才刚刚开始,东医西进、西医东进的历史进程研究有可能在这里获得意想不到的发现。

第六节　体表医学的基本原理与未来发展

从体表干预维持健康作为一种人类自发的本能方法一直伴随着人类生活,在多数国家是以传统医学或补充和替代医学的主体面貌出现的,即使在现代医学占绝对主流的西方发达国家依然发挥着作用。例如,在澳大利亚,向针灸师、脊骨神经医学医师和自然疗法医师等补充医学专业人员求医的人数正在迅速增多,从 1995 年—2005 年增长了 30% 以上,在 2005 年,为期两周时间内的就诊记录为 750,000 人次。2013 年出版的《世卫组织 2014—2023 年传统医学战略》提出了今后十年传统医学和补充医学的方向。认为传统和补充医学是卫生保健的一个重要并常常被低估的组成部分,世界上几乎每个国家中都可找到传统和补充医学,而且对它的服务需求正在不断增长,质量可靠、安全有效的传统医学有助于实现确保人人获得卫生保健的目标。这个战略认为需要通过实施以下三项战略目标:①建立知识基础并制定国家政策;②通过监管加强安全性、质量和有效性;③把传统和补充医学服务以及自我卫生保健纳入国家卫生系统,从而促进全民健康覆盖。针对"建立知识基础",《战略》指出,虽然现在传统和补充医学全球流行,但仍然存在一种风险,即在有些国家维护健康和向人民提供卫生保健的传统知识可能会消逝,应当引起有关知识产权机构的注意,以知识为基础的政策是把传统和补充医学纳入国家卫生系统的关键,应当把研究作为优先重点并给予支持,以便产生知识。2015 年,朱兵先生首次明确提出"复兴体表医学"的思想,可能正是对这种发展趋势和需求的响应,那么,为什么体表医学需要复兴? 在当代它作为一种医学分支存在的依据是什么? 体表医学与针灸医学是什么关系? 它应该如何发展呢?

一、由体表疗法到体表医学的必然性

WHO 在 2000 年发布的《传统医学研究和评价方法指导总则》中对传统医学(TM)的定义是"传统医学有很长的历史,传统医学是在维护健康以及预防、诊断、改善或治疗身心疾病方面使用的种种以不同文化所特有的无论可否解释的理论、信仰和经验为基础的知识、技能和实践的总和"。"补充医学"(CM)或"替代医学"则是指"并非该国自身传统或常规医学一部分、并且尚未被充分纳入主流卫生保健系统的一套广泛的卫生保健做法"。在一些国家,"补充医学"或"替代医学"与"传统医学"交叉使用。传统和补充医学(T&CM)指"把传统医学和补充医学的名称合二为一,其中涵盖产品、实践和技术服务提供者"。从这个定义我们可以认为,目前我们国家对针灸(包括中医)的定义或定位上是可能存在误区的,在我国,中医针灸学应该是传统医学而不应该是"补充或替代医学",因为它是中国历史文化的产物,而对于其他国家,尤其是西方文化而言它是补充或替代医学。但是,我们的主流学术刊物却经常将针灸表述为西方的定位,这种"自觉"的西方中心论对于针灸学术的发展是极为不利的,而西方严谨的学者则并不持这样的观点。

《剑桥插图医学史》作者在中文版的序言(2000 年)中指出"当今在西方出现了替代的、补充的和边缘的医学与科学医学并肩发展的趋势,这是前所未有的。目前,在西方,亚洲的医疗技术,如针灸,正以空前未有的发展速度被接受并得到广泛应用,这是 30 年前或 50 年前不可想象的。我们期待在未来,世界各国人民能共享其他医学体系的功效和优点。因此,我们必须了解它们的共同来源以及它们的差异。我们将看到它们在探索人群健康的许多方面是互补的。我期望这部《剑桥插图医学史》将有助于中国人民了解西方医学的传统、西方医学的思维模式和追求。

无论中国针灸学术界在这方面是否做或如何做,其他国家或地区的相关研究则一直在进行中。2000 年国内出版的华人学者董厚吉、马云涛的《科学性针刺疗法》一书认为"由于针刺疗法具有其他医学手段所不具有的某些临床优点,我们希望,通过针灸医学的科学化,使针刺医学成为现代医学的一部分,而不是欧美医学界所称的替代医学";2004 年国内出版的金观源等美国针灸师编写的《临床针灸反射学》,则提出了"针灸反射学"新学科,认为"采用反射区概念解释经络,可以说是古典经络学说朝现代化的方向迈出了一大步。因为它揭去了蒙罩在经络现象上的神秘面纱,一针见血地指出经络的实质是身体上下、左右、内外各部分之间相互反射的联系通道……完全可以这样说,以刺激体表为特征的各种物理疗法,包括针灸、推拿、电疗、紫外线、激光、磁疗以及西方的捏脊疗法等都属于广义的反射疗法"。2008 年出版的《An Introduction To Western Medical Acupuncture》,认为针灸作为一种治疗手段是有效的,但是传统的解释无法适用于现代世界,而他们的著作是建立在清晰、明确的当前神经生理学基础上的。2013 年出版的《Acupuncture in Modern Medicine》,从一个独特视角观察了针灸研究的现状和新趋势、全面分析评价了针灸治疗临床疾病及条件,回顾了关于针灸的最新进展,其目的在于加速针灸融入现代医学。2014 年 9 月 11 日,中国中医药报发表了"世界针灸邂逅中国针灸"的专题,认为"中医针灸"已经成为了"世界针灸",而走向世界的针灸同时也向针灸发源地中医针灸界提出严峻挑战。2015 年,何伟等在《中国针灸》发表了"西方针灸和中医针灸的比较与启示",认为"随着针灸在全世界的广泛应用,神经科学的研究结果对部分针灸疗效机制科学意义上的肯定,逐渐形成了西方针灸的概念,西方针灸是中

医针灸在西方传播过程中,面对西医的基本理论如解剖、生理、病理以及循证医学知识体系的一种适应性改造,基于'扳机点'理论的西方针刺疗法,其治疗肌筋膜疼痛类疾病的疗效十分明显,受到广泛的关注,然而在中医针灸传入西方的过程中,中医针灸的理论如经络、穴位特异性等由于西方临床研究的结果反而受到质疑"。2015年出版的《系统针灸学——复兴"体表医学"》则是近年来这方面学术发展的集大成者。

以上的学术观点与动态提示我们,基于当代知识背景,系统总结人类体表疗法的经验与观点,并发展成为一种全新的医疗知识体系——体表医学,已经成为一种学术发展的必然。

二、体表医学的生物学基础

体表医学独立于当前以药物治疗为主的医学体系的理由主要有三个方面:第一,从体表干预调节机体是体表医学独特性的重要依据。体表疗法由于干预部位——体表——的特殊性,现有的西方医学及相应的基础学科并不关注体表特定部位与远隔部位、特定部位与机体内部"互动"的具体机制与过程,基于现有的生物学知识及知识模式可能不能获得体表疗法的生物学合理性认识,对经络腧穴近60年现代研究的结果就是一个例证;第二,尽管"内稳态理论"是现代生理学的重要理论之一,以"对抗"治疗模式为主体的西医学并不十分重视其在治疗中的价值,更多的是消除"病因"的治疗,而这种治疗模式对机体内稳态的不良影响有时超过了治疗本身的收益。体表疗法是以机体自我调节功能为基础的,它的启动和效应机制应该有别于目前西医学或药物治疗学;第三,随着系统生物医学概念的提出,精准医学理念的出现,学术界已经更为重视作为治疗对象个体的特殊性,那么,一种特殊治疗体系的特殊性是否也应该受到足够的重视呢? 尤其是显著不适用于当前理论体系解释的治疗体系是否应该拥有其更为合理的解释体系呢?

总之,由于体表疗法干预部位的特殊性、效应基础的独特性决定了其必须建立一个与其疗法相适应的知识体系——体表医学知识体系。

那么,应用针灸学的现有知识体系是否可以实现这一目标呢? 答案可能是不行的。尽管针灸学有自己的知识体系,但它是建立在中国传统科学思想模式下的,以阴阳、五行、气为本体的传统针灸学知识体系与当代的知识体系存在巨大的鸿沟,目前的研究已经证明,传统针灸学的概念体系在现代知识背景下很难得到明确的解释;体表疗法并不仅仅只有针灸这一种,只是针灸是其中最重要的发展得相对完善的主体,还有很多种各具特色的有效治疗方法,如按摩、刺血、贴敷、拔罐、刮痧等等,它们在现代意义上与针灸并不完全相同,但均通过体表干预发挥治疗作用。

体表医学是否存在生物学合理性? 就目前的研究而言,这种合理性是存在的,而且已经积累了相当的知识,只是还没有构成系统的体系。

(一)体表医学的神经生物学基础

2015年出版的《系统针灸学——复兴"体表医学"》从针灸与生物进化关系的角度梳理了以下三个方面内容。

1. 体表刺激与"皮-脑轴" 皮肤作为人体的最大器官在生物学功能上是构成机体内外环境间的一道屏障,它永久地暴露在各种不同的应激环境之中,如太阳和热的辐射,以及机械、化学和生物学的侵袭。从发生学的角度,皮肤与中枢神经系统均来源于神经外胚层,皮肤神经末梢分布复杂并表达多种激素和相关受体,这种特性意味着皮肤与神经内分泌可能存在某种内在的相关联系。由于它的功能特性和结构上的多样性,皮肤必须在进化过程中形成特有的生物学结构来挑战各种有害应激源的攻击。

作为所有生物体最外面的一道屏障,皮肤在漫长的进化过程中必然形成一整套复杂的生物调节系统,以保障生物的自我防范和自我修复的能力。在过去的 20 年中,人们已经注意到皮肤及皮神经、内分泌、免疫系统之间存在着广泛交互作用的生物学网络体系,建立了 Skin-Brain-Axis(皮-脑轴)完备的现代概念。皮肤中大多数传统的非内分泌细胞中存在具有分泌功能的细胞,通过神经递质、激素或肽类物质传递信息,作用于邻近细胞或自身细胞,产生生理效应。这些具有独立产生内分泌物质的细胞有皮肤角质形成细胞、黑色素细胞、成纤维细胞和 Merkel 细胞等。皮肤细胞分泌的内分泌物质包括性肾上腺皮质轴、性腺轴系统、甲状腺轴系统和多种神经活性物质,目前研究最为广泛和成熟的是与中枢相似的下丘脑-垂体-肾上腺皮质系统。人类对皮肤与免疫关系的认识经历了一个由浅入深的渐进过程。1970 年 Fichtelium 等提出皮肤是"初级淋巴器官",前体淋巴细胞可在皮肤中分化成熟,成为免疫活性淋巴细胞;1978 年 Streilein 提出"皮肤相关淋巴样组织",初步提出了皮肤的角质形成细胞、淋巴细胞、朗格汉斯细胞和血管内皮细胞在皮肤免疫中可发挥不同的作用;1987 年 Bos 等提出皮肤免疫系统(SIS)学说,给免疫学的发展带来深远影响。皮肤细胞分泌的免疫活性物质包括大多数机体免疫系统的细胞成分、细胞因子和分子成分。这些细胞分泌的多种细胞因子组成网络系统,为免疫活性细胞的分化、成熟提供良好的微环境,并对免疫反应起调节作用,保持 T 淋巴细胞亚群 Th1 与 Th2 的平衡,使机体对外界异物产生适度的免疫反应,以达到免疫的自稳性。

皮-脑轴的存在使生物体形成了机体稳态的基本环境,体表的各种刺激如机械、温热、化学、辐射(如阳光)及生物刺激,特别是可以引起皮肤应激反应的各种应激源都可激活这一系统,发挥其一系列生物调控功能。

2. 体表抗痛结构的形成是动物生存进化的必备条件　我们在日常生活中极易出现损伤,生物进化过程中必须形成能够通过体表刺激缓解疼痛、免疫感染的生物学结构,使得动物在遭受最常见的损伤时不至于危及生命。

感觉感知是脑的功能。无脊椎动物虽然在其较高级阶段(如节肢动物的)索状神经系统和节状神经系统如昆虫都进化出"脑神经节",但仅能整合较简单的信息,基本不能处理疼痛信息(某些节肢动物如蜘蛛也对痛觉有初步的感知和处理能力),对伤害信息的处理和体验有限。在脊椎动物,特别是哺乳动物,中枢神经系统发育进化已经完善,这些动物在漫长的历史过程中必然要进化出自我修复损伤、免疫感染、缓解疼痛的能力,这是生物必须具备的基础本能。

在脊椎动物如蛙类,特别是哺乳动物的脊髓,发现存在控制疼痛的神经结构。1965 年,Wall 和 Melzack 提出在脊髓背角内存在一种类似闸门的神经机制,这个闸门控制着从外周向中枢神经系统发放的神经冲动强度。也就是说,躯体感觉信号在进入中枢之前就可受到闸门控制的调节作用。闸门控制痛觉传入的程度由粗纤维(Aβ)和细纤维(Aδ 和 C)的相对活动及脑的下行性影响所决定。当通过闸门的信息量超过某一临界水平时,便可激活产生痛觉体验和痛反应的神经结构。实际上,"闸门控制理论"指的是来自传导疼痛信息的 C-类纤维在传入中枢神经系统的高级部位产生疼痛的感知时,同时也会受到来自同一部位传递触压觉的 A-类纤维的影响;采用躯体刺激如针刺、按摩、推拿、拔罐、摩擦等方法可以激活局部的 A-类纤维,这类纤维的传入可在脊髓水平关闭由 C-类纤维传递疼痛信号的闸门,从而阻断了疼痛信息向脑的传递,达到了抑制疼痛感知的效果。在动物界,这种体表刺激如舌舔伤口、依靠树干摩擦,鸟类用喙轻啄疼痛部位的镇痛方法比比皆是。至今,这仍然是野生动物唯一能够自我实施的缓解疼痛的方法。

3. 体表-内脏的特定联系是动物进化的必然选择　我们一生可以在无严重疾病情况下健康地活着,但消化系统的功能异常却常常伴随着我们;对于缺乏卫生食品的动物,消化系统疾病常导致严重的后果,生物进化过程必须解决这个问题。生命体不存在没有功能的结构,更不存在无结构的功能。

在已了解到的所有低等动物中,如梯状神经系统阶段的涡虫和线虫,环节动物链状神经系统阶段的蚯蚓和软体动物,其神经节的发育都向内脏和体壁发出共同支配的神经纤维,构成了体表-内脏联系的神经基础。可以认为,进化到出现了梯状神经系统阶段的所有动物,都具有体壁-内脏神经的相互联系,没有这种联系的动物已经在进化过程中被淘汰了。

梯状神经系统的秀丽隐杆线虫(C. elegans)是一种名副其实的美丽生物。显微镜下它通身透明,纤细的身躯优雅地摆动,每一块肌肉的收缩与松弛都一览无余。这种长不过 1mm 的小生物是唯一一种身体中的所有细胞能被逐个盘点并各归其类的生物。成年秀丽隐杆线虫有 302 个神经元,其中 282 个是躯体神经元,20 个是(内脏)咽消化-内分泌神经元。我们感兴趣的是,在这如此卑微的小生物就进化有了体表与内脏的神经联系。秀丽隐杆线虫有 8 个咽-消化中间神经元,其中一对命名为 I1 的神经元通过缝隙连接与躯体的单配对 RIP 中间神经元以电突触形式发生联系,参与对内脏活动的调控。体表触刺激和直接刺激体表 RIP 中间神经元可引起线虫的咽消化泵吸反应,去除 RIP 中间神经元体表触刺激引起的咽消化泵吸反应消失。

我们再以发育到链状神经系统阶段的动物、已经取得较为详细资料的医用水蛭为例,阐述体表-内脏神经联系的机制。水蛭是一类高度特化的环节动物。水蛭体节固定,一般为 34 节,末 7 节愈合成吸盘。体节分节是特化的开始,每节内可容纳各项器官,特别是循环、排泄、生殖和神经等;身体的分节是生理上分工的开始。环节动物是首先出现中枢神经系统的无脊椎动物。水蛭的神经细胞体部都集中在神经节内,神经元为单极类型,细胞分布在神经节的表面,神经节中央称髓部,为神经纤维丛所构成,这与脊椎动物的脊髓不同,脊髓的神经细胞体在中央灰质内,纤维在外围的白质内。形态学研究表明,在医用水蛭,支配心管(进化过程中的原始心脏)的神经也支配相应的体壁。生理学研究观察到医用水蛭神经节的一种感受伤害性刺激的神经元也对来自消化道的刺激发生反应(在哺乳动物中,也只有能够感受伤害性刺激的神经元才对内脏的传入发生激活反应)。

研究也表明体壁与内脏存在发育上的联系。Loer 及其同事(1987 年)观察到水蛭胚胎的 Retzius 神经元(具有多潜能功能分化神经元)本来是支配体壁肌肉组织和皮肤的,但在生殖节段(Retzius5,6)这类细胞却成为主要支配生殖组织的神经元,而同时支配同体节体壁组织的分支则很少(但仍然提供了重要的体表-内脏联系的证据)。如果在胚胎发育期间去除生殖组织原基,则该节段的 Retzius 细胞重新发育成支配体壁肌肉组织和皮肤的神经元。作者的意图是探讨神经元发育与靶器官的重要关系,但也给予了一个重要信息:体表与内脏的特异性神经联系在动物进化过程中就已牢牢确立。

从动物胚胎发育来看,体表与内脏的关系更能从系统发生的角度来详加论述。脊椎动物在胚胎发育的过程中沿身体前后轴的轴旁中胚层分成节段状,形成体节(somite)。随着胚胎的继续发育每个体节分化成为生骨节(sclerotome)、生皮节(dermatome)和生肌节(myotome)。生骨节分化为骨、软骨和纤维性结缔组织;生皮节分化为真皮和皮下组织;生肌节分化为骨骼肌。在体节发育过程中一些神经元与体节细胞发生相互作用。除运动神经元外,神经嵴细胞(neural crest)也随体节细胞迁移,神经嵴细胞可分化成多样功能细胞。在体节的内外侧表面,神经嵴细胞分化形成背根节感觉神经元、交感神经节神经元和肠神经系统神经元和某些胃肠道的内分泌细胞。这些和体节发生相互联系和作用,甚至亲缘关系很近的神经元将体节连接成一个体表-内脏相统一的结构-功能性相关单元。

这些资料表明,无论是无脊椎动物还是低等的脊椎动物,其神经系统都在进化过程中形成了广泛的体表与内脏的特异性联系。

19世纪中叶,作为现代生理学奠基人的德国莱比锡大学的 Carl Ludwig 教授就观察到刺激肢体的神经可引起血压的变化,从而确立了躯体-内脏-交感神经反射。此后的一百多年这种反射性联系已经成为生理学教科书的经典内容。

躯体-内脏-交感神经反射的神经基础是:在脊椎动物,内脏和躯体传入可在脊髓神经元会聚。脊髓神经元分为两大类:①躯体神经元(somatic neuron):对体表外周感受的刺激发生反应,但不接受来自内脏神经的传入纤维;②内脏-躯体神经元(viscero-somatic neuron):即不但对躯体刺激发生反应,也对内脏神经的刺激发生反应;脊髓中不存在仅接受内脏传入的神经元。可以明确:只有存在这种联系神经元的动物才能在进化过程中"适者生存",从低等的无脊椎动物进化到高等的哺乳动物。不能进化到这种神经联系阶段的动物无一例外地被淘汰了。

简而言之,这种靠神经系统将体表与内脏联系起来的结构,使得在无医疗手段的动物界依靠本能的体表刺激来治疗以亿年为计的个体或种系在整个生命过程中的疾病,通过生物体的"自稳态"平衡调节——Homeostasis,保持种系的生息、进化和健康。

生物是为了适应生存的需要才不断进化的。既然在进化过程中形成了体表与内脏的联系,因而不可能仅安排占体表面积不到5%的361个穴位(按人体表面积 $1.5 \sim 1.8 m^2$,每个穴位以约 $1 cm^2$ 计算)来维系这种联系,无数个有效刺激点都已经或等待我们去挖掘和开发(其实已经开发得太多了)。其实,各种奇穴、新穴,各种触发点、有效点,各种微针系统都是生物为"适者生存"而形成的内脏在体表的联络位域图。

当然,支撑体表医学建立的生物学知识还包括外周传入系统、骨骼肌、神经-内分泌-免疫调节系统等,《系统针灸学》均作了详细的梳理与分析,有兴趣的学习者可以进一步阅读。

(二)　体表医学的血管生物学基础

目前,《血管生物学》的知识可能也为体表干预调节人体健康的生物学基础提供了一些线索。徐斌于2004年关注了刺络放血疗法与血管生物学的关系,提出"刺络放血疗法是对血液和血管双重刺激"的观点,认为结合血管生物学进展研究刺络或针刺局部(穴位)的血管和血液循环的特点及针刺引起的效应特性可能是认识针灸作用原理、掌握针灸治疗规律的重要途径之一。血管内皮细胞是人体内最大的内分泌器官,成人体内约有 1×10^{12} 个内皮细胞(《血管生物学》第2版中是 $1 \times 10^{13} \sim 6 \times 10^{13}$),覆盖 $400 \sim 500 m^2$ 的血管内腔表面,针刺作用于机体时必然刺激到血管,我们可以将其视为"体内微型刺络"。目前的研究表明,针刺可以引起机体内皮细胞相关的变化,针刺可以使冠心病患者全血中升高的内皮素明显降低,从而减轻脂质过氧化物对血管内皮细胞的损伤。针刺可以调节高血压患者内皮素与一氧化氮间的平衡而发挥对高血压患者的降压作用。腧穴与微血管的关系研究表明腧穴的实质是具有特异性舒缩频率的微循环单元：①人体穴位的血流量极显著地高于相应对照点，不同个体、不同穴位间的血流量不同；②穴位点的血流速度相对较慢；③穴位点的微血管具有同步舒缩的特点，而对照点内之微血管舒缩不同步；④不同个体、不同穴位的频率有极显著的差异，同一个体的同一穴位具有确定的舒缩频率；⑤刺激可提高微血管自律运动的振幅，增加穴区的血流速度。在以往针灸治疗机理的研究中有一种倾向，只关注与疾病直接相关的病理机制的变化，而对决定针灸效应的针灸作用部位特异性研究不够，只是以传统针灸理论来解释穴位选择的特异功能性。实际上决定针灸效应特异性的本质特点在于针灸作用途径的特异性、穴区局部效应及其传导机制。

2014年《血管生物学》出版了第2版，介绍了本领域的一些新进展，对于我们拓展基于血管生物学解释针灸的作用原理提供了一些新的视角。

美国科学院院士、中国科学院院士（外籍）钱煦在序言中写道："人体的所有器官细胞都依靠血管系统运送血液来供给氧气和养料，排除代谢产物，维持内环境的自稳恒常而发挥正常功能。激素从内分泌器官到它的标靶细胞必须经过血管系统。血管（特别是内皮细胞）可以制造或转变多种化学物质，来影响调控血管本身及其他细胞组织的功能。所以血管生物学对正常时的生理调控及疾病时的病变机转有重大意义。血管内皮细胞与血细胞及血管平滑肌细胞的交互作用对循环功能有重大影响，通过研究这些细胞交互作用可以得到很多重要的细胞相互作用的知识。血管承受血压、血流的动力及化学物质的影响，经由信息传递调控基因表达、循环功能；血管生物学是物理与化学交叉生理调控的最佳例证。"由此我们是否可以设想，针灸的一些效应的基础是否是通过这种"物理与化学交叉生理调控"而实现的呢？

在"血管细胞内分泌功能"的小结中，该书作者认为血管细胞都具有内分泌功能，它们可以产生多种生物活性物质，对整体和自身功能具有重要调节作用。可以认为机体任何组织器官无一不受到它们的调节与控制。作者设想目前研究的策略是"先建立相对简单的、初级的网络体系，即将小分子活性物质按其内在联系归结为较单一的代谢源性'家系'（或'组'），即源于同一基因表达的或同一前体被酶解的活性多肽'家系'、同一氨基酸代谢产物'家系'、气体分子'家系'，以及未讨论的各脂类介质分子'家系'等，通过研究该家系内部各成员之间的相互关系，尤其是各成员在心血管疾病相互作用的病理生理意义，建立各家系的调节网络，作为心血管系统生物学研究的策略之一，进而向更为复杂的不同'家系'间，甚至整个机体的调节网络研究过渡，这可能是认识蛋白质种类的多样性和功能的复杂性、进行生物复杂体系研究和建立'系统生物学'概念的一个切入点，在后基因组时代的功能研究中具有一定的意义"。这一策略对于针灸学的意义在于，在目前针灸相关效应及机理研究中，往往基于单一的指标作出判断及推论，没有将"系统"的概念引入具体研究的设计中，如果针灸的血管生物学效应研究能够与上面的研究策略相结合，对于阐明针灸与血管的关系则更具有意义。

在"血管异质性"这一章中，作者指出血管本身不但有其自身的活动规律和调控系统，而且不同器官或部位以及不同发育阶段的血管功能活动均具有各自独立的性质，称为血管活动的不均一性或异质性（heterogeneity）。在生理状态下，血管的不均一性主要表现为不同器官或区域的血管对同一刺激的反应不尽相同甚至截然相反。病理状态下，血管的不均一性特征,使不同器官血管疾病的发生、发展过程表现出各自不同的特点与转归。此外,由于血管的不均一性,针对某一靶点的治疗可能在有的血管床部位有益,在其他部位则无效或甚至有害。因此,对血管活动不均一性进行系统性研究可以进一步了解血液循环包括各级血管和各器官循环的活动规律和调控机制。这一观点对于针灸、尤其是经络的研究具有重要的启发性,以往的研究曾提及"穴区"血管丰富等,然而"不均一性"提示我们,各区域的血管的功能具有差别,我们是否可以这样设想:血管的不均一性或异质性可能是不同部位腧穴或经脉、络脉针刺效应差异的生物学基础之一?

以上仅摘要介绍了我们读书学习中的一些想法,我们认为从血管生物学的角度认识和研究经络理论及针灸机制可能是具有重要意义的,感兴趣的学生可能通过进一步的深入学习,找到针灸医学与血管生物学更好的结合点,从而促进针灸医学的发展。

三、体表医学的价值及发展

朱兵教授强调,自然哲学指出:大自然不做多余的事——难道生物的这种皮-脑轴的形成、脊髓存在的疼痛控制闸门和体表与内脏的特定联系会是多余的吗?西医治疗学中忽略这种皮-脑轴、体表与内脏的联系和疼痛控制的方法是否意味着有更好的办法来取代这种医疗本能呢?现实却未必如此。相反,起源于生命的本能医学,今后也将在某种意义上回归。我们可以一遍遍研发新的药物和不断地淘汰旧的药物,但体表干预疗法却是永恒的。我们可以以科学的语言宣布:以针灸为代表的体表医学是生存在这个地球上包括人类在内的所有动物的终极医学科学,也是生物进化过程中自然选择的终极宿命!我们应该进一步研究体表医学的科学内涵,拓宽体表医学的临床应用范围;我们真诚期盼体表医学能够在崇尚自然、敬畏自然、保护自然、回归自然的现代社会的科学医学体系中得到复兴。

《剑桥插图医学史》指出,在未来的医学中补充医学(从西方角度定位的——编者注)也将发挥重要作用。在医学实践中,科学的进步使得人们在赞成和反对采用传统的对抗疗法(西方医学——编者注)问题上更加泾渭分明。因此,在科学上可接受的事物是"正统的",科学上不能接受的就是"非正统的"。由于许多西方国家的人们越来越迷恋于"非正统治疗",以至于"正统医学"对"非正统治疗"发动了不断的进攻。许多进攻已告失败。实际上,越来越多的"正统"医生已经改变立场,并赞成对"正统医学"与"非正统医学"进行综合。

"体表医学"是刚刚出现的一个新的概念,尽管相关的内容有着悠久的历史,但从科学层面揭示体表疗法的原理及临床规律是其明确的使命。体表医学的发展,也可能是当前突破科学对医学束缚的一种有益尝试,针灸作为目前具有相当国际影响力与较高民众接受度的体表疗法更应该有大的作为。

第二章 传统针灸学

目前,针灸学已经形成一个相对稳定的概念及知识体系,本章剖析了相关基本概念的形成演变过程,简要分析了针灸学的认识论基础,阐述了经典知识的现代意义,并尝试对传统针灸学理论作了初步解构,以探索传统针灸知识的合理内核,奠定进一步发展的基础。

第一节 经络概念的形成及理论构建

一、经络

(一) 经络的概念

《中国针灸辞典》将经络定义为:"经脉和络脉的总称。经,原意指'纵丝',在此为直行的主线之意;络,意指网络。"又说"经络是人体气血运行的通道,对各脏腑组织器官有着濡养、运输和联系的作用","经络系统的构成是以十二经脉为主体,包含了奇经八脉、十二经别、十五络脉、十二经筋与十二皮部等"。而《中国针灸学辞典》对经络的解释有两种:第一种与上述内容基本相同,第二种则是"指五输穴中的经穴和络穴",其依据为《素问·经脉别论》所说:"阳并于上,四脉争张,气归于肾,宜治其经络,泻阳补阴。"石学敏编写的《针灸学》对经络的定义为:"经络是人体内运行气血的通道,包括经脉和络脉。'经',有路径的含义,为直行的主干,'络',有网络的含义,为侧行的分支。经脉以上下纵行为主,系经络的主体部分;络脉从经脉中分出侧行,系经络的细小部分。"沈雪勇编写的《经络腧穴学》则将经络简单概括为:"运行气血、联系脏腑和体表及全身各部的通道。"

综上,经络,统指经脉和络脉,是人体内运行气血、联络脏腑、沟通内外、贯穿上下的路径和通道。经,有路径的含义,为直行的主干,是经络系统的主体;络,有网络的含义,为侧行的分支,是经络系统的细小部分。经络系统是由经脉与络脉相互联系、彼此衔接而构成的体系,包括十二经脉、奇经八脉、十二经别、十二经筋、十二皮部以及十五络脉和细小繁多的孙络、浮络。

(二) 经络形成假说

1. "由点到线"说 这是马王堆医书出土之前的传统观点,即经络的形成主要是以穴位的主治功能为基础,由穴位的"点"推演到经络的"线"而发展起来的,持此说的学者当首推针灸学家陆瘦燕。这一说法的主要依据在于人类的认识是"由点到线到面到体"的,但我们不能将经络简单化成具体的点和线。至于"由穴连经"之说有没有道理,我们尚不能妄下定论,未来也许会给此说以更充分的证据。

2. "由线到点"说　由于《足臂十一脉灸经》和《阴阳十一脉灸经》中论述经脉均有脉无穴,且十一脉彼此孤立,不成网络,缺少经络-脏腑相关的记载,这与《内经》有关经络的论述有着显著不同。基于此,孟昭威首先提出了"由感传现象开始,遂渐发展到穴位",即先有感传线路、后有穴位的"由线到点"的观点。刘澄中进一步指出经络感传现象的产生,促使人们对经络实质进行探讨,古人在解剖刀下找到了血管、肌腱和粗大的神经干,以此为启示,以十二条脉的走行路线为框架,构建了维持人体生命与运载气血的经络系统。

3. "气功导引"说　刘精微认为经络起源于古代延年益寿的气功,先人们为了祛病延年而追求"恬淡虚无"和"精神内守",因此迈进了"气功"的门槛。在气功练习中,通过意念的贯注,使真气规律地在任、督二脉中循行,相互贯注、如环无端地运行,并带动十二经脉参与活动,这就是经络的起源。古人在"独立守神"中体察有经络萌现,又经过针灸临床、实例观察,逐渐在经线上发现了腧穴、反应点、针刺传导现象,这些对于完善经络理论起着不小的作用。

4. 体表血管说　《帛书·经脉》虽无"经络"字样,但"脉"作为这一概念的内涵已经成立,其关于脉的走行也与现代解剖学的血管大致相同。《内经》有关经络的论述,其中有的显然是指血管,如《素问·调经论》"血有余,则泻其盛经,出其血",这似乎昭示经络最初是根据脉管的形态、走行及功能而提出的。毛良基于此提出了经络始自古人对血管认识的观点,认为古人在解剖学上对于有形的血、脉和心的认识,就是经络理论的起源。符友丰也认为经脉的原意是指血管,但与毛良的观点略有不同,符氏认为经脉虽以原始解剖为基础,但并不是解剖学发现的直接产物,而是古人在"脉(血管)"的基础上派生、演变、抽象出来的人体功能系统,与"脉"处于一种"不离不即"、"若离若即"的状态。经络理论作为中医学的基础理论之一,其起源和形成绝不只是源自于针灸或气功,而是人类经过长期实践、反复验证、不断充实才日臻完善的。上述各种关于经络起源和形成的学说,之所以未能得到普遍认同,主要在于他们把各自的学说作为经络形成的唯一源头,缺乏综合认识和整体观念。

(三) 经络理论的演变

经络理论的形成经历了漫长的岁月,并不断得以发展和充实。"经络"一词,医书中首见于《黄帝内经》,而非医学文献中则首见于西汉《说苑·辨物》所载扁鹊医事,其中有"中经维络"之说。且在诸多古代医籍中,"经络"与"经脉"常互用或混用。

早在《内经》成书以前,古人就对经络有所认识。人类最初通过砭石割刺痛肿脓疡而确立了"以痛为腧"的思想,而后随着实践的积累,进一步懂得了寻找痛点进行针刺或放血以消除不适,这为之后经络理论的逐步形成奠定了一定的基础。从长沙马王堆汉墓出土的帛书中载有《足臂十一脉灸经》《阴阳十一脉灸经》,但原文中只有"脉"字而无"经脉"之称,且十一脉彼此孤立,不成网络,这时对经络的认识较为简单,缺少分支,循行路线以四肢为主,不具有一顺一逆的气血循环关系,与脏腑的联系也较少,但所记载的经脉病候颇具参考价值。

《黄帝内经》成书于战国、秦汉时期,分为《灵枢》和《素问》两部,其中关于经络的记载以《灵枢》为详,《素问》则是在此基础上做进一步的阐发和讨论。《内经》在《足臂十一脉灸经》《阴阳十一脉灸经》的基础上,结合其他医学文献和医疗经验的总结,完善了十二经脉手足三阴三阳的命名及分类,全面论述了十二经脉与内在脏腑的属络关系,经脉不仅内连脏腑、外络肢节,而且阴经与阳经、脏与腑之间还构成了表里相合的互相联系。《内经》还首创了奇经说,并创建了经别、别络、孙络、浮络、经筋、皮部等理论,以此弥补了十二正经循行之不足,完善了十二经脉分布的范围。尤其《灵枢·经脉》所载的十二经循环说,完成了经络理论由向心说向循环说的过渡,是中医经络理论的基石,其理论最完整、影响最深远,被沿用至今。至此,经络理论基本形成。

基于《内经》之经络理论,历代医家对此不断进行完善。①关于经络的命名:早期的经脉命名只称"脉",到了晋代王叔和《脉经》才称作"经",如"肺手太阴经",而孙思邈在《备急千金要方》中将"经"的命名规范化,如"手太阴肺经",一直遵从至今。这种名称的变化提示了经脉由体表至脏腑的演变,即经脉"内属于府藏,外络于支节"的联系特点。②关于奇经八脉理论:《内经》虽有对奇经八脉的论述,但较为零散。《难经》首先提出了"奇经八脉"这一名称,并第一次完整论述了奇经八脉与十二经脉的区别,论述了奇经八脉调节气血、不参与十二经脉循环的功能特点。由于此八脉均不与上肢联系,故二十七难明确指出"凡此八者,皆不拘于经,故曰奇经八脉也"。二十八难中详尽地论述了它们各自的起止与循行,以及它们的生理功能与病理变化。明代李时珍所著《奇经八脉考》则将奇经八脉理论系统化,丰富了奇经内容。③关于腧穴的归经:腧穴作为"脉气所发"之处,在《内经》中未见有系统的经脉归属,至魏晋时期皇甫谧所著《针灸甲乙经》将腧穴以"头身分部,四肢分经"的形式排列,为腧穴归经之始。至《铜人腧穴针灸图经》及《十四经发挥》成书的宋元时期,已将所有的经脉穴按经排列,并丰富了交会穴理论,将经络与腧穴合成了一个完整的体系,为循经考穴确立了理论基础。④关于分经辨证:《灵枢·经脉》以"是动则病"、"是主×所生病者"为始描述各经脉病变时的具体表现,由此而归纳各经脉的主治作用范围,至《伤寒论》则以六经为纲领,对热病进行辨证论治,形成至今仍广泛应用的六经辨证理论,大大丰富了经络辨证的内容。⑤关于药物归经:不同的药物有其作用范围与主治重点,宋代寇宗在《本草衍义》中提到了药物归经的理论,由此开创了运用经络对药物性能进行分析和归类的局面,并提出了诸如各经之引经药、报使药、向导药理论,以"何经之病,宜用何经之药"来指导临床用药。

二、经脉

(一) 经脉的概念

在现存文献中,"经脉"一词最早见于《黄帝内经》。关于经脉的概念,《中国针灸学词典》的定义是:经脉是指全身气血运行的主要通道,是经络系统中的直行主干。分正经和奇经两大类,前者称十二(正)经脉,后者称奇经八脉。此外,经别也属于十二经脉的范畴。《中国针灸辞典》将其定义为:经脉为人体气血运行的主要通路。经,原意是指直线和主干的意思。经脉是经络系统中的重要组成部分,包括十二正经、奇经八脉等。《针灸学》对经脉概念的认识基本一致,他们都认为经脉是经络系统的主体部分,经脉以上下纵行为主,包括十二经脉、奇经八脉,以及附属于十二经脉的十二经别、十二经筋、十二皮部。现代学者普遍认为经脉是人体气血运行的通路,经脉可分为正经和奇经两类。正经有十二条,即手足三阴经和手足三阳经,合称"十二经脉",是气血运行的主要通道。奇经有八条,即督、任、冲、带、阴跷、阳跷、阴维、阳维,合称"奇经八脉",有统率、联络和调节十二经脉的作用。十二经别,是从十二经脉别出的经脉,主要是加强十二经脉中相为表里的两经之间的联系,还由于它通达某些正经未循行到的器官与形体部位,因而能补正经之不足。

　　基于上述医家的论述,我们认为经脉是指十二经脉、奇经八脉,是经络的主干,是经络系统的重要组成部分,全身气血运行的主要通道。而其他附属部分属于经络系统,不包含在经脉的概念中。

(二) 经脉的理论

　　《灵枢·经脉》表述了经脉营气流注的理论模型。在构建和完善十二经脉理论体系时,通过经脉分支将十二经脉构成了一个"阴阳相贯,如环无端"的循环系统。《灵枢·营卫生会》中记载:"营在脉中,卫在脉外。营周不休,五十而复大会,阴阳相贯,如环无端。卫气行于阴二十五度,行于阳二十五度,分为昼夜。"这里"阴阳相贯,如环无端"概括了营气周流的特点。《灵枢·经脉》和《灵枢·营气》都在空间上提供了营气在人体完成一次十二经脉周流循环的详细过程,这种营气流注模式,与经脉的"气血循环"相一致。

　　《灵枢》提出经脉与脏腑相关的理论。十二经脉"内属于府藏,外络于肢节",将人体体表与五脏六腑进行联系。首先,十二经脉理论阐述脏腑与肢体的联系,十二经脉的两端,在内与相应的脏或腑相"属"、在外与肢节特定区域相"络"。这种结构的差异,直接导致在疾病归类上的差异,如《灵枢·邪气藏府病形》"荥输治外经,合治内府",临床病证出现了"外经病"和"内腑病"的分类。其次,经脉理论阐述五脏和六腑之间存在对应关系,这种关系也称"脏腑表里关系"或者"脏腑相合"。对应于经脉,内脏有"属某脏络某腑"或者"属某腑络某脏"的差异,这表明在经脉理论中,脏腑之间有差异化的区分和识别。

　　关于经脉的气化理论,《难经》曾明确提出人体经脉发源于"肾间动气",《难经·八难》曰"十二经脉者,皆系于生气之原。所谓生气之原者,谓十二经之根本也,谓肾间动气也"。由此可见,经脉形成源于气,概念中有气脉的涵义,与血脉有联系也有区别,对此古人早已有过阐述。通过《难经》的论述,可知人体除了载血、行血的血脉系统之外,还应当有载气、行气的气脉系统存在,只有这样,人体之气才能有所依附和统摄而不致散失。晚清著名中医家唐宗海在《中西汇通医经精义》中多次指出,中医"脉"同于西医的"血管",但"经脉"不同于"血管","经脉"为"脉气流经"之处、"脏腑气化之路径……经脉所过,亦以阐气化之迹而已矣"。经脉不是单纯的血管,而是脏腑气化的路径、运行气血之道路。经脉不但运行血液,还运行经气。因此,虽然"经脉"与血脉有联系,并包含了血脉行血的功能,但更重要的是它还包含人体许多其他气化功能。因此,要很好的认识"经脉"与"血管"、"脉管"的区别,关键在于认识经脉的载气、行气功能。

　　经脉理论是病候分类的依据和方式。十二经脉理论中,就具体每一条经脉,其病候包括"是动病"和"所生病"两个部分,少数经脉还有"有余"、"不足"等病候。"是动病"、"所生病"本身是两种不同的病证记载方式。"是动"、"所生"这两部分病候,本质上是古人对于经脉主病的不同认识。经脉理论对病候的分类,主要与经脉部位或者联系的脏腑组织器官有关。因此,《灵枢·终始》强调"必先通十二经脉之所生病,而后方可得传于终始矣"。

　　经脉理论还包括对于十二经脉病证的论述,《灵枢·经脉》对其提出了纲领性的概括"经脉者,所以能决死生,处百病,调虚实,不可不通"。"决死生,处百病",即是对疾病的认识、识别和判断。"决死生"是判断疾病严重程度、乃至是否有生命危险、是否死亡的意思。经脉理论具有"决死生"的功能,也就意味着最主要的生命活动体征与经脉相关。"处百病"即是处理各种疾病,指对病证的认识,包括病证的性质、定位和分类等。所以能决定人的生和死,是因其具有联系人体内外,运行气血的基本作用;所以能处理百病,是因其具有抗御病邪、反映证候的作用;所以能调整虚实,是因其具有传导感应,补虚泻实的作用。因此,经脉通畅,气血运行正常对维持人体生命活动起到至关重要的作用。

三、络脉

(一)络脉的概念

"络脉"一词,最早见于《内经》。《灵枢·脉度》曰:"经脉为里,支而横出者为络,络之别者为孙。"继《内经》之后,历代医家又有不少对络脉的论述和发挥,关于"络脉",不同时期的各家学说也不尽相同。隋代医家杨上善曰:"十五络及□络见于皮表,横络如纬,名曰络脉。"元代医家滑寿曰:"络脉者,本经之旁支,而别出以联络于十二经者也。"早期统编高等中医院校《针灸学》教材指出"从十五络脉分出的横斜散布的脉,一般统称为络脉",强调"络脉,是经脉的分出的旁支,较经脉细小,在表,其走向横斜,反复分支,纵横交错,形成网络,遍布全身,有联络功用,故名络脉",石学敏院士的《针灸学》中,将络脉定义为"十五大络、孙络、浮络统称为络脉"。梁繁荣、沈雪勇等《针灸学》、《经络腧穴学》教材中都认为"络脉是经脉别出的分支,较经脉细小,纵横交错,遍布全身",在《新编针灸大辞典》中,络脉的概念被定义为"经脉横行别出位置较浅的分支则称为络脉","'络脉'是联络之脉,为脉的下位概念,是脉的分支,与'经脉'相对"。同时,在当代,各家学者也对络脉的概念进行了深入的分析,给出了相应不同的看法。雷燕认为"络者,络脉也。络脉有广义、狭义之分。广义的络脉,包涵'经络'之络与'脉络'之络,经络之络是对经脉支横旁出的分支部分的统称;脉络之络系指血脉的分支部分。狭义的络脉,仅指经络的络脉部分"。吴以岭院士认为"络脉是具有网络层次,空间位置,其纵横交错,遍布人体,按一定的运行时速和常度把气血津液输布到全身,是维持生命活动和保持人体内环境稳定的网络结构"。徐光福认为络脉是一个流动的网络,其物质基础包括微动脉、毛细血管、后微静脉、毛细淋巴管等微小血管及其功能调节机构。

(二)络脉的理论

关于"络脉"的组成,《灵枢·九针十二原》曰"经脉十二,络脉十五",表明络脉由十五条组成。然而,后世医家也对络脉的组成进行了进一步的探究和阐述。金代窦汉卿所著的《针经指南》曰"络一十有五,有横络,有丝络,一万八千,有孙络,不知其记",指出络脉有别络、横络、丝络、孙络等不同的层次,可以说是继《内经》之后,对络脉数量上进行重新的设定,对络脉进行了层次上的再一次划分。明代针籍《人镜经》曰"十二经生十五络,十五络生一百八十系络,系络生一百八十缠络,缠络生三万四千孙络",指出在络脉的组成上还应增加系络、缠络。到了清代,喻嘉言所著的《医门法律》曰"十二经生十二络,十二络生一百八十系络,系络生一百八十缠络,缠络生三万四千孙络,孙络之间有缠绊"。更加明确地指出络脉作为经脉支横别出的细小分支,数量众多,逐层细分,形成别络、系络、缠络、大络、小络、孙络等等层面,纵横交错,遍布全身。

《灵枢·海论》曰:"夫十二经脉者,内属于五脏,外络于肢节。"《灵枢·经脉》曰:"诸脉之浮而常见者,皆络脉也。"《黄帝内经》里强调络脉循行于人体的体表,在表而不在里。表明了络脉在分布上具有极为广泛的特征,分布于人体体表。而后世医家对络脉的分布提出了不同的观点,隋代医家杨上善说:"经络及孙络有内有外,内在脏腑,外在筋骨肉间。"明代张景岳说:"合经络而言,则经在里为阴,络在外为阳。"清代高士宗在《黄帝素问直解》中说:"络有阴阳,阴络在内,内系于经;阳络在外,外浮于皮。"清代唐容川说:"阴络者,谓躯壳之内,脏腑、油膜之脉络……阳络者,谓躯壳之外,肌肉、皮肤之脉络。"可见,后代医家对络脉的分布观点与《内经》中的观点有所不同,提出了"阴络"和"阳络"的概念,认为络脉既内布散于五脏六腑、器官、组织,又外循行于体表、肌肤及手足四肢。在人体的皮肉、骨脉、脏腑、筋髓等中都有所属络脉。近现代不少学者也提出了自己的观点,邱幸凡等指出,《内经》从总体确认的"经内络外"的分布概念,只是一个阴阳表里的相对概念。实际上,络脉循行既散于表又布于里,既行于上,又达于下,上下左右,周身内外无处不到,而非络脉皆布于表。吴以岭院士对络脉的分布在古代医家的基础上,同样进行了分析和归纳,提出了关于络脉组成的"三维立体网络系统"的概念,认为络脉在空间上具有遍布全身、逐级细化的网络层次,这种网络层次涵盖了西医学血管和神经的概念。

经脉与络脉的区别,《黄帝内经》在这方面已经做出了较为详细的阐述。《灵枢·经脉》曰:"何以知经脉之与络脉异也? 黄帝曰:经脉者,常不可见也……脉之见者,皆络脉也……诸络脉皆不能经大节之间,必行绝道而出入。"《灵枢·脉度》曰:"支而横者为络。"《医学入门》曰:"径直者为经……脉之直行者为经。"从古代文献中我们可以看出,二者之间有着明显的区别,呈现出各自不同的特点。当代学者王启才在古代医籍的基础上,对经脉与络脉的区别也进行了进一步的深入探究,认为"经脉是经络系统的主干部分,较为粗大,隐在深层看不见,循行路线较长,数量较少,呈线状,纵行于人体上下;络脉是经络系统的分支部分,较为细小,浅在体表可见,循行路线较短,数量众多,呈网状,横行于经脉之间。总结出经脉具有直、大、深、长的特点,络脉具有横、小、浅、短的特点"。通过对比,我们可以总结得出,经脉与络脉二者的区别可以简单地概括为"经深络浅"、"经直络横"、"经粗络细"、"经少络多"。

四、经筋

(一) 经筋的概念

经筋,一词最早见于《灵枢·经筋》,是经络系统的重要组成部分。《阴阳十一脉灸经》《足臂十一脉灸经》首次提出"筋"的概念,如"阳病折骨绝筋而无阴病,不死"、"臂泰阴脉,循筋上廉"。《说文·筋部》"筋,肉之力也"。古人对筋的含义比较模糊,肌腱、韧带、条状的肌肉以及一部分静脉(青筋),都可以称为筋。《说文·糸部》"经,织也,从糸",本义为织布机上的纵线。由此,古人认为经筋的本义是指纵行的主要的筋。

《中华针灸辞典》对经筋的定义为"属于经脉的筋的总称,分为十二经筋。位于十二经脉相应区域的皮部深层。均起于爪甲,结于关节,主司一身运动"。《中华针灸学词典》定义为"全身肌肉按十二经脉连属,分为十二经筋,简称经筋"。

中国中医药出版社《经络腧穴学》对经筋的定义为:"十二经筋是十二经脉之气濡养筋肉骨节的体系,是附属于十二经脉的筋膜体系。"其他《经络腧穴学》等教材均定义为:"十二经筋,是指与十二经脉相应的筋肉部分,是附属于十二经脉的筋膜系统。"《针灸学》等教材均定义为:"十二经筋是十二经脉之气'结、聚、散、络'于运动系统的体系,是十二经脉的连属部分。"

故十二经筋是在十二经脉循行部位上分布的体表肌肉系统的总称,也是将全身体表肌肉按照十二经脉循行部位进行分类的一种方法。十二经筋是十二经脉之气结聚于筋肉关节的外周连属部分。

（二）经筋的理论

《灵枢·经筋》曰："足少阳之筋……维筋急，从左之右，右目不开，上过左角，并跷脉而行，左络于右，故伤左角，右足不用，命曰维筋相交。"由此可见"维筋"是指头部一侧的经筋，它是和对侧肢体的经筋相互连结、相互交叉的部分。古人通过伤左头角而引起右侧肢体瘫痪等观察，总结出人体的筋与筋之间存在着这样一种相互连结，左右交叉的关系，因而提出了"维筋相交"的理论。

《灵枢·经筋》中所描述的经筋和经脉一样有规律地分布于人体的躯干，有上下、循行、主干、分支、结络、别出、具体的病症。并且文中的经筋是从四肢末端到头部或躯干的连续性组织。这样归纳起来经筋是独立存在的穿行于人体各部位的条索状物，与筋膜极为相似。因此，可认为经筋是古人对筋膜系统的最早描述。

张介宾在《类经》中提出经筋"联络百骸"，"维络周身"，"筋会于节"，是"中无有空"，"各有定位"的组织，并认为"十二经脉之外而复有所谓经筋者，何也？盖经脉营行表里，故出入脏腑，以次相传，经筋联缀百骸，故维络周身，各有定位"。于此可知，经筋是机体"联缀百骸"，与骨构成人体身形，缠绕关节，主司运动的组织。这部分组织的功能与现代解剖中骨骼肌及辅助结构的功能相似，因此认为经筋是包括筋膜、肌腱、肌膜、韧带及关节等处结缔组织的筋肉系统。

徐福松指出"经筋"是经由周身筋肉之间的经气进行有机的、系统的活动，而实现能够上下贯通、互相维系作用的系统。他引用杨上善的"十二经筋与十二经脉，具禀三阴三阳，行于手足，故分为十二"，认为经筋是在静脉以外，与十二经脉有密切联系的筋肉组织。薛立功教授提出：十二经筋是古人运用当时的解剖知识，以十二条运动力线为纲，对人体韧带学、肌学及其附属组织生理和病理的概括和总结。而所谓的经筋病就是原发于筋肉、韧带上的疾病。并认为经筋系统与神经系统的关联性主要体现在部分周围神经系统、部分自主神经纤维、脊髓与大脑神经中枢。陈东煜提出，在皮肤腠理与肌肉筋膜之间存在一层活性的非解剖层次结构性质的调节系统，称之为"经筋层"，它是一个网络样的存在，不仅能"营行表里，联缀百骸"，还"出入脏腑，以次相传"，故能"维络周身"，明确提出"经筋层"的概念。

五、皮部

（一）皮部的概念

皮部最早出自《黄帝内经》，主要见于《素问·皮部论》。该篇起始即谓："皮有分部，脉有经纪，筋有结络，骨有度量，其所生病各异。"皮部，即"皮之分部。部有"分"义，《玉篇·邑部》曰："部，分判也。"《集韵·姥韵》曰："部，分也。"《中国针灸学词典》指出：皮部，一是指十二皮部或六经皮部的简称，是全身皮肤按经脉分部；二是指经穴别名，出自《针灸甲乙经》，即承扶穴。石学敏、梁繁荣等认为皮部是十二经脉功能活动反映于体表的部位，也是络脉之气散布之所在。马莳认为，人身之皮分为各部，如背之中行为督脉，督脉两旁四行属足太阳经，肋后背旁属足少阳经，肋属足厥阴经是也。

（二）皮部的理论

《素问·皮部论》篇专论皮部，对其分部依据、与经络的关系以及命名等均有详细阐述。《素问·皮部论》曰："欲知皮部以经脉为纪者，诸经皆然。"杨上善《太素·经脉皮部》说："皮有部者，以十二脉分为部也。"王冰注曰："循经脉行止所主，则皮部可知。"张介宾《类经·经络类》曰："皮之有部，纪以经脉，故当因经以察部也。"石学敏、梁繁荣、王华等认为十二皮部呈区域性分布，其分布区域是以十二经脉在体表的分布范围划分。由此可见，从古到今，十二经脉的循行分布是划分皮部的主要依据。

在皮部的命名上，"皮之十二部"，即人体周身皮肤分为十二个区带，每个区带都有经脉统属，十二经脉统属十二个区带，每个区带又是所属经脉之气反映于体表的部位，故称为"十二皮部"。十二皮部依据手足皆有同名之阴阳经脉的理论，即"上下同法"，将手足三阴三阳十二经皮部合为六经，即"六经皮部"。六经皮部均设有专名，太阳皮部名为"关枢"，少阳皮部名为"枢持"，阳明皮部名为"害蜚"，太阴皮部名为"关蛰"，少阴皮部名为"枢儒"，厥阴皮部名为"害肩"。

六、经别

（一）经别的概念

关于"经别"的概念各家认识不尽相同，如李鼎主编的《经络学》教材指出十二经别是从十二经脉分出，分布于胸腹和头部，沟通表里两经并加强与脏腑的联系；石学敏主编的《针灸学》则强调十二经别是十二正经离、入、出、合的别行部分，是正经别行深入体腔的支脉；沈雪勇主编的《经络腧穴学》中指出十二经别是从十二经脉另行分出，深入体腔，以加强表里相合关系的支脉，又称"别行之正经"；梁繁荣主编的《针灸学》则指出"十二经别是十二正经别行深入体腔的支脉"；高忻洙、胡玲主编的《中国针灸学词典》指出"经别是从经脉分出而循行于身体较深部，以加强表里经相合关系"；高希言主编的《中国针灸辞典》称经别是从经脉分出，分布于胸腹和头部，沟通表里两经并加强与脏腑的联系的重要支脉。综观从古到今各代医家对经别理论的阐释，大家一致认为经别是从十二经脉另行分出，深入体腔，以加强表里相合关系的支脉，又称"别行之正经"。

（二）经别的理论

经别最初见于《灵枢·经别》篇，但全文并未出现经别二字，而是通过如"足阳明之正，上至髀，入于腹里，属胃，散之脾，上通于心，上循咽出于口，上颎，还系目系，合于阳明也"，"手少阴之正，别入于渊腋两筋之间，属于心，上走喉咙，出于面，合目内眦"之类的"之正，散之"，"之正，别入于"或者"之正，别于"的形式来阐述的，这里所谓的"正"即言主体之意，"散"、"别"即言别行，分支之意。经别之名仅作为《灵枢》的篇名，表明不是其作者所为，而是整理者后来加上去的，《甲乙经》《太素》《类经》分别称作"支别"、"经脉正别"、"十二经离合"，由此看出，"十二经离合"反映的是脉与脉之间的联系，体现出《灵枢·经别》内容所述之"所重者在合"的关键。简帛脉书即《阴阳十一脉灸经》中所记载的阴阳经脉有着明确的区别：一是体表内外侧的不同，阳脉只循行于体表外侧，阴脉只循行于体表内侧；二是体表与体内的不同，阳脉只循行于体表而不入体腔，阴脉兼循行于体腔而联系脏腑，《阴阳脉死候》曰："凡三阳，天气也，其病唯折骨裂肤一死。凡三阴，地气也，死脉也，腐脏烂肠而主杀。"以此表明其临床意义的区别为：阳脉主病在筋肉，阴脉主病在内脏。随着针灸理论与实践的不断创新与发展，阳脉也可以治疗内腑疾病，如《灵枢·邪气脏腑病形》中有腑病症表现及阳脉下合穴治疗六腑病的详细记载。而经别理论正是由此基础上产生的，故经别理论重在论述经脉的表里关系而不是脏腑的表里关系，重在论述阳经别入于阴经，即阳经别入于脏腑体腔的过程、通道，即"合"。经别理论的提出与《灵枢·经别》内容所述之"所重者在合"及现代

"合治六腑"这一理论相符。

杨上善言："足太阳正者，谓正经也，别者，大经下行至足小指外侧分出二道。"《灵枢·经别》首条阴脉（足少阴）之后有"成以诸阴之别，皆为正也"之说，《甲乙经》作"或以诸阴之别，皆为正也"之说。"成"为"或"之形误，说明正别二字用于经脉有不同的传本。《黄帝内经明堂》谓："别者，有正别之别，即经别也，有别走者，即十五络也。"《太素》卷二十三言："正别脉者皆为络。"故杨上善认为经别虽不同于十二络，但也属于络脉。张介宾说"十二经脉已具前《经脉》篇，但其上下离合，内外出入之道，犹有未备，故此复明其详"，视经脉、经别、十五络为同一理论体系，这也充分说明了大家认为的经别是《经脉》篇十二经脉的补充部分，如《甲乙经》是放在十二经脉、十五络脉、皮部内容之后，《太素》《类经》均置于《灵枢·经脉》的十二经脉内容之后。经别之循行不同于《灵枢·经脉》篇十二经脉的循环循行模式，经别是从手足走向头颈，体现了经别的"向心"和"趋首"模式。"别"是言经脉内联系脏腑的意思，阳脉循行于外，联系腑，阴脉循行于内，联系脏，故阳脉必须"别"于本经向内合于内行体腔的阴脉，加强表里两经的联系。阳脉本身循行于头部，故阴脉在体内与阳脉相合上行于头部，加强阴阳脉与头部器官的联系。《类经》卷七言："然有表必有里，有阳必有阴，故阳之正，必成于诸阴之别，此皆正脉相为离合，非旁通交会之谓也"。经别体现阴阳脉的共性即为"六合"，不论阴脉还是阳脉，均表达的是"向心"和"趋首"的循行模式，此即说明了"经别所重在合"的主旨。此与基于简帛脉书和《灵枢·邪气脏腑病形》中记载的阴阳脉关系提出的经别理论相一致，从古到今为经别理论的发展及临床应用起指导作用及提供理论依据。

经别其实是"经之别论"，是对十二经的另外补充之意。张隐庵撰《黄帝内经·灵枢集注》中云："正者，谓经脉之外，别有正经，非支络也。"说明十二经别就是十二经脉的别行分支，其散布范围广泛，又具一定的特点，所以归属于经脉部分。这些别行的经脉大都具有离入出合的循行规律。"离"又称"别"，是指十二经别从同名正经分离的现象。分离的部位多在四肢肘膝以上，其中也有特殊情况，如手少阳经别在巅顶，别离于手少阳三焦经，即非从四肢所别出；足厥阴经别离别于足背，不是离别于四肢的肘膝以上。十二经别别离同名正经后均入走体腔内部，这一过程称"入"。在体腔内与相关联的脏腑联系后再浅出体表称为"出"，其中也有个别经别诸如手太阳、手少阳等入走体腔后不再出走体表，当属特殊情况。互为表里的两条经别出走体表后并行，多上行头顶部，阴经的经别合入互为表里的阳经，阳经的经别合入同名正经，这一过程称"合"。这样，十二经别按表里配偶关系分别组合成六组，称作十二经别的"六合"。十二经别在走行方向上均呈向心性分布，一般从四肢（手少阳经别从巅顶）起始，走向躯干头面。其中手三阴经别从腋部进入体腔后经过喉咙上头，足三阳经别从股部上行入腹腔后经过心而上循头项。气血在十二经脉中运行的方向是手三阴经由胸走手，手三阳经由手走头，足三阳经由头走足，足三阴经由足走腹（胸），经别向心性的运行方向与1973年马王堆三号汉墓出土的帛书《足臂十一脉灸经》《阴阳十一脉灸经》所载的十一脉的运行方向一致。

七、奇经八脉

（一）奇经八脉的概念

关于奇经八脉的概念在《新编针灸大辞典》《中国针灸学词典》《中国针灸辞典》等均定义为：奇经八脉指十二经脉以外的八条经脉。奇经，是相对于十二正经而言，即督脉、任脉、冲脉、带脉、阳跷脉、阴跷脉、阳维脉和阴维脉。《经络腧穴学》教材定义认为：奇经八脉，包括督脉、任脉、冲脉、带脉、阳跷脉和阴跷脉、阳维脉和阴维脉。它们与十二正经不同，既不直属脏腑，又无表里配合关系，"别道奇行"。《针灸学》教材对奇经八脉的定义为：奇经八脉指别道奇行的经脉，包括督脉、任脉、冲脉、带脉、阴维脉、阳维脉、阴跷脉、阳跷脉共 8 条，故称奇经八脉。多部教材中对奇经八脉的叙述几近相同。皆认为，奇经八脉指十二正经以外的八条经脉。现今大部分学者也认为奇经八脉的命名与其作用、循行等有着密切的关系，梁繁荣认为奇经八脉的命名不仅清楚地反映出奇经八脉的循行特点，而且寓意深刻地提示了各自的生理功能。王启才认为奇经八脉的命名方式与十二正经有所不同，十二正经是结合手足、阴阳、脏腑命名的，而奇经八脉则是以每条经的循行部位和功能作用命名的。

（二）奇经八脉的理论

1. 奇经八脉理论的源流　奇经八脉的相关内容早在《内经》之前就已经产生，但尚未形成完整的记载，奇经八脉的概念雏形同古代养生学说关系密切。在《庄子·内篇·养生》中，有"缘督以为经，可以保身，可以全生，可以尽年"之说，对任督真气运行，应用于保健、养生做了最早的说明。而奇经八脉最早记载于《内经》各篇，其各篇中分散记载了八脉的循行，腧穴生理功能，主要病候及治疗。虽然《内经》中对奇经八脉的叙述较为分散且不够系统，但其对奇经八脉理论体系的形成奠定了基础。

至《难经》在继承《内经》有关经络学说的基础上，对八脉理论进一步阐述和发展。正式提出了"奇经八脉"这个名称。使奇经八脉自成体系，并且进一步指出了奇经八脉的作用。

《难经》曰："圣人图设沟渠，通利水道，以备不然。天雨降下，沟渠溢满，当此之时，霶霈妄行，圣人不能复图也，此络脉满溢，诸经不能复拘也。"《难经》中的这段描述说明了奇经八脉与十二正经的功能有所不同，通过沟渠溢满来比拟奇经八脉的作用，当十二正经气血隆盛时则流入八脉，而当气血虚衰时则可从八脉流入十二正经。同时，《难经》中还对督脉与冲脉的循行做出了归纳，并补充了带脉、阴跷脉和阳跷脉的循行和功能。如《难经·二十九难》曰："阳维维于阳，阴维维于阴，阴阳不能自相维，则怅然失志，溶溶不能自收持。阳维为病苦寒热，阴维为病苦心痛。"这些描述都较《内经》更加系统充实，对奇经八脉的生理、病理作了更进一步的阐述，对后世学习及应用奇经八脉给予了理论参考。

东汉张仲景在《伤寒论》和《金匮要略》中，创先论述了有关奇经八脉为病的辨证治疗。张仲景将《内经》与《难经》中有关奇经八脉理论，验之于临床实践，为奇经八脉理论与临床实践相结合奠定了基础。《针灸甲乙经》中将奇经八脉的相关穴位进行了阐述，为奇经八脉理论在临床中的运用，提供了宝贵的资料。晋代王叔和在《脉经》一书中则对奇经八脉所主疾病进行了详细阐述，并专门设有奇经八脉脉象的论述，还把脉象与主病联系起来。

2. 奇经八脉理论的发展　晋代到唐代，临床医学发展日益趋向专科化、系统化，出现很多专科著作。也将奇经八脉理论更广泛地应用到了临床。隋代巢元方等人编撰的《诸病源候论》一书，明确指出冲任与妇人的关系，"妇人月水不调，由劳伤气血致体虚受风冷，风冷之气容于胞内，伤冲脉、任脉……故月水乍多乍少乍不调也"。将妇人经、带、胎、产、乳等生理现象，归纳为"冲任之所统"，从而奠定了冲任在妇科诊疗中的地位。至明代王肯堂的《妇科证治准绳》以及武之望的《济阴纲目》等书，都从冲脉入手来诊治妇科疾病，对妇科疾病治疗的发展起到了重要作用。同时医家也逐渐意识到了奇经八脉中的任督二脉的重要性，在元代滑寿《十四经发挥》中将任督二脉与十二正经并列，使人们重视奇经八脉在人体中的地位和作用,为奇经八脉理论的发展作出了贡献。

同时值得一提的是元代窦汉卿所著的《针经指南》中指出八脉与八脉交会穴的联系,"公孙通于冲脉,内关通于阴维脉,两者合于心、脾、胃。后溪通于督脉,申脉通于阳跷脉,两者合于项、肩胛、耳、内眼角。足临泣通于带脉,外关通于阳维脉,两者合于项、肩胛、颊、耳、外眼角。列缺通于任脉,照海通于阴跷脉,两者合于咽喉、胸膈"。八脉交会穴的理论在针灸临床上有重要的指导意义,根据"经脉所通,主治所及"的原则。用它治疗两经或两经以上病变,与一般腧穴配伍相比,应用更广泛,疗效更突出。

明代李时珍所著《奇经八脉考》一书博采前人之长,并结合自己的真知灼见,强调了奇经八脉对于诊病的重要性。《奇经八脉考》曰:"医而知乎八脉,则十二经,十五络之大旨得矣。仙而知乎八脉,则虎龙升降,玄牝幽微之窍妙得矣。"《奇经八脉考》中广收博引了许多前贤的论述,完整地保存了大量有关奇经八脉的历史文献。

至清代,叶天士首先注意到了奇经八脉的理论与脏腑的关系,把肝肾和奇经八脉理论密切结合起来,在《临证指南医案》中提到"奇经之脉,隶于肝肾为多"、"肝肾下病,必留连及奇经八脉,不知此旨,宜乎无功"。

第二节　腧穴概念的形成与理论构建

一、俞、输、腧

在腧穴概念形成过程中,有关俞、输、腧三字的本义及其医学引申含义的演变过程,对正确理解腧穴概念至关重要。三字中俞字最早使用,殷商甲骨文中已经出现,输字见于金文诅楚文,腧字似乎最晚。

(一) 俞的本义

甲骨文中的"俞"字,本义为"码头",尤其是河道的水运码头,其后俞字的发展演变,也证明了这一点。俞字的另一含义为叹词,表应答,其意义为"可以停下了"。作为上述本义的佐证:船到码头车到站,大喊一声"俞",即表示码头到了。至今在山东、山西的某些乡野民间的田间地头,让牛马等牲畜停下来,仍然在喊:"俞~俞!"实为本义码头的转义。"俞,然也"(《尔雅·释言》)。至于俞字的第三个含义:舟。见于东汉《说文解字·舟部》"俞,空中木为舟也"。其义已经晚出,其本义是把已空心的树干作船,后来人们又把实心的树心挖空制造独木舟。

(二) 俞之医学概念的引入

俞字转用于医学,已见于扁鹊医学,仓公淳于意即已经开始使用,至晚从仓公开始,俞字已经具备"腧穴"基本含义,《史记·扁鹊仓公列传》:"臣意教以经脉高下及奇络结,当论俞所居。"

传世本《灵枢》中的"俞"字,已经理论化,在该本74个俞字中,其涵义稳定,即腧穴的统称,并特指两个涵义:其一为本输穴中的第三穴,如"注于太渊,太渊,鱼后一寸陷者中也,为俞"(《灵枢·本输》)。除外《灵枢·本输》篇外,其他8篇所见"俞"字,涵义与《本输》篇相同。其二为脏俞,如"一曰输刺,输刺者,刺诸经荥俞、脏俞也"(《灵枢·官针》)。

在传世本《素问》中见"俞"字 87 次，但与《灵枢》不同，其涵义的确定性不足，表明《素问》中的"俞"可能是《灵枢》之前的过渡阶段。但作为腧穴统称的涵义已见雏形，如"东风生于春，病在肝，俞在颈项；南风生于夏，病在心，俞在胸肋"(《素问·金匮真言论》)。其表现之一，有按功能分类的腧穴，称之为某俞，常见者有：脏俞、腑俞、水俞、热俞、寒热俞、肾俞等，如"脏俞五十穴，腑俞七十二穴，热俞五十九穴，水俞五十七穴，头上五行行五，五五二十五穴"(《素问·气穴论》)。其表现之二，还有按部位分类的腧穴，称之为某部位俞，常见有胸俞、背俞、膺俞、下俞等，如"胸俞十二穴，背俞二穴，膺俞十二穴，分肉二穴，踝上横二穴，阴阳跷四穴"(《素问·气穴论》)。表现之三，为本输穴中的第三穴，如"各补其荥而通其俞，调其虚实，和其逆顺，筋脉骨肉各以其时受月，则病已矣"(《素问·痿论》)。另外俞之概念，尚有脉俞、经俞、络俞、散俞之别。还有"俞理可言"，并有"俞会"、"俞气"概念的提出，且有"俞度"之量化研究，如"守数据治，无失俞理，能行此术，终身不殆。不知俞理，五脏菀热，痈发六腑"(《素问·疏五过论篇》)，"俞气化薄，传为善畏，及为惊骇；营气不从，逆于肉理，乃生痈肿。魄汗未尽，形弱而气烁，穴俞以闭，发为风疟"(《素问·生气通天论》)，"夫阴与阳皆有俞会，阳注于阴，阴满之外，阴阳均平，以充其形，九候若一，命曰平人"(《素问·调经论》)，"诊有十度，度人脉度、脏度、肉度、筋度、俞度"(《素问·方盛衰论》)。

综上所述，在《黄帝内经》时期，俞字已经被系统引入医学，并作为腧穴概念的统称使用，其原义系指经脉循行径路上的气血转输部位，恰如俞是经水的水运码头一样。

（三）从俞到输、腧的演变

输字见于秦金文诅楚文，"今楚王熊相康回无道，淫佚耽乱，宣侈竞从，变输盟制"(《告巫咸文》石刻)。其本义是运送，"委输也，从车，俞声"(《说文解字·车部》)，"输，送也"(《广韵·遇韵》)。该字较之俞字晚出，约在秦代，至《内经》时期已经广泛使用，仅《内经》一书，即见 44 次，其基本涵义为：运用车辆从一个地方转移到另一个地方，即输送者 16 次。转义为医学概念腧穴者，已见于扁鹊医学，"输"与"俞"在《史记·扁鹊仓公列传》同时出现，二者通借，"一拨见病之应，因五藏之输，乃割皮解肌，诀脉结筋"(《史记·扁鹊仓公列传》)，"此五藏六府之输也"(张守节《史记正义》注)。其基本涵义为本输。在《灵枢》更有两篇以"输"命名，即《灵枢·本输》和《灵枢·动输》，"凡刺之道，必通十二经脉之所终始，络脉之所别处，五输之所留止，六腑之所与合，四时之所出入，五脏之所溜处，阔数之度，浅深之状，高下所至，愿闻其解"(《灵枢·本输》)。涵义之二为输脉，与孙脉、络脉、经脉、伏冲之脉等并列，"是故虚邪之中人也，始于皮肤……或著孙脉，或著络脉，或著经脉，或著输脉，或著于伏冲之脉"(《灵枢·百病始生》)，"其著于输之脉者，闭塞不通，津液不下，空窍干壅，此邪气之从外入内，从上下也"(《灵枢·百病始生》)。涵义之三为输刺，为刺法之三种，"一曰输刺，输刺者，刺诸经荥俞、脏俞也"(《灵枢·官针》)，"七曰输刺，输刺者，直入直出，稀发针而深之，以治气盛而热者也"(《灵枢·官针》)，"五曰输刺，输刺者，直入直出，深内之至骨，以取骨痹，此肾之应也"(《灵枢·官针》)。

在《内经》中俞、输、腧基本为单独使用，而不见"俞穴"或"输穴"、"腧穴"之称谓，偶见与穴字组合为"穴俞"(《素问·生气通天论》)。三字也混用，其中使用最多的是"输"，集中于《灵枢》，而《素问》中几乎不以"输"指称腧穴；"腧"全见于《灵枢》，而"俞"皆见于《素问》。此后，《针灸甲乙经》中，多用"俞"，少量用"腧"，而输字除个别外基本不用于指称腧穴概念，这与《素问》类似。日本仁和寺藏原钞本《太素》，不用"俞"，多为"输"，其集中记载腧穴内容的卷十一名为《输穴》。《黄帝内经明堂》残卷（卷一手太阴）则只有"输"，而无"俞"、"腧"，《太素》的这种情况与《灵枢》类似。说明三字的较早期应用虽有区分，但不甚严格。但在《内经》中的使用远多于"穴"字。综合而言，"俞（输）"出现较早而且运用普遍，似主要用于分类的腧穴，"穴"的出现较晚。

二、腧穴概念的形成及演变

（一）穴的本义

穴字见于金文大篆，明显晚出于"俞"，稍晚于"输"。其本义为窟窿、洞，"穴，土室也"（《说文解字》），"古之民未知为宫室时，就陵阜而居，穴而处"（《墨子·辞过》）。

《内经》见"穴"字79次，既有其本义"洞穴"，如"夫子言贼风邪气之伤人也，令人病焉，今有其不离屏蔽，不出室穴之中，卒然病者，非不离贼风邪气，其故何也？"（《灵枢·贼风》）。更多是指腧穴的统称，计有63次，且多见于《素问》之气府论、骨空论及水热穴论3篇，并有《气穴论》专篇。综上所述，穴之一字，在《内经》已经明确转入医学概念，尽管其本义偶有应用，多系腧穴之统称，但开始与"气"关联，并有专有名词"气穴"。

赵京生教授指出，"俞、输"用于腧穴概念，其术语名本身具义理之抽象意味。"穴"用于腧穴概念，术语名本身含义较为简单，表达较抽象之义时则需要组合相关文字，如"气穴"。

（二）腧穴概念的形成

俞、输、腧、穴，四字虽然在《内经》时代，即已经广泛使用，其中以俞字最为常见，计有161次，其次为穴79次，腧66次，输44次。未见腧穴、输穴、俞穴、穴输、穴腧等合成词组，见"穴俞"1次。虽然在《内经》即有"穴俞"一词，但后世迄今并无沿用，直至宋代始见腧穴一词，并得以广泛应用，其表现之一，系腧穴专著的出版，并对后世产生了深远影响，如《铜人腧穴针灸图经》《灸膏肓腧穴法》等，同期的医学类书，也肯定这一术语，"凡针灸腧穴，并依《铜人经》及《黄帝三部针灸经》参定，各随经络编次"（《圣济总录·针灸》）。自宋以后，"腧穴"一词渐趋使用广泛，至今已经替代俞、输、腧等历史概念，成为与穴一样描述穴位概念的标准术语，并已形成高等针灸教育的教材《腧穴学》。

必须说明的是，"腧穴"一词虽从宋代始，但自唐代"输穴"、"俞穴"已见，其后与"腧穴"互借，甚至同一部书中也是如此，并不严格区分。如"而寸口关尺有浮沉弦紧之乱，俞穴流注有高下浅深之差，肌肤筋骨有厚薄刚柔之异，唯用心精微者，始可与言于兹矣"（《备急千金要方·大医精诚第二》），"夫诸急卒病多是风，初得轻微，人所不悟，宜速与续命汤，依输穴灸之"（《备急千金要方·论杂风状第一》），"肺输穴，从大椎数第三椎两旁相去各一寸五分"（《备急千金要方·伤寒发黄第五》），"诸腧者，十二经之输穴，如手太阴经太渊之类是也"（《类经·针刺类·十八》）等等。

直至现代，腧穴分类的科学性要求将腧穴概念的应用范围进一步限定。腧穴指所有针灸腧穴的统称；输穴特指十二经脉肘膝关节以下的井、荥、输、经、合穴，合称"五输穴"，总计60个经穴，又专指其中的第三个穴，总计12穴；而俞穴特指背俞穴。

至此，腧穴概念从秦汉时期的俞，逐渐过渡到穴，最后腧穴概念在经现代的科学限定后，其科学的腧穴概念基本形成。但要说明的是腧穴的内涵，已经从表示码头的内涵概念"俞"，转变为表示空或洞的外延概念的"穴"了，自汉代开始已经有"孔穴"出现。

（三）孔穴与明堂

孔穴，《玉篇》曰："孔，窍也，空也。"《说文解字》曰："穴，土室也。"可见孔和穴二字均指空窍之处，用于人体则指人身体表上的凹陷之处，或组织结构中的间隙。此义在《内经》中多以"空"表达。《灵枢·小针解》对《九针十二原》中"不离其空"的"空"解释为腧穴，"空中之机，清静以微者，针以得气，密意守气勿失也"。杨上善也从"孔穴"解"以因于空，所以机动，由于孔穴，知神气虚实，得行徐疾补泻也"（《太素·九针要解》卷二十一）。《素问·刺志论》则用于表达有形之针孔，"入实者，左手开针空也。入虚者，左手闭针空也"。古医籍中，较早出现"孔穴"一词的是《脉经》，其卷三"脾胃部第三"指出"工医来占，因转孔穴，利其溲便，遂通水道"，但联系上下文分析，此处似是指汗孔，疑为"孔窍"之误，而不是腧穴。《针灸甲乙经》序言中提及"孔穴"。晋《抱朴子》、唐《备急千金要方》等均以"孔穴"指"腧穴"。后世仍常常言孔穴。此外，还有在"孔穴"下仅列五输穴的著作。总之，孔穴用以指腧穴，为晚出的通俗称谓。

"明堂"一词在中医著作中最早见于《内经》，是指古代帝王宣明政教和议事的场所。汉代最早的针灸腧穴经典《黄帝明堂经》冠以"明堂"二字，与古人常用的"取类比象"方法有关。黄龙祥先生认为，《黄帝明堂经》中四肢穴分属十二经，每经各有五输，皆自下而上依次流注，与"明堂"之有十二宫，王者月居一室，依次轮居相合，而且取五输穴，亦因时而异，与月令相关，因此，有关腧穴之书遂以"明堂"为名，而有《明堂流注》《明堂孔穴》(《隋志》)《明堂孔穴针灸治要》之名。后来，明堂渐渐成为针灸腧穴这类书的代称，腧穴图也相应被称作《明堂图》。此外，明堂还用于指人体的鼻部；还用作"上星"穴的别称。

三、《内经》腧穴的分类

腧穴是针灸学的基本范畴，其概念和分类学的形成标志其基础理论的科学化，了解理论肇始时期的分类及其方法、依据，对科学理解腧穴概念十分必要。

（一）功能分类法

1. 脏俞　反映五脏功能并主治五脏病者，《气穴论》指五脏之五输穴，25 个双穴，即"脏俞五十穴"，《水热穴论》指五脏之背俞穴 5 个双穴，所谓"五脏俞傍五，此十者，以泻五脏之热也"。

2. 腑俞　反映六腑功能并主治六腑病者，涵义有二：《九针十二原》《气穴论篇》指六腑之五输穴和原穴，36 双穴，即"腑俞七十二穴"。《刺节真邪》中特指听宫一穴。

3. 热俞　主治热病者，指治疗"热病"的 59 个穴，但其内容《水热穴论篇》与《热病篇》不同。

4. 寒热俞　主治寒热病者，《气穴论篇》治"寒热病"双穴，在"髀厌中"。

5. 水俞　主治水肿病者，指分布于骶尾及下肢的能治"水病"的 57 穴。

6. 本输　"本输"一词见《本输》，指穴位有标本、根结之分，其属本、属根的腧穴为本输，包括四肢远端的五输穴。

7. 标输　与本输相对而言，属标、属结的腧穴为标输，颈项部的"天"穴 10 穴，即天突、人迎、扶突、天窗、天容、天牖、天柱、风府、天府、天池以及上关、下关、犊鼻。

此外，还有井穴、荥穴、输穴（俞穴）、经穴、合穴、络穴、原穴等。

（二）部位分类法

1. 头面部穴　头上 25 穴，"头上五行行五，五五二十五穴"，在《素问》气穴论、气府论、水热穴论和《灵枢》厥病明确记载，且为足太阳脉气所发，能治"厥头痛，贞贞头重而痛"和"越诸阳之热逆也"，但没有腧穴组成。面部腧穴，《内经》记载，计 21 穴：上关，大迎，下关，目瞳子，浮白，眉本，曲牙，眉上，眉头，眉间，廉泉，听宫，角孙，悬颅，龈交，额颅发际傍，面鼽骨空，鼽骨下，客主人，眉后，耳中。

2. 颈项部穴　主要见于气穴论、气府论、骨空论等《素问》十一篇中，《灵枢》本输、根结、寒热病、热病等二十三篇中。即大椎、大椎上两傍、风府、风府两傍、天突、天牖、扶突、侠扶突、天窗、天柱、项中央、项中大筋两傍、项中足太阳之前、喑门、人迎、缺盆、缺盆外骨空、缺盆骨上切之坚痛如筋者、发际后中、喉中央、天容、廉泉、风池，计 23 穴。

3. 胸俞　《气穴论》中胸俞 12 穴，但无腧穴组成。

4. 膺俞　《气穴论》膺俞有 12 穴，但无腧穴组成，《水热穴论》指 1 个腧穴（双穴），且该穴即"膺俞"，定位在"膺"。

5. 背俞　《素问·血气形志》"背俞"由 10 穴组成，定位在背部。即肺俞、心俞、肝俞、脾俞、肾俞。

6. 骨（髓）空　《骨空论》指颅骨和脊柱大骨孔，《水热穴论》指 1 个腧穴（双穴），且该穴即"髓空"。

7. 五输穴　指分布于四肢远端的井、荥、输、经、合 5 穴。

（三）归经分类法

《内经》腧穴分类的第三种方法，即归经分类，将腧穴分属于相关的经脉。《本输》明言"手太阴经也"、"任脉也"、"二次脉手阳明也"等。这类腧穴多分布于四肢肘膝以下和颈项部，计 105 穴，其中 7 穴与目前标准不同。

手太阴肺经：天府、尺泽、列缺、经渠、太渊、鱼际、少商，计 7 穴。手阳明大肠经：商阳、二间、三间、合谷、阳溪、偏历、曲池、扶突，计 8 穴。足阳明胃经：下关（足少阳）、大迎、人迎、缺盆（足少阳）、伏兔、足三里、上巨虚、下巨虚、丰隆、解溪、冲阳、陷谷、内庭、历兑，计 14 穴，其中下关、缺盆属足少阳经。足太阴脾经：隐白、大都、太白、公孙、商丘、阴陵泉、大包，计 7 穴。手少阴心经：通里，计 1 穴。手太阳小肠经：少泽、前谷、后溪、腕骨、阳谷、支正、小海、天窗、天容（足少阳）、肩贞（手少阳），计 10 穴，其中天容属足少阳经，肩贞属手少阳经。足太阳膀胱经：天柱、肺俞、心俞、膈俞、肝俞、脾俞、肾俞、委阳、委中、飞扬、昆仑、京骨、束骨、足通谷、至阴，计 15 穴。足少阴肾经：涌泉、然谷、太溪、大钟、复溜、阴谷，计 6 穴。手厥阴心包经：天池、曲泽、间使、内关、大陵、劳宫、中冲，计 7 穴。手少阳三焦经：关冲、液门、中渚、阳池、外关、支沟、天井、天牖，计 8 穴。足少阳胆经：角孙（足太阳）、完骨（手少阳）、阳陵泉、光明、阳辅、悬钟（绝骨）、丘墟、足临泣、侠溪、足窍阴，计 10 穴，其中角孙属足太阳经，完骨属足少阳经。足厥阴肝经：大敦、行间、太冲、中封、蠡沟、曲泉，计 6 穴。督脉：大椎、风府、长强、龈交（任脉），计 4 穴，其中龈交属任脉。任脉：鸠尾、天突，计 2 穴。

综上所述，《内经》有关腧穴分类与当代《针灸学》不同，主要按腧穴的功能、解剖部位进行分类，其次是归经分类，这种分类方法及其分类标准与现代分类科学的标准一致。

四、腧穴的归经及其演变

腧穴的归经理论，始自《内经》，其本义仅是其一种分类方法，在宋代以前，确指某些腧穴归属于某一经脉,其科学内涵表现为这些腧穴的共性是其主治病候相同或相似,理论归纳为归属于某一经。具体的腧穴归入哪一经脉,直至唐代仍有不同观点,如表 2-1:

表 2-1　唐以前三部医籍腧穴归经对照表

经脉	三者归经相同	《黄帝内经》	《针灸甲乙经》	《备急千金要方》
手太阴	少商、鱼际、太渊、经渠、列缺、尺泽、天府		孔最、侠白	孔最、侠白、臑会
手厥阴	中冲、劳宫、大陵、内关、间使、曲泽	天池	郄门、天泉	郄门、天泉
手少阴	通里		少冲、少府、神门、阴郄、灵道、少海、极泉	少冲、少府、神门、阴郄、灵道、少海、极泉
手阳明	商阳、二间、三间、合谷、阳溪、偏历、曲池	扶突	温溜、下廉、上廉、三里、肘髎、五里、臂臑	温溜、下廉、上廉、三里、肘髎、五里、臂臑、肩髎、秉风、肩井、天窌、肩髃、巨骨
手少阳	关冲、液门、中渚、阳池、外关、支沟、天井	天牖	会宗、三阳络、四渎、清冷渊、消泺	会宗、三阳络、四渎、清冷泉、消泺、天宗、臑输、肩外输、肩中输、曲垣
手太阳	少泽、前谷、后溪、腕骨、阳谷、支正、小海	天窗、天容、肩贞	养老	养老、肩贞
足太阴	隐白、大都、太白、公孙、商丘、阴陵泉	大包	三阴交、漏谷、地机、血海、箕门	三阴交、漏谷、地机、血海、箕门、气冲
足厥阴	大敦、行间、太冲、中封、蠡沟、曲泉		中郄、膝关、阴包、五里、阴廉	中郄、膝关、阴包、五里、阴廉
足少阴	涌泉、然谷、太溪、大钟、复溜、阴谷		照海、水泉、交信、筑宾	照海、水泉、交信、筑宾、会阴
足阳明	厉兑、内庭、陷谷、冲阳、解溪、丰隆、下巨虚、上巨虚、足三里、伏兔	缺盆、人迎、大迎、下关	条口、犊鼻、梁丘、阴市、髀关	条口、犊鼻、梁丘、阴市、髀关
足少阳	足窍阴、侠溪、足临泣、丘墟、悬钟(绝骨)、阳辅、光明、阳陵泉	完骨、角孙	地五会、外丘、阳交、阳关、中渎、环跳	地五会、外丘、阳交、阳关、中渎、环跳

续表

经脉	三者归经相同	《黄帝内经》	《针灸甲乙经》	《备急千金要方》
足太阳	至阴、足通谷、束骨、京骨、昆仑、飞扬、委中、委阳	肾俞、脾俞、肝俞、膈俞、心俞、肺俞、天柱	申脉、金门、仆参、付阳、承山、承筋、合阳、浮郄、殷门、扶承	申脉、金门、仆参、付阳、承山、承筋、合阳、浮郄、殷门、扶承
督脉		大椎、风府、长强、龈交		
任脉		鸠尾、天突		
合计	79	26	59	74

正如上表所示,《内经》已经将105穴,系统归属于十二经脉及督、任二脉,详见于《灵枢·本输》篇,主要是四肢末端的本输及其颈项部的标输穴,后者还不被《黄帝明堂经》《针灸甲乙经》和《备急千金要方》等后世医籍所采纳,可见系统归纳腧穴归经的第一部腧穴理论专著《黄帝明堂经》,有关标本理论对经脉理论的构建作用,即已不彰。

《针灸甲乙经》已将四肢部138穴,系统归属于十二经脉;《备急千金要方》再将肩部14穴和会阴穴归经,已经达到153穴,二者的主要区别在于对肩部腧穴的理解,或许与上肢带肌的功能有关,但与唐后历代归经明显不同。

除孙思邈外,隋唐时期还有杨上善、杨玄操、王焘、王冰四大名医均对腧穴归经进行研究,其中杨上善对《黄帝明堂经》所载349穴全部归入相应经脉,王焘《外台秘要》按十二经画出十二幅彩色挂图,将《甲乙经》分部排列的腧穴按列排成十二经,其中任脉腧穴归入足少阴肾经、督脉者归入足太阳膀胱经,并补入膏肓一穴;王冰更有一穴归入多经的记载,其讨论的分歧主要在于"脉气所发"是否以及交会穴的归经,"脉气所发"来自《素问·气府论》,该篇主要论述了六阳经和督、任、冲三脉以及足少阴、足厥阴、手少阴、阴阳跻等共计十四经脉、232个穴的归经,尽管没有具体腧穴名称记载,却为后世,尤其是隋唐时期展开腧穴归经的百家争鸣奠定了理论基础。

宋代归经模式已经固化,固化后的经穴,其科学涵义已经发生了根本改变,从主治病候相同或相似的一类腧穴,变成国家法典规定的经典腧穴,其实质逆转为人文涵义,突出表现在:宋·王惟一奉敕编撰《铜人针灸腧穴图经》,该书首创腧穴十四经分类法并对后世产生重大影响,以至于该法沿用至今,将《针灸甲乙经》349穴全部归经,并新增5穴:腰阳关、灵台、膏肓、厥阴俞、青灵,总计354穴。其腧穴归经根据脉气所发、交会穴、分布于经脉循行线三大原则将头面躯干部腧穴归入十四经脉。

其后宋·王执中《针灸资生经》补风市、眉冲、督俞、气海俞、关元俞等5穴,经穴总数359穴;明·李梴补羊矢;明·杨继洲《针灸大成》去羊矢;明·张景岳《类经图翼》去风市、眉冲、督俞、气海俞、关元俞5穴,补中枢归入督脉,补急脉归入足厥阴肝经;清·吴谦等《医宗金鉴》补风市、督俞、气海俞、关元俞4穴,经穴总数360穴;清·李学川《针灸逢源》复又补眉冲。至此,经穴总数在古代达到鼎盛时期的361穴。虽然历代经穴总数有所增减,特别是眉冲一穴,补而又去,去而又补,历经反复,此类腧穴并非个例,但归经模式渐趋固定,总结自唐至清诸家增删准确者归经成361穴。

近现代以来,将某些奇穴归经,始终是针灸理论界热衷的问题:当阳、下颐、廉泉、泉门4

穴分别归经(1935年《针灸经穴图考》)。印堂、太阳、阑尾穴、胃管下俞、龙门5穴分别归经(上海中医学院编1965年版人民卫生出版社《腧穴学》)。印堂、太阳、阑尾穴、胆囊穴、十七椎5穴分别归经(江苏新医学院主编1975年版上海人民出版社《针灸学》,中医研究院编1976年人民卫生出版社《针灸学简编》,上海中医学院针灸学教研组1983年内部资料《经络腧穴学教程》)。印堂穴归入督脉(王华主编2005年版高等教育出版社《针灸学》)。印堂穴归入督脉(中华人民共和国国家质量监督检验检疫总局和中国国家标准化管理委员会发布2006年版中国标准出版社《腧穴名称与定位》,2008年版中国标准出版社《腧穴定位图》)。

从以上讨论可以清楚看出:腧穴归经的演变过程,突出表现为两点:一是腧穴解剖属性的逐渐去理论化,从隋唐开始到宋代基本构建完成;二是腧穴的人文属性理论化。

第三节　针灸技术的形成与补泻理论

一、炙法

《说文解字》曰:"炙,炮肉也。从肉在火上。"(清·段玉裁:炙肉也。炙肉各本作炮肉)顾名思义,炙者,火上烤肉也。根据《说文解字》之"炙"义解,炙法多与皮肤受到烫热有关,在刺灸范畴中大致包括直接灸(瘢痕灸)、火针等。

在古埃及,热灼法就广泛用于治疗。在Ebers纸草文中,描述了两种热灼治疗法:hemem和dja。前一种可能为金属样热灼工具或是烧红的刺络针;而后一种是火棍——以钻木取火方式加热的工具,热灼治疗主要用于外伤或外科止血,"用刀割治,然后用火烧灼,如此便不至流血过多"。《希波克拉底文集》中则这样强调"火"的治疗意义:"病有药不可治者,刀能治;刀不能治者火能治;火不能治者,可断其不治。"与此相似的是印度古代医学中也同样重视火的应用,《妙闻集》认为烧灼术可以用来治疗出血和药物治疗无效的疾病,而且,他还强调烧烙术(红热的铁)的医用疗效远远胜过腐蚀剂烙术(用化学物质引起的烧伤)。藏医、蒙医中有"热熨"疗法及火灸疗法(直接灸)等均应属于灸的范围。

我们往常用灸包含炙,而且也是针灸传播中最常见的错别字。实际上,灸与炙的含义还是有区别的,《说文解字》曰:"灸,灼也。从火久声。"清·段玉裁《说文解字注》曰:"灸,灼也。今以艾灼体曰灸。"可见,炙的含义更强调直接在"肉"体上的烧灼,而灸则强调用火,到清代则主要是指艾灸了,现代常用的艾条灸最早见于明初朱权之的《寿域神方》,指的是艾条实按灸,后来才演变为悬灸。古代资料中的灸法均是直接灸,应该更适合用"炙"字描述,而当代以悬灸、温针灸为主体的灸法则应该用灸字描述,这个认识的原因在于,当代的初学者往往以为古代的灸与现代的灸内涵是完全相同的,不能理解古代灸法的神奇疗效,古代灸法实际上是创伤较重的直接灸——以"炙"——灼肉为主的治疗方法,甚至要在"麻醉"的条件下施行,当代刺激和损伤非常小的灸法是不可能达到先前的疗效的。在"治未病"中经常强调的"灸足三里"也是有创的,但现代人无创的灸法怎么能达到古代的效果呢? 取古人之意,而用当今之法,这种悖论在"穴位贴敷疗法"——冬病夏治的宣传和实践中也是非常明显的。

此外,这里还要介绍文化人类学学者对炙法或灸法与经络观念产生的关系的观点。马伯英教授认为烧灼或按摩人体的早期医疗活动可能是观察经络现象、产生经络概念的文化基础之一。他论述道，居住在中央地区的殷商族盛行甲骨钻卜，或用钻凿，或用火灼，或两者兼行，巫师的注意力不在钻、灼局部，而在所产生的裂纹及裂纹的走向。《洪范》中说有雨、霁、圉、雾、克五种卜兆形象，即钻灼后卜骨上出现的裂纹。有人认为"五行"最早即是从这五种卜兆中产生出来的，由五象观念而推类衍成五行、五材。同样的道理，当先民们在人体表面施以按压、灸焫时，会产生线性传感或红色线状分布。这是现代经络研究反复实验证明了的经络敏感现象，或称传感现象。这种传感现象与卜兆形象联系在一起，逐渐发现这些径路与内脏、解除某些特定部位的病痛相接。这时"治疗者"的注意重点也已不在按压、灸焫的局部，而在于线状传感现象及其走行方向了。结合体表静脉、肌腱等的网状或线状分布，一个经络系统的雏形显现出来。再经整理，便成了十一经，然后又发展成十二经、十四经系统。开始时人们只在径路上重复按压、灸灼，以后发现某些点特别敏感和效应较显著，于是慢慢地发现了穴位。穴位的占有位置范围较小，这才又发现了针刺和灸治在穴位上的专门施行。导引可能起到某种辅助作用。因为"筋骨瑟缩不过"、"气郁闷而滞着"，总或多或少与肌肉活动不便有关，尤其是四肢的活动，可以使紧张的肌肉松弛下来，而这些肌肉和肌腱（例如十二经筋）正是经络系统的原始组成部分之一。

以上认识，在今天看来有很多问题，应该更多的是作者结合当时研究热点的推论。根据书的自序，我们知道这部分内容应该是作者20世纪90年代初期写作的，当时正是"经络本质研究"的高潮期，马王堆医学文献资料研究的集中发表期（以马王堆加医学检索中国知网，1986年文献量开始超过100篇/年，2014年达到961篇）。当时的主要观点是马王堆文献没有穴位、也没有针刺，而只有经脉线和灸法及导引，形成了经脉先于穴位、针刺发现的观点。从文化的角度分析，文化研究者当时的这种观点，应该是可以理解的。但我们如果结合本书相关的从医学角度，尤其是黄龙祥教授从扁鹊医学角度分析的经脉形成的研究结论，以及目前针灸界对循经感传的态度，我们是否可以这样认识：针灸学的理论问题更应该从医学本身去研究和认识。

尽管上述观点在目前看来有些问题，但其逻辑或思维形式在当代针灸临床还能见到，如"热敏灸"之兴起，热敏灸认为"灸热可以从施灸点开始循经脉路线向远部传导，甚至达病所"。或许，这也是这种观点的临床响应之一。这些文化和临床现象的意义也值得研究者进一步探索。

总的说来，"灸"如果从人类医学早期来认识，主要是指以火、热直接刺激体表的部位或伤口用于止血及可能通过清除异物而预防感染等，是"火"在医学领域应用的早期表现形式，当代临床还有很多烧灼术在临床应用，如激光烧灼术、射频消融术等等，往往能深入体腔内进行特定部位的烧灼治疗。中医针灸学在此基础上发展成体表的直接灸和火针疗法，且多数情况下已经不在病变局部进行治疗，这是中医针灸学的特点所在，至于是否因为疗法而产生经络理论，我们认为疗法固然是产生理论的主要因素之一，但是对疾病证候及其与治疗效应关系的认识更可能是导致经络理论产生的根本所在。

二、灸与艾

对于灸法的产生，主要观点是《素问·异法方宜论》的论述，"北方者，天地所闭藏之域也。其地高陵居，风寒冰冽，其民乐野处而乳食，脏寒生满病，其治宜灸焫。故灸焫者，亦从北方来"。然而，自然科学历史学家廖育群先生则另有高论。

他认为,推想"灸焫"治病起源于"以温热驱寒",必须限定在火逐渐进入人类生活,发挥了驱寒、熟食等功能后,始渐被用于治疗。但如果是指这一治疗方法的产生,则不免过于简单机械,或不如说是根据现代人特有的纯唯物之思维方式而生。因为将"寒"视为病因显然不是十分原始的认识,所以对于"灸焫"方法的产生不能单纯用热能——物理学式的思维方式来解释。范行准指出"火是鬼神所惧,用火灸焫含有驱逐鬼神之意"(《中国医学史略》),是极为重要的。此外还应该注意到以火进行治疗,必然会产生烟,而在古人的头脑里,对烟的作用更有不容忽视的思考——灵魂、鬼物等一切不可见之"物"的通路。这也就是说,以火接近人体进行治疗,含有令致病之"物"循人为制造的通路——烟,离去的意思。当灸法逐渐演变到以艾草为燃烧物时,则不仅是由于这种植物具有良好的暗火生烟性质,而且还有强烈的气味,自然更具通神的效果。

他认为,在现存最早的医学文献——马王堆汉墓出土的医学著作中,灸法有两种表现形式。一是《五十二病方》所载各种疾病的治疗中,大多是直接在患病部位施以灸法,与经脉学说关系不大。其二则是以《足臂十一脉灸经》为代表的,依经脉胪列病候进行灸法治疗的,这种方法虽然沿用至今,在形式上与具备"针灸疗法"之固有定义的取穴方法没有什么原则区别,但就治疗原理而论,古人所想未必与现代中医学对针灸疗法作用机理的解释相同。即并非着眼于热能对经脉系统的物理性刺激作用,以求调整阴阳平衡、实现治疗之目的。认为灸疗能够直接去除掉病邪,是古人对其治疗原理的一种思考,所不同之处只不过在于早期所要去除的或多属致病鬼物,其后逐渐演变为外邪之气。例如,《素问·骨空论》中有"犬所啮之处灸之三壮,即以犬伤病法灸之"的记载,这可能是治疗或预防狂犬病的一种对策。其思维过程显然认为犬啮之处留下了某种有害之物,这种思考虽不"科学",但却是"合理"的。其合理性在于古人认为火、烟、气味所构成的灸法为有害物的离去构筑了通道。又如该篇所述"灸寒热之法"(灸全身二十九处),是在全身广泛施灸,看不出按经脉取穴或辨证施治的理论医学色彩。这种灸法似乎可以看作早期灸法的记录,反映出想通过灸,直接去除侵入人体之致病外邪的意图。值得注意的是,至少到唐代仍能看到类似的表现,例如,孙思邈在灸法的运用中即有认为病邪自腧穴进入人体,灸其进入之处则病邪可除的思考,"初觉即灸所觉处三二十壮,因此即愈,不复发也"。由于认为外感疾患是某种虽然看不见,但却有形的病邪侵入人体所造成,例如"凡风多从背五脏输,入诸脏受病",故"依输穴灸之"则风邪可除。

他认为,当理论医学逐渐发达起来后,灸、刺两种治疗方法因均与经脉学说体系紧密相关,而被视为类似的治疗方法,其区别主要在于阴、阳属性之不同。灸法用火,因而属阳,故有助阳的性质,如《素问·腹中论》"灸之则阳气入阴",《素问·通评虚实论》"络满经虚,灸阴刺阳;经满络虚,刺阴灸阳"等,由此使得灸法的治疗原理解释出现了理论上的转变。但经脉学说未与脏腑学说体系紧密联系之前,灸法仍主要是被作为一种"治外"的手段,即"形乐志苦,病生于脉,治之以灸刺","镵石针艾治其外也"。其后,由于经脉系统与脏腑融为一体,各经脉分隶不同脏腑,或者说各脏腑均有了相关的经脉,灸法才得以治疗脏器的疾患。

这里还要介绍廖教授对《孟子·离娄》中"七年之病,求三年之艾"的理解。他认为"艾"字并非仅指植物名称,亦用于动词,训作"养"(《尔雅·释诂》"艾,养也",《诗·小雅·南山有台》"保艾尔后",传:"养也")。也就是说,七年之久的痼疾老病,是不可能在短期内治好的,以此比喻政事。因为全句是:"今之欲王者,犹七年之病求三年之艾也。苟为不畜,终身不得;苟不志于仁,终身忧辱,以陷于死亡。诗云:'其何能淑?载胥及溺。'此之谓也。"这个解释我们认为也有一定的合理性,不过,《本草纲目》上确有记载:"凡用艾叶,须用陈久者,治令细软,谓之熟艾。若生艾,灸火则易伤人肌脉。"可见,艾是久的好,但并不是时间长了就能治疗好痼疾,而是因为新艾易燃,掌握不好易伤人。

关于"艾"能辟邪的观点,黄龙祥教授也有论述,他认为,中国民间早有"艾虎辟群邪"的说法,南朝梁宗懔《荆楚岁时记》上说:"五月五日,谓之浴兰节。四民并踏百草。今人又有斗百草为戏。采艾以为人,悬门户上,以禳毒气。"古代有端午悬艾人、戴艾虎、饮艾酒、食艾糕、熏艾叶的民间记载,目前在人们的生活中还可以见到类似的传承。由此可见,"驱邪逐鬼"的观念是艾灸法产生的重要因素之一。

三、刺与针

一般认为针有一个从砭石向金属针发展的过程,是冶炼技术的发展导致金属针具的出现,从而发展出后世的针灸学理论和技术。然而,黄龙祥教授认为砭针与微针是两种起源不同、特征不同的疗法,在此摘要介绍他的论述。砭针发源于东方,微针发源于南方,砭针主要用于排脓、放血、放水等外科病症,无需经络、腧穴理论的指导,实际上是外科疗法的前身,从后世外科器具中仍不难看出其脱胎于砭针的印迹。

从不同时期针灸文献对于这两种疗法的描述可以很清楚地发现它们的根本差异。张家山出土汉简《脉书》记载:"用砭启脉必如式。痈肿有脓,称其小大而为之砭。砭有四害:一曰脓深而砭浅,谓之不遝;二曰脓浅而砭深,谓之太过;三曰脓大而砭小,谓之敛,敛者恶不毕;四曰脓小而砭大,谓之泛,泛者伤良肉也。"《灵枢·官针》:"凡刺之要,官针最妙。九针之宜,各有所为,长、短、大、小,各有所施也。不得其用,病弗能移。疾浅针深,内伤良肉,皮肤为痈;病深针浅,病气不泻,支为大脓。病小针大,气泻太甚,疾必为害;病大针小,气不泄泻,亦复为败。失针之宜。大者泻,小者不移。已言其过,请言其所施。"这两个文献论述的内容是相同的,由于针具的不同,其适应证也明显不同。正是由于砭石疗法的治疗对象是痈肿,《素问》在提及时强调要掌握"制砭石小大"的规范,《灵枢·玉版》:"故其已成脓血者,其唯砭石铍锋之所取也。"从战国以前出土的文物中现已鉴定用于医疗的砭石形态特征来看,均取法于兵器,皆适宜于放血刺痈。

人们之所以长期以来一直将"砭石"与"微针"混为一谈,可能是见《内经》有"针石"一词,而六朝全元起注《素问》已经明确指出"针石"、"镵石"、"砭石"实为一词。其实,"砭石"还有一个同义词"铍石"。早期的针法——放血,其主要目的在于驱邪,在《内经》中凡被认为由鬼邪所中的病症,如"癫狂"、"疟疾"等仍大量采用针刺放血法治之。另外,"火"也被认为有驱鬼邪之功,因此相传扁鹊治"横邪癫狂"之十三鬼穴,皆用火针法。当然火灸也是常用的方法之一(可参见上段),由此可见,"驱邪逐鬼"的观念应当是针灸方法产生的初始原因之一。

《灵枢》在其第一篇中即开宗明义指出要用金属微针系统替代古老的砭石疗法,"余欲勿使被毒药,无用砭石,欲以微针通其经脉,调其血气,荣其逆顺出入之会"(《灵枢·九针十二原》)。然而该篇所描述的九类金属微针中实际也包括了早期的砭针,即镵针、铍针、锋针。对于这三种出于砭石的针具,除了由金属代替石质外,其形状与功能都没有改变,甚至连具体的操作方法也相因成袭,只是将古老的术式以技术规范的形式固定下来。

如果在《灵枢》时期,只是简单地继承古老砭法的针具和针法,那么针灸学很难突破,相对于砭石,金属微针系统在外形上突破了兵器的局限,而有了取法于絮针的圆针、取法于黍粟的镵针、取法于氂的圆利针、取法于綦针的长针,特别是取法于毫毛的"毫针"的出现,不仅极大地扩大了针刺入的范围,而且可以长时间留针,避免了出血,催生了支撑针灸学的两根支柱:针法和气穴。针法从简单的"制砭石之小大"的砭法,到通过提插、捻转、轻重、快慢诸要素组合而成的复杂的补泻手法。在刺血的血针之外,诞生了以调气为目的的气针,随之产生了"气穴"的概念。腧穴定位也开始从砭法、灸法时期较笼统、较宽泛的面——部位,向较局限的点——穴位方向发展,随着腧穴定位不断精确,以前属于同一针刺部位的穴位也演化出多个不同的部位。这时"针灸学大厦"所要求的基础已经形成。我们比较两个不同时期的同一主题的文献可以更明确体会到这一现象,《史记·扁鹊仓公列传》认为:"疾之在腠理也,汤熨之所及也;在血脉,针石之所及也;其在肠胃,酒醪之所及也。"《脉经》卷一第九则认为:"(病)在肠胃之间,以药和之。若在经脉之间,针灸病已。"即:扁鹊所在的春秋战国时期,流行的主要是砭石疗法,治疗部位在"血脉"——刺脉放血;而后来的微针艾灸时代,治疗部位自然转变成经脉、经穴。

《灵枢》中所记载的针具虽为九针,但只是一个约数,主要是为了符合"九"这个"天地之大数"。虽然历代关于针具的记载变化不多,但对于同一种针具功用的理解并不相同,例如铍针,在《内经》中是"以取大脓",而金元时期张从正则常用来放血,明清以下则多用于外科,唐以前火针根据不同的病症用不同的针具,元代以后则专用大针。现代九针发生了更多、更大的演变,如镵针作为浅刺的工具,后人又称之为箭头针,用做浅刺放血,目前已经不太使用,后来发展为皮肤针或丛针;圆利针后人称为圆头针,鍉针即近人所言推针,两者目前临床常用于皮肤浅表的按压和揩摩。但圆针经改良成长圆针,成为治疗经筋病的专用针具;锋针发展为目前的三棱针,用来刺血泻络,为临床常用;铍针又称之为剑针,已为外科临床所用,但经过改进,成为治疗周围神经卡压综合征的利器;毫针是目前临床针具运用的主体,临床上根据长短、粗细又制备了许多类型,实际上包括了《内经》中"圆利针"、"长针"、"毫针"三种,以适应不同的病症、体质与部位,大大丰富了九针的内容。

国际标准化组织(ISO)于2014年2月3日正式出版《ISO 17218:2014 一次性使用无菌针灸针》标准,这是首个在世界传统医药领域内发布的ISO国际标准,是由我国牵头制定的。然而,标准针灸针粗细、长短制定的依据是什么?目前解决了吗?目前见到关于腹针粗细与疗效关系的临床报道,认为"对于虚性的疾患,宜用相对较细的针具,对于实性的疾患,宜用相对较粗的针具"、腹针"细针治疗肩周炎优于粗针,针具的粗细对其临床疗效有一定的影响"。是否可以建立基于生理、病理效应的针具标准?这一问题值得思考与研究。

另外,我们对于针刺的描述一般用"刺激(stimulation)"这个词,但2013年有国外学者提出应该用"阻滞或阻断(blockade)"这个词。作者认为在针刺著作中常被用于描述针刺作用的"刺激"一词,可能是用于描述针刺的直接刺入作用和(或)对神经系统的假定刺激,尽管很少有已发表的证据解释到底是什么被刺激。与之相悖的是,最近发表的实验推测针刺也许在周围神经水平通过阻断神经传递起作用(事实上针刺在外周水平是抑制作用)。最近的证据可支持关于针刺通过阻滞外周神经发挥其作用的推测,其解释了相关的技术问题,包括穴位处的低强度激光和辣椒素处理的研究;它也解释了在疼痛和非疼痛状态下的穴位效应,及东西方的针刺概念。这里仍需要额外的工作来阐述更多功能性的针刺机制,并且关于其通过神经阻滞发挥作用的观点可促进未来这一方向的研究。如果"阻滞"这一术语可以用于针刺,那么将有可能促进这种极小程度的侵入性技术的应用,并且具有将其纳入疼痛治疗的主流临床实践中的潜力。

总之，刺并非只有针一种形式，针灸历史上作为治疗作用的主要有两种：一种是砭石之刺，主要是用于刺络、放血，与世界各地医学早期的放血治疗类似；而"微针"系统的针刺可能是针灸学所特有的，并基于相关的知识体系与临床实践发展成了独特的"针灸医学"。"刺"是刺入机体之义，关于是否用"刺激"一词描述针刺的效应，确实是应该考虑的一个好问题。

四、平通补泻

平、通、补、泻是《内经》中论述人体生理、病理、针刺调节方法及效应的四个主要的用字。《内经》中有"平人"、"平旦"、"平气"、"阴平阳秘"、"阴阳匀平"、"平人者不病"、"和平"等词，以表述正常的人、时间、气（脉）的状态；以"平定"、"以平为期"、"神气乃平"、"阴阳平复"等来描述针灸治疗的效应及预期；以"上工平气，中工乱脉，下工绝气危生"来判定针灸医生水平的高低。"平"应该是针灸学临床追求的最高境界之一。从人体的生理、病理分析，《内经》认为"通"是平的基础，经脉不通是疾病的基础性病理，如以"脉道不通"、"经络不通"、"六（穴）输不通"、"心痹者，脉不通"、"凝则脉不通"、"枢折则脉有所结而不通"、"手少阴气绝则脉不通"、"阴亦盛而脉胀不通"、"一经上实下虚而不通"、"筋脉不通"、"血泣则不通"等解释多种病因形成的疾病的共同机制——均在于"脉不通"，这样就为针灸治疗奠定了临床理论基础。调而通之则是针灸治疗的最高目标，如"微针通其经脉，调其血气"、"以通其经，神气乃平"。而调的操作与效果就是"补泻"，如"虚实之要，九针最妙，补泻之时，以针为之"、"是故工之用针也，知气之所在，而守其门户，明于调气，补泻所在，徐疾之意，所取之处"。所以，是否可以认为"平通补泻"就是针灸治疗学的核心理念所在？我们认为是的，这是针灸学，起码是古典针灸治疗学的最核心的理念，也可能是其区别于其他医学体系的主要临床特征之一。

在马王堆帛书《脉法》及张家山汉简《脉书》中都已出现"治病者取有余而益不足"的理念描述，其中已包含后世"补泻"的意思，但文中所涉的治疗方法，仅为灸法和砭法。所以在针法中，"补泻"概念先是用以表达某种治疗作用、结果，而不是表示某种特定的针刺操作方式的，后者出现是较晚的，是在积累相当的刺法经验、形成成熟的针刺操作方法之后才有可能产生的，并且还需要有对疾病深入认识的抽象表述为前提。

关于补泻针法，赵京生教授在《针灸经典理论阐释》中有过系统的论述，他从补泻针法的立意及发展演变两个方面论述了补泻针法的核心思想。

补泻针法，始见于《内经》，主要基于"损有余、益不足"的理念而创立，其针对的病理变化是邪气亢盛或正气不足，所适用的"虚"与"实"情况多是依据脉象或即指脉象。针刺补泻操作形式本身，反映的是创制者的立法用意，从这个意义上看，就不仅要了解其操作方式，更要透过操作方式表面，去探究其所以如此操作的用意。《内经》补泻针法的操作特点，可以概括为两点：一是补法以静为主，泻法以动为主；二是补法为纳入，泻法为放出。补泻针法的第一个特点，是对应着病证的虚与实的外在表现特性即"病势"而制定的。虚者以低下为特征，表现为一系列不足、虚衰、衰退的征候，所以针刺补法的操作就轻柔和缓，缓缓给予机体一种轻弱而持久的刺激。以这种动作轻微的手法，随顺其病势，徐缓、逐步地将正气培补调动起来。实者以亢盛为特性，表现为一系列有余、亢盛、剧烈的征候，所以针刺泻法的操作即力重势猛，突然给予机体一种强重而较短暂的刺激，以这种动作强劲的手法，顺应病势，迅速地削减、祛除其邪气。补泻针法之第二个特点，是基于对发病机制的朴素认识。根据"有余者泻之，不足者补之"的原则，对亢盛之邪气，应予祛除；对虚衰之正气，应予补益。因此，针刺治疗疾病的方法，即相应地设立泻邪气之泻法和补正气之补法。在这里，古人将邪气和正气视为具体物质，认为正气可以随针输入体内而得以充实，所以补法以针慢慢地由外入内为特点；邪气可以被针从体内排放出来，所以泻法以针慢慢地由内出外为特点。《灵枢·五乱》中有一种"导气"针法，是为"非有余不足"的病证而设，因为无需补泻，所以其进针与出针在速度上就没有差别，这种导气针法可帮助我们理解补泻针法操作的立意所在。

《难经》对《内经》补泻针法的部分特点进行了高度概括，较为明确地揭示了其操作方法的用意，即《难经·七十六难》所说"当补之时，从卫取气；当泻之时，从营置气"。此处的"卫"、"营"，仅代指机体的浅部、深部。谓补法是针由浅入深而纳气，泻法是针由深出浅而出气。《难经·七十八难》所说的操作方法，就是这一特点与用意的具体体现，即针刺入后"得气"，因推而纳之，是谓补；动而伸之，是谓泻，即在得气的基础上，将体内的针再向下插为补，而向上提并摇针为泻。显然，《难经》所论仅为《内经》所论第二个特点，而且在具体操作上，已由《内经》的进出针过程演变为提插针过程。这些论述极大地影响着后人对补泻操作的理解认识，如《标幽赋》概括补泻操作方法，补法为"推内进搓"，泻法为"动退空歇"；《针灸问对》也说"提针为泻，按针为补"，并提出"古人补泻心法，不出乎此"。而《内经》补泻针法的第一个特点（静、动）反致不彰。

《千金翼方》中有针刺"重则为补，轻则为泻"的记载，首次明确地指出补泻两法在"量"上的区别。这种补重泻轻的操作特点，虽然对应《内经》补泻针法的第一个特点，但含义却完全相反。金元时期，涌现出大量的针刺补泻手法，如著名的《金针赋》所载复式补泻手法，即有烧山火、透天凉、阳中隐阴、阴中隐阳、子午捣臼、龙虎交战等。尽管方式繁多，但构成的基本方法为提插和捻转。汪机在《针灸问对》中早已指出"所立诸法，亦不出提按、疾徐、左捻右捻之外……交错而用之耳"。这一时期的方法也可归纳为两个特点：一是从动势上分，补法动势强，泻法动势弱；二是从纳放提插上分，补法为纳入，快插针，泻法为放出，快提针。其第一个特点，明显体现出阴阳理论的影响。阳主进，补法的目的是充实正气，使低下的功能转为旺盛，故补法的计量取老阳之数"九"；阴主退，泻法祛除邪气，使亢盛状态转为平和，故泻法的计量取老阴之数"六"。此外，左右、男女、经脉、时间等因素区别补泻的方法，亦不出阴阳理论的认识范围。所以，《金针赋》指出"针分八法，不离阴阳"。以九及其倍数计量的补法操作动势，必然明显强于以六及其倍数计量的泻法。此与《内经》完全不同，而与《千金翼方》的补重泻轻一致。其第二个特点，包括两方面的内容，一是纳入、放出，它体现的进出针过程及与之相关的分层施术，如《金针赋》"补者一退三飞，真气自归；泻者一飞三退，邪气自避"。其立意与《内经》一脉相承。所不同的是，以行针步骤之异，代替《内经》的速度之异而区分补泻。二是快插针、快提针，为针刺过程中在某一深度范围内的提插阶段。《难经》已提出，在得气基础上插针为补、提针为泻，但无速度上的规定。后世对体现补泻用意的插针和提针，均有操作速度上的要求，反映出将提插作为补泻针法构成要素的这一认识上仍承古人，而补法、泻法均规定为动势强的快速操作，则是体现插针在补法中、提针在泻法中的突出地位，这可视为继承中的发展。

综上可见，补泻针法有个形成演变的过程，这个过程从创制立意的差异上可以分为两个阶段，即以《内经》为代表的形成阶段和自《千金翼方》后的发展阶段。比较不同阶段的操作特点,一是补泻的"量",由于立意的不同,产生了前一个阶段的补轻泻重和后一个阶段的补重泻轻;二是行针过程的偏重,在同一立意基础上,出现了前一阶段的进出针向后一阶段的提插针的演变。可见,立意的变化,是形成不同补泻操作方法的重要原因之一。一定的理论思想指导产生一定的补泻针法,这是古代补泻针法发展的内在规律。领会补泻针法的立意,就能透过繁复的手法形式,加深对其本质的认识,把握住操作的要领。

从立意的角度,我们可以对不同补泻针法进行一定的理论评价。《内经》补泻针法,其主要操作特点与病症表现的性质特征相一致,体现的是顺势而治的思想。艾灸补泻法亦如此。这和《内经》倡导的针灸方法须与体质状况、经脉气血多少、天时变化等相顺应的思想观点是同源的、一致的。后世补泻针法,在主要操作方法的制定上,明显地对应阴阳术数理论,主观的成分较多。因此,比较而言,《内经》的补泻针法更朴素,操作方法基于病症的要求与临床实际的联系更直接,其立法用意极具启发性和指导性。

第四节 传统针灸学的认识论基础

一、传统针灸学的思维方法与学术特征

针灸的起源与形成经历了一个漫长的历史过程,针灸学作为中医学重要的一部分,肇源于《黄帝内经》,并以《针灸甲乙经》的成书为标志,从而形成了通过针刺和艾灸及其他作用于经络的疗法,来调整人体阴阳、气血、脏腑经络用于防治疾病的一门学科。

(一)传统针灸学的思维方法

传统针灸学根植于中国传统文化中,思维方法受到中国哲学的影响。中国哲学不仅奠定了中医学理论的思想基础,同时决定了针灸学的发展方向与未来。掌握针灸学的思维方法,是解开针灸学的本质和研究针灸学理论体系的一把钥匙。传统针灸学的思维方式大致可以概括为象数思维、整体思维、辩证思维、中和思维、顺势思维五种思维方法,这五种思维方法相互渗透交融,共同体现在传统针灸学的理论体系与临床运用之中。

象数思维是指通过取类比象、象征等手段,运用直观形象、感性图像、数字符号等象数工具解释、认识世界的本质规律的思维。"象",指万事万物表现出的形象,如《周易》云"见乃谓之象,形乃谓之器","近取诸身,远取诸物"。"数",数是一种特殊的象,通过将象的抽象化、简化,用于表现事物的定性关系。象数思维认为自然、社会、人体规律是统一的,即"三才一体",中国哲学通过象数思维将万事万物符号化,如太极图、阴阳五行、八卦等符号,构建宇宙万事万物的模型。象数思维对针灸学的影响很大,比如通过腧穴部位的结构、形态等归纳腧穴的主治作用,以及经脉的阴阳属性、五行属性等等。传统针灸学通过象数思维抽象出的概念多是理性思维和感性思维的结合体,因此具有整体性、功能性、形象简明的特征,同时这一思维的非线性也可以很好地阐释复杂的人体功能。

整体思维是指认识和分析事物时从宏观和整体的角度思考,注重事物的统一性和普遍联系,用联系和制约的角度思考认识世界的思维方式。中国哲学认为世界是一个有机整体,每一个部分都是相互联系和制约的,每一个部分又构成一个单独的整体,所以除了事物外部具有相互联系和制约的特征之外,事物内部也出现复杂、多层次联系。"天人合一"便是这种

整体思维的根本特点，即天道、人道、自然与人相统一。《内经》将"天人合一"引述为"天人相应"，自然界的规律与人体的规律一致，二者有共同的物质基础。整体思维对传统的中医针灸学影响很大，中医针灸学通过将整体思维的具体化及实用化构建出藏象、经络等生理模型，阴阳失调、气血失和、邪正虚实等病理模型。在几千年的发展中，针灸学始终坚持和贯彻整体观，以"天人相应"的理论指导临床实践，以人为中心，从人与自然、社会的角度探讨人体的生命过程及疾病规律，从而形成了"以人为本"的医学模式。

辩证思维是指观察和研究处理问题时，从事物的运动变化规律出发，从事物的内部对立、统一、转化、包含的关系中揭示事物的本质的思维方法。中国古代哲学认为事物的根本规律是"动而不息"，事物的变化如同河流一样，具有恒常性、连续性、整体性的特点。针灸学用这种思维分析人体的生命过程，人的生命是由气的"升降出入"运动变化，气分阴阳，因此维持气的阴阳平衡和运行正常便是健康及治疗的目的。针灸学理论应用辩证思维揭示了人体的整体、联系、运动的不可分性，气则主要运用于阐明生命和治疗的整体、具体变化。

中和思维是指分析和探索事物本质时，注重事物在发展过程中的矛盾关系的协调、平和、平衡状态。中和思维的本质是注重事物的平衡性、和谐性和适度性。事物的发展应处在"度"的范围内，处于协调、统一、适度、均衡的状态。《内经》提出人体健康为"阴平阳秘，精神乃治"，便是这种思维在中医学的体现。中和思维对针灸学的影响深远，如临床应用补泻手法治疗疾病，"以偏纠偏"便是这种思维的体现。

顺势思维是指分析和探索事物本质时，重视顺应自然的趋势变化，以及事物的时序变化的思维方法。中国哲学认为自然界的变化是顺应天道而生，因此人亦应顺应天道发展，强调事物发展应顺应时间及自然规律才能天长地久。针灸学中也时刻体现着顺势思想，比如重视人体经脉气血的流注次序，重视疾病的发生、发展和四时、时间的关系。

（二）传统针灸学的学术特征

恩格斯说过："我们所需要的，与其说是赤裸裸的结果，不如说是研究。如果离开引向这一结果的产生与发展来把握结果，那就等于没有结果。"了解传统针灸学的学术特征，对解析传统针灸学的发展有着重要的价值。传统针灸学具有三个重要的学术特征，即结构上实践与理论交融，逻辑上非线性与线性交汇，理论具有包容性。

1. 实践与理论交融　针灸学在发展过程中，理论假说与实践应用界限并非如同现代医学一样明显。科学理论通常由说明对象和理论说明两个部分组成，即一方面是实事或规律本身，另一方面是对实事或规律的解释说明。任何一个科学假说都需要经过实践形成科学规律，再由科学规律到实践的升华过程。针灸学在结构上的特征具备这两个方面，但其中的各个成分又交织在一起，很难区分，这就需要对传统针灸学的发生、发展有一个全面而准确的认识。

以经脉理论的形成为例，首先，古代医家在长期的临床实践中，尤其是在诊脉的过程中发现人体某体表部位的变化与某种疾病有一定的联系，同时刺激该体表部位有助于与之相关的疾病痊愈，由此认为体表部位和疾病治疗具有联系。其次，由于这种联系是建立在脉诊的基础上，因此这种联系被认为是由血脉联系起来的。最后，随着针灸学的不断发展，认为体表部位及疾病又与相应的脏腑相关，产生了经脉与脏腑相关的意识，进而发展成为经络理论。

由此可见，传统针灸学具备科学理论和实践的两个层次，但多种因素又交织在一起，通过理论和实践的相互交融,这种特性与整体思维密不可分,使针灸学充满了活力,但同时也造成后世在理论、实践及研究中的不适与混乱。

2. 逻辑上非线性与线性交汇　非线性逻辑是指变量之间的逻辑关系,不是直线,而是曲线、曲面、或不确定的属性。传统针灸学理论的形成,一方面是直接来自实践的"经验规律"或理论推演,这一部分是以线性逻辑体系构建的;另一方面则建立在"天人相应"的哲学思想指导下,通过"取类比象"方法形成的,这一部分是由非线性逻辑构建的。

由于实践的"经验规律"是形成医学原始概念的基础,传统针灸学在一定的客观事实基础上,以线性逻辑构建理论。例如在诊治疾病的"经脉所过,主治所及"观点,十二经脉对应五脏六腑,因此针刺经脉可以治疗五脏六腑疾病等等。

传统针灸学同时也采用"取类比象"的思维方法构建理论,由于"取类比象"法具有逻辑上的非线性,决定了在不同思维模式和视角下形成的结论具有多样性。例如《素问·金匮真言》言"东风生于春,病在肝,俞在颈项"。在这里颈项不是肝的体表定位,也不是肝病的反应区或治疗部位,此处颈项与肝的联系是通过四时、脏腑及部位的五行属性确立的,对此还有不同的看法,如《素问·刺禁》篇采用五方、四时及五脏的思维方式认为"肝生于左"。

3. 包容性　传统针灸理论就如一个大的"集装箱",里面装有丰富多样的物品,而被冠以统一的名称。针灸学的新旧理论观念并不互相排斥地综合于同一概念下,因此,针灸学是形式上的稳定和内容上的包容的统一体。例如,经络学说的演变就具有极强的包容性。首先古代医家在早期的脉诊实践中形成了"经脉"概念,脉诊部位"脉口"诊察的病候就成了相应经脉的病候"是动"病,后世医家又将他们临证时常见的病症按经脉循行部位分类,形成病候"所生病",后来又先后出现"十五络脉"、"十二经别"、"十二经筋"等学说,这些理论的意义并不完全相同,但又同归属于经络学说之中,这就是传统针灸学的包容性。

二、传统针灸学的本质认识

从某种意义上讲,传统针灸学是在"天人合一"思想指导下,通过阴阳五行理论认识人体的生命活动、气化规律,并用针灸方法进行治疗与康复的学科。

(一) 天人相应与人的属性

传统针灸学在形成和发展过程中深受中国传统文化的影响,不论是理论体系还是治疗体系,均处处体现出中国传统的历法、天文、军事、气象等传统知识的相关内容。因此传统针灸学在形成时吸收了当时先进的中国自然和人文科学的成果,具有自然科学和人文科学的双重属性。中国传统文化的核心是通过"天道"与"人道"展开的,"人与天地相应"是最基本的命题,这一基本命题不仅影响中国传统文化的发展,也深刻地影响着传统针灸学的发展。

中国传统文化的"天人相应"是从对宇宙的认识展开的,进而推进到对人的生命的认识。根植于中国传统文化的传统针灸学在理论体系构建和形成过程中自然把"天人相应"作为主导思想,《内经》中提出的"人以天地之气生,四时之法成",是传统针灸学的认识人体以及自然的基本法则。因此,对于健康的认识便是人必须顺应天地自然之气的变化,违背这一法则会产生疾病。对这一法则的不同角度认识与解读构成了传统针灸学的学术体系。

中国传统文化认为自然界万事万物的变化是由阴阳二气相互交感而化生,如周敦颐言"二气交感,化生万物,万物生生,而变化无穷焉"。而人与自然是由阴阳二气相互交感而成,《素问·宝命全形论》云:"人生于地,命悬于天,天地合气,命之曰人。"传统针灸学认为人与自然具有物质的统一性,二者的基本运动规律是一致的。

"天人相应"的自然观,体现出人与自然和谐相处的生命观,进而形成了传统针灸学的"人本位"精神,即天地的阴阳二气化生成元精,元精的气化运动产生生命。如《灵枢·本神》云:"天之在我者,德也。地之在我者,气也。德流气薄而生者也。故生之来,谓之精。两精相搏,谓之神。随神往来者,谓之魂。并精而出入者,谓之魄。"《灵枢·决气》云:"两神相搏,合而成形,常先身生,是谓精。"因此,元精是生命的物质基础,元精的运动与气化是生命的根本属性。

"天人相应"不仅揭示出生命是在不断运动的,同时也指出生命活动和自然界的气化是息息相关的。人体的脏腑经络、气血、四肢百骸的变化都受到自然界气化的制约和影响,这种制约表现在时间和空间上。如《灵枢·阴阳系日月》云:"故天为阳,地为阴。故足之十二经脉,以应十二月,月生于水。"《素问·异法方宜论》云:"故东方之域……使人热中,盐者胜血,故其民皆黑色疏理。"同时,这一观点也阐述了人体的差异性是与自然界的气化活动密切相关的。传统针灸学在"天人相应"理论指导下,不仅揭示出人的自然属性,同时也认为人的社会和心理属性是自然属性的一部分。如《灵枢·逆顺肥瘦》篇云:"圣人之为道者,上合于天,下合于地,中合于人事。"

总之,传统针灸学认为自然的气化规律即人体的气化规律,违背这一规律则会导致疾病的发生,因此顺应自然这一观点构成了针灸学预防、诊断和治疗疾病的基本原则,诚如《素问·四气调神大论》所云:"从阴阳则生,逆之则死。从之则治,逆之则乱。"

(二) 传统针灸学的治疗原理

传统针灸治疗正是基于对人本质的深刻理解而进行的。因为人需要顺应自然界的气化规律而变化,所以针灸治疗的原理是沟通人体与自然的气化,使人体气机顺应自然界的气机,帮助人体恢复自我调节与控制能力,恢复人体的气化功能达到调节阴阳,实现预防和治疗疾病的目的。

传统针灸学认为人体气化的通路和关键是脏腑经络体系,因而对于诊断治疗的要点亦是从脏腑经络体系进行展开。对脏腑经络体系的认识起源于战国时期,至秦汉时《黄帝内经》深刻地揭示出了经脉的本质,即"经脉者,所以行血气而营阴阳,濡筋骨,利关节者也"、"夫十二经脉者,内属于脏腑,外络于肢节"。由此对治疗方法性质的认识产生了针灸技术的革新与发展。

例如,针刺疗法是通过针刺腧穴对人体的气机进行调节,所以针刺疗法注重机体对于针刺的响应,故历代医家均重视"得气","得气"方能产生效应,《灵枢·九针十二原》曰:"刺之要,气至而有效,效之信,若风吹云,明乎若见苍天。"由于针刺治疗需要依靠激发人体的经脉之气,所以不可避免的要重视到自然界气机变化对于人体的影响,针刺之中则时刻体现着"天人相应"的观点。

针刺疗法是通过经络,依靠人体自身经气对阴阳气血进行调节,而穴位敷贴、雷火灸等疗法则是通过经络,依靠药物和人体自身经气的协同作用调节阴阳气血。因人与自然具有物质统一性,药物的四气、五味的偏性则会对人体产生不同的影响,以达到"以偏治偏",达到平衡人体气血阴阳的目的。

总之,基于"天人相应"理论,针刺治疗疾病并非采用对抗的方法直接消灭病毒或致病菌,而是利用人体的正气调节机体,使人体恢复到"阴平阳秘,精神乃治"的健康状态。

三、传统针灸学对复杂性与不确定性的掌握

复杂性是医学的本质属性之一。传统针灸学基于"天人相应"的整体思想,对于机体复杂性和不确定的掌握有着巨大的优势。

（一）机体的复杂性与不确定性

复杂性是医学和疾病的客观属性。复杂性并非能通过提高人的认识水平和认识手段而加以消除。医学家试图通过还原论的方法,将人的生命和疾病还原为物理学、化学或者分子生物学的简单机制,从而使复杂的问题简单化。虽然这一方法在某些疾病的预防和控制上取得了巨大的成功,但是给医学带来的另一个问题便是不确定性,即医生无法对生命状态或运行结果,做出唯一确定的描述和预言。

如果假设医学科学是线性的,可确定的,可还原的,那么循证医学的随机对照试验方法将明显成为多余。对完全确定的疾病采用随机对照试验的方法无疑是多此一举。因此,随机对照试验可以理解为医学科学基于自身复杂性的一种权宜之计。因为目前还没有更好的办法,采用随机对照试验,也只是可能减小不确定性,而并非消除不确定性。

事实上,事物往往处于一种复杂的变化之中,整体不等于部分之和,医学的非线性给我们的认识带来了巨大的困难,例如巴斯德曾经做过一个实验,他用炭疽杆菌感染鸡时,鸡并不发病。而当他把注射过炭疽杆菌的鸡放入冷水中,这只鸡不久即死于炭疽病。医学认识的复杂性来源于两点,即认识主体的复杂性和认识客体的复杂性。

1. 认识主体的复杂性 医学认识主体是具有一定的医学知识、业务能力和职业人格的运用一定物质和精神手段,从事医学实践的个体与群体。医学认识主体的复杂性决定了医学充满了不确定性。医学认识主体在从事认知活动中,需要做到知识结构、能力结构和人格结构的协调统一,反之医学认识主体的认知偏差往往是由于上述三要素的不协调造成的,这也将造成认识主体的复杂性与不确定性。这种复杂性的原因是认识主体的有限性或认识主体的知识结构、能力结构和人格结构有瑕疵造成的,即没有任何一个人能够具有完美的人格,完备的能力,同时掌握所有的医学知识和医学技术。

2. 认识客体的复杂性 医学客体指的是患有疾病或不适,有求医行为的并接受治疗和帮助的人,包括患有躯体疾病的患者、患有心理疾病的患者和患有精神障碍的患者。认识客体的复杂性主要体现在患者的个体差异上。患者的个体差异是一个复杂的生命现象,其受到生物因素、心理因素、社会因素等多种因素的影响和制约。个体差异的生物因素指年龄、性别、种族、解剖、生理、生化、病史等差异。个体差异的心理因素是由不同个体的性格、生活环境等因素造成的。而社会因素包括地区、职业、文化、生活等方面。这些因素导致相同的疾病在不同个体表现和发展的差异性,造成规范化治疗的困惑。

3. 疾病的复杂性 医学并非是经典的线性科学,而是充满了复杂性,一个重要的例证便是在医学史上,从没有仅仅依靠治疗方案就摧毁重大疾病的先例。疾病本身便是一种复杂事物,因此疾病的复杂性是一种固有客观属性,并不会因医学技术的发达而消失。现实中,往往简单的疾病给现代医学体系带来了巨大的挑战,例如流感的暴发,看似简单的病毒给社会带来巨大的损失。

疾病的复杂性来源于人体的复杂性,疾病的发生及发展并非遵循线性联系,而是以非线性表现为主。疾病的发生发展也表现出多样性、差异性、可变性与不确定性。

（二）传统针灸知识体系对复杂性的认识与语言符号

传统针灸学对不确定性有系统而深刻的认识。整体思维，辨证论治是对生命活动与疾病的发生、发展、转归的多因素整体分析的认识与把握，与在还原论思想指导下的现代医学简单化单因素局部分析的认识相比，具有显著的特点。现代医学对于指标与药物的认识，仅仅是种种生命现象整体中的一种情况，在不同的情况与前提条件之下，这些指标或药物既可以成为主要因素或治疗方法，也可以是次要因素，或成为可以舍弃的方法。中医学把握机体的复杂性主要是以系统整体模式和时间空间模式展开的，二者共同的指导思想是天人相应。针灸学的重要语言符号是在《黄帝内经》确立的，这些重要的语言符号同时也是针灸医学模式的标志，因此针灸的语言符号也是进一步揭示复杂性的关键。

1. 系统整体模式　阴阳模式是认识生命运动中对立统一关系的模式。阴阳是中国古代哲学的一对范畴，最初来源于古人对大自然的观察，向日为阳，背日为阴，其含义非常朴素。后来随着认识的不断深入，人们用阴阳来形容一切事物或现象相互对立、相互统一、相互消长的两个方面。用阴阳来说明事物的相对属性，或一个事物相互矛盾的双方，从而认识自然界变化的本质及其基本规律。阴阳之间对立统一的矛盾运动是一切物质所固有的，《素问·阴阳应象大论》言："天地者，万物之上下也；阴阳者，血气之男女也……阴阳者，万物之能使也。"因此阴阳是自然界变化的基本属性。阴阳学说是中医学最基本的理论基础，中医针灸学的人体组织结构、生理病理、诊断和治疗知识都是在阴阳理论的基础上形成的，都属于阴阳模式的应用。阴阳二者始终处于运动状态，阴阳消长平衡、交错相感、对立制约、互根互用，这也体现了阴阳模式的复杂性。

五行模式是认识五个要素构成的复杂生命体的运动规律及各要素之间关系的模式。五行也是中国古代的一种哲学思想，它认为世界是由木、火、土、金、水五种基本物质构成，但五行的特性大大超越了这五种具体物质本身，而具有更为广泛和抽象的含义。

藏象模式是以五脏为中心，联系体、华、窍、合、志、液、神、时、色、味形成的五大生理系统，以此认识生理、病理变化，如五脏咳、五脏痹等。藏，即内脏，是指隐藏于体内的藏象器官，包括五脏、六腑和奇恒之腑，以五脏为中心。象，一是指内脏的解剖形态，二是指内脏的生理病理反应于外的表象。藏象的实质是人体生命本质与现象的统一。

中医学以五脏配属五行，说明五脏的生理和五脏间的相互关系。功能上，肝喜调达性升属木；心主血脉温煦而腾上属火；脾主运化承载受纳属土；肺主肃降、清降属金；肾主水司封藏属水。五行和阴阳一样，也是动态变化的，其最主要的特征就是五行之间存在着相生和相克，用以探索和阐释复杂的脏腑系统的内部各事物之间的相互联系。在五行模式下，五脏病变可以相互传变，这一认识说明一脏病变可传及他脏，而本脏也可以受到他脏的影响，就体现了五行模式的复杂性。

十二经脉模式是从十二经脉的分类及分布，用以认识人体的生理、病理活动变化及其相互联系。经络是经脉和络脉的总称，是指人体运行气血，联络脏腑，沟通上下内外的通路。经，有路径之意，经脉是经络系统中的纵行干线，多循行于人体的深部。络，有网络的意思，络脉是经脉的分支，纵横交错，网络全身，无处不至。经络通过有规律的循行和复杂的联络把五脏六腑、肢体官窍、肌肉筋骨联结成一个有机整体，从而保证人体生命活动的正常运行。

2. 时间空间模式　时间和空间是物质存在的一种形式，时间是物质的延续性、间隔性和顺序性，空间是物质的广延性和伸张性。中医针灸学在萌芽阶段便吸收我国古代先进的天文学知识，从而形成了独特的时空医学模式。恩格斯在《自然辩证法》中写道："必须研究自然科学各个部门顺序的发展。首先是天文学——游牧民族和农业民族为了定季节，就已经绝对需要它。"我国古代的天文学十分发达，从已有的出土文物来看，甲骨文和金文中均出现了大量的历法、天象记录。至秦汉时期，我国古代天文学理论已经基本形成，同时这一时期也是《黄帝内经》的成书时期。因而传统针灸学有着深厚的天文历法烙印也不足为奇了。

子午流注模式是对人体经脉气血与时间变化间相联系的模式。子午，指阴阳变化的极点。流注，指人体的经脉气血随着自然界的阴阳变化消长转化，即如《针灸聚英》中所言："肺寅大卯胃辰经，脾巳心午小未中，申膀酉肾心包戌，亥三子胆丑肝通。"这一模式的典型应用是子午流注针法，子午流注针法是针灸医学领域中一种独特的取穴法，它是在"人与自然相应"的理论基础上逐渐演变而成的，是受中国古代"天人合一"和"阴阳五行"等哲学思想的影响，结合经络循行、气血周流而创建的一种刺灸取穴法。子午流注针法的推演工具是干支甲子，并且重视日节律在针法中的运用。子午流注模式充分地把握了经气盛衰的时间规律，并拓展了临床上五输穴的运用。

月相模式是将月相变化与经脉的盛衰相联系，重视地月关系对人体经气的影响。月相变化是古人对自然观测的重点之一，历法中"月"的概念便基于此。同时古人在观测中发现人体的某些生理现象与月相相关，例如女性的月经等。传统针灸学对于月的重视之一便是针刺禁忌，如《灵枢·阴阳系日月》曰："正月二月三月，人气在左，无刺左足之阳。四月五月六月，人气在右，无刺右足之阳。"

二十四节气模式是对人体生命运动、疾病变化、治疗用药及养生等与自然季节气候变化间联系的模式。节气是由地日运动而产生的，节气即把太阳在黄道的位置变化和引起地球气候变化的演变情况分为二十四段，每段大约半个月左右。节气包含物候节气和天文节气，二十四节气模式是传统针灸学对地日关系及地日运行导致的人体生理变化的概括。二十四节气模式在传统针灸学的应用便是节气灸法，即在冬至、夏至节气交点进行灸疗，达到"冬病夏治"和"夏病冬治"的目的。

五运六气模式是从天时气候变化规律，以及天时气候变化对生物影响的模式。五运六气模式从地球与太阳系的关系对地球气候、物候变化的影响为切入点，构建五运六气模型，探讨自然界气候变化对人体生理的影响。应用五运六气模式进行针刺始见于《黄帝内经遗篇》，其指出了在不同的年份，根据不同的疾病进行针刺的方法，如"气过有余，复作布正，是名不退位也。使地气不得后化，新司天未可迁正，故复布化令如故也。巳亥之岁，天数有余，故厥阴不退位也，风行于上，木化布天，当刺足厥阴之所入。子午之岁，天数有余，故少阴不退位也，热行于上，火余化布天，当刺手厥阴之所入"。即应用五运六气理论，在疾病发生之前应用针刺手段进行预防，达到"治未病"的目的。

子午流注、月相、二十四节气、五运六气等模式以阴阳五行理论为基础，以"天人相应"整体观为指导，将人体置身于太虚宇宙、天地自然之间的五运与六气变化之中，来探索人体生命规律，是传统针灸学不可或缺的重要组成部分。

四、针灸学医学范式的形成

医学的发展同时伴随着医学模式和范式的转变，从古代到近现代，在不同历史条件下的医学发展水平不同,因而形成了不同的医学模式和医学范式,可以说医学的发展是在不断的曲折中前进的。范式这一概念由美国著名科学哲学家托马斯·库恩提出,所谓的"范式"是指在某个历史时期内,为某个科学共同体(例如某一科学领域内的科学家、教师、学生)所共同认可的一套概念体系,包含构筑这一研究领域理论体系的一系列基本假设、通用的术语、研究方法、对研究结果解释的基本思路。库恩通过范式理论构建了一个科学发展的动态模式,即前科学时期(前范式时期)—常规科学时期(形成范式)—反常与危机—科学革命(新范式战胜旧范式)—新常规科学时期。然而传统的针灸学受到中国古代哲学的影响,尤其是儒家的学术思想,注重"述作"精神与传承性,从某种意义上说,传统针灸学发生的范式革命并非如同在西方哲学指导下的现代科学,对传统进行彻底的颠覆与批判,而是在不断地对"原典"进行不同角度的阐述与补充,即所谓的"一以贯之"。

(一) 传统针灸学范式的形成背景

传统针灸学的范式形成背景在一定程度上可以反映针灸学的本质,学术范式是在特定的人文、地理、社会环境下萌发的产物。

中国位于亚洲东部、太平洋的西岸。领土辽阔广大,古代中国被复杂的山脉和广阔的海洋与世界上其他古文明隔绝,直到鸦片战争前,文化始终处于自我发展的状态,并且与周边的国家形成汉文化圈。因此,针灸学在发展中始终处于自我发展的状态,具有强大的稳定性、开放性、一定程度的封闭性。开放性表现在针灸学范式形成中吸收了中国先进的天文、历法等自然科学成果,例如子午流注针法。封闭性则表现在对其他文明文化的成果吸收不足,有一定的排斥性。

思想文化层面上,传统针灸学的发展与儒家的思想密切相关。注重临床实际,重视对事物的整体认识,尊重经典等,例如孔子言"未能事人,焉能事鬼",医家则有"信巫不信医,六不治也"的说法,这都体现了针灸学深刻的现实主义精神。

中国是传统的农业大国,农耕文明的生产是与时间、空间变化相关的。这样的思想不可避免地影响到传统针灸学。古人通过观察时间的变化,引申出事物的发展是动态的、连续的、人与自然是统一的,强调人与自然的互动,故传统针灸学重视时序、时间对经脉的影响,重视人体与自然的统一。

(二) 传统针灸学的范式特点

早在几千年前,智慧的中国古人在其生活实践当中,以石和火为启发,逐渐形成了针刺和艾灸的治病手段。针灸从一种医疗手段逐渐发展成为一个完整的、系统的传统针灸学理论体系,大致具有以下几个特点。

1. **"医乃仁术"的医学道德思想与本质**   传统针灸学的认识方法和哲学基础均来源于中国古代哲学,生长于中国传统文化的土壤,因此其本质也是源于中国传统文化。以儒家为代表的传统文化中,是以人本位对世界和自然进行思考的,形成了"天人相应"的思想,同时也形成了传统针灸学"医乃仁术"的医学道德思想与本质。即如《灵枢·师传》所言"余闻先师,有所心藏,弗着于方,余愿闻而藏之,则而行之,上以治民,下以治身,使百姓无病,上下和亲,德泽下流,子孙无忧,传于后世,无有终时",把医学作为仁术,反映了古代朴素的人道观念,"仁者,人也"。以儒学为主体的中国文化将人推崇到很高的位置,所谓"天地之性,人为贵","唯人,万物之灵"。传统医学是因人而产生,终极目的则是治病救人,济世苍生。所以医学发展的动力也是随着社会与人的需要而发展,而不是单纯的求知欲与探索欲。对自然的敬畏、感知、思辨及利用,是形成针灸独特医学思想和技术的逻辑起点。

2. 以阴阳为纲的辩证思维　阴阳是一对相反相成的概念,源于古代辩证的哲学思想。古人最早通过对大自然的观察,主要是对太阳的活动而产生的日光向背、温热寒凉等自然现象的观察和体验,经过不断的抽象、升华而得出来的。阴阳这一对哲学概念贯穿于中国古代的各个领域,中医学自然也是在阴阳理论的指导下发展而来的,《黄帝内经》将阴阳概念引入医学领域,用于揭示人体生命活动的奥秘,构建医学理论体系。阴阳概念与传统针灸学的结合,主要从"天人相应"的观点出发,人与自然相统一,以整体观点分析生理、病理和进行治疗。战国时期的名医扁鹊就明确提出了"阴脉"和"阳脉"的概念,马王堆汉墓出土的《阴阳十一脉灸经》中三阴三阳的名称已经出现。由此可以看出,早在《内经》时代,甚至在更早,阴阳概念就已经运用在传统针灸体系中了。

3. 以《黄帝内经》为理论与实践根源　传统针灸学体系是以《黄帝内经》为理论根源,以针灸为治疗手段的医学体系。医学实践决定医学理论的发展,古代杰出医家以临床实践为基础,将理论认识与经验综合提炼而形成系统的理论。《黄帝内经》汇集了春秋战国时期、汉代初期名医家的临床实践经验,以及早于《内经》的文献观点,并进一步整理充实而成。《内经》之后,又出现了《黄帝八十一难》(即《难经》)、《黄帝三部针灸甲乙经》等,由此可以看出传统针灸体系是在《黄帝内经》的基础上发展而来的。同时《内经》的成书,标志着砭石的运用趋向衰落而九针的运用正在兴起,成为了外治法的代表。"九针"是九种不同形状的针具,它的制造和运用,是《内经》成书年代的一个标志,也是针灸形成理论的实践基础。

4. 整体恒动的医学观念与方法　从阴阳五行到脏腑经络,传统针灸学的认识和方法便与西方医学走上了截然不同的道路。传统针灸学对于自然的认识是朴素的。在观察人的生命活动时,古人以整体、恒动、连续的方法观察,从而形成了传统针灸学理论体系,这一方法即司外揣内、阴阳恒动、天人相应。所谓"司外揣内",即通过取类比象的方法观测事物的外在表现,从而推求事物的本质。在医学上,司外揣内则是通过抽象人体生命活动的征象,研究人的生命变化,在《灵枢·外揣》篇记载为:"合而察之,切而验之,见而得之,若清水明镜之不失其形也。五音不彰,五色不明,五脏波荡,若是则内外相袭,若鼓之应桴,响之应声,影之似形。故远者,司外揣内,近者,司内揣外,是谓阴阳之极,天地之盖。"即通过望闻问切等手段,不需要将人体解剖,即可知生命活动的原理。阴阳恒动,则是从原始的元气说进一步发展而来,即人的生命本源是阴阳变化,阴阳变化是连续而不休止的,如《素问·四气调神大论》曰:"夫四时阴阳者,万物之根本也。所以圣人春夏养阳,秋冬养阴,以从其根;故与万物沉浮于生长之门。逆其根则伐其本,坏其真矣。"阴阳的运动产生四季,四季的变化则是生命的根本。阴阳恒动的观念产生了传统针灸的时间空间医学系统,从而使传统针灸学更加完备。天人相应则是整体观念的最终体现,即如前文所言。从某种意义上说,天人相应是传统针灸学理论原点,这些方法从《内经》时代产生,给传统针灸学的发展留下了深刻的烙印。

五、重"针"轻"理"与针灸存亡

医学发展现象的背后往往与医学的本质和目的息息相关,医学发展的内在动力是人类对健康的需要,科学技术是推动医学发展的杠杆。中国传统文化是传统针灸学的土壤,因此针灸的存亡亦与传统文化息息相关。

（一）末世之刺

早在《黄帝内经》时代，我国的古人便对医学的存亡感到担忧，认为如果脱离理论的指导，中医学便会陷入危机中，如《素问·宝命全形论》所云"今末世之刺也，虚者实之，满者泄之，此皆众工所共知也。若夫法天则地，随应而动，和之者若响，随之者若影"。即知道补泻虚实，没有针道的指导，妄施补泻，触犯"虚虚实实"之戒，临床疗效差，可能使医学陷入危机之中。

历代医家对于针灸发展中的不良现象也作出了批评，例如徐灵胎先生在《医学源流论》中指出当时针灸学发展的十个弊端：一是选取穴位机械，仅依照同身寸法；二是治病选穴机械，不知临证变通；三是忽视五输穴的作用；四是补泻手法单一；五是不重视得气；六是针刺忽视时间对人体的影响；七是针灸的适应证减少；八是刺络疗法不敢放血；九是针刺方法单一；十是针具简单。这十个弊端对当今的针灸学发展仍有一定的警示意义。

但是我们也应当看到传统针灸学强大的生命力，针灸的疗效显著，得到广大人民群众的认可。针灸医学是在曲折发展中前进的，传统针灸医学的一些理念具有直觉的超前性质，其对临床医学复杂性的认识仍然走在现代医学发展的前沿。

近年来，针灸疗法的有效性受到了国内外广泛认可，针灸事业有了很大的发展，随之而来的问题就是，针灸疗法越来越受欢迎，但针灸理论并没有得到很好的发展。重视针灸疗法本身没有问题，只有重视针灸实践，才有产生新想法、新认识、新理论的基础。但是，一味地重视针灸实践，而忽视对针灸理论的学习与研究，不懂得针灸的作用机制，只会使我们的针灸技术停滞不前，使针灸失去生命力。因此，处理好针灸与针灸学的关系，对于发展针灸，提高临床疗效至关重要。

（二）针灸和针灸医学

针灸是人类运用体表刺激方式激发经气而进行疗疾和保健的手段，属实践范畴。针灸医学是以中医理论为指导，在继承和发扬古代针灸学术思想和实践经验的基础上，运用传统与现代科学技术来研究经络、腧穴、操作技能、治疗法则、作用机制及预防疾病规律的一门学科，属理论范畴。然而，在科学研究和临床诊疗方面，往往将针灸与针灸学视为同一概念，尤其是在中国针灸走出国门的今天，用"acupuncture"（针刺）代表针灸学，仅把针灸医学视为一种治疗手段，这就造成了针灸与针灸医学概念的混乱。著名针灸学家承淡安先生曾指出"针灸在应用方面虽已呈现如此的蓬勃气象，而理论方面，却还是恬寂无声，这是两不相称的。为了更进一步提高针灸疗法和整理、发扬针灸医学，对于针灸医学理论的学习、发扬，实有催马加鞭之必要"。因此，认清针灸与针灸医学概念的区别，并掌握二者的相互关系至关重要。

针灸和针灸医学的关系实质上是针灸理论与实践的关系。针灸医学理论是关于针灸的学说，即针灸的基本理论和方法论，它包括针灸的本体论和研究针灸的方法、原则、原理。任何学科的研究，都涉及该学科领域的三个方面：一是理论的研究，二是现状或具体事实的研究，三是历史的研究。一个学科的发展，理论都处在领先的地位。衡量一个学科是否成熟，关键是看理论，针灸医学也不例外。针灸医学理论的先进性是针灸医学成熟的标志。所以，针灸医学要发展，医学理论是先导。

针灸医学理论的作用首先表现在它能够对具体的人体、疾病现象的研究起指导作用。运用不同的医学理论，对同一现象进行研究时往往会有不同的分析或解释，所以中西医对于针灸认识的不同根源是基本理论的差异。

发展针灸医学,也离不开针灸实践。要认识任何事物都必须去接触该事物,去从事该活动,认识离不开实践,否定实践的重要性或脱离实践都是错误的。针灸医学理论随着针灸实践的发展而产生和发展,理论的正确与否又必须经受实践的检验。在针灸与针灸医学的关系中,针灸就是实践,针灸是针灸医学的来源。针灸疗法正是产生于中国古人的生产生活实践中,经过上千年的发展逐渐丰富和完善的。在针灸疗法的运用过程中,古代医家逐渐认识了其中的规律,归纳出针灸的理论,从而形成了针灸医学。针灸理论又需要在针灸实践中得到验证,合理即保留下来,反之则被淘汰。

第五节　针灸学经典知识的现代意义

经络腧穴、针灸方法和治疗的相关经典知识是针灸从业者必须掌握的基本知识。然而,经络系统相关的循行路线和腧穴的精确定位、针刺手法的具体操作却存在诸多争论,初学者及国外学习者的问题则更多,而长期从事针灸临床治疗的医生在使用方面却并无多少困惑,总是能明确说出选择的针灸治疗方案(经络、腧穴、方法及治疗原则)及理论依据,当然同一病症的治疗方案在不同的医者甚至同一就医者诊治中均存在显著差异。为什么不同的治疗方案均可获得有效的结果呢? 这固然有医学临床本身存在的问题——临床的不确定性,但与西医相比,为什么中医针灸的不确定性更甚? 有一些临床医生在指导学生时往往会让学生感觉到专业教材上的知识是没有用的,临床医生治疗时多数不采用治疗学教材上的方案,但他们的知识仅仅只来源于个人的实践而与他们的前期经典教育无关吗?

相应的,对于长期研究未取得"突破性进展"的经络学说,尽管当前的研究相对沉寂,但并未影响其作为针灸学及至中医学基本理论的地位和作用,那么,当前在发挥作用的"经典理论"与历史上存在的理论的含义一致吗?

一、针灸学中的宏观知识与微观知识

(一) 针灸学中的宏观辨证与微观辨证

针灸专业的学生在学习针灸专业知识的同时还必须学习西医知识,这或许是当代中国高等医学教育中特有的现象。在临床上,针灸医生也是两个体系的知识均能应用到对患者的诊断中,而在治疗时则主要依据针灸学经典知识,其中可能的转化模式是这样的:根据西医知识认识疾病的病因及病理,作出西医诊断及预后判断,并作相关的实验室检查;然后依据中医针灸知识,从症状入手结合舌诊、脉诊判断中医的证型及病证的相关经络、脏腑;最后,依据证型及经络,决定治疗的原则及穴位、针灸方法,这可能就是当前针灸临床诊疗的简要过程,也就是辨病与辨证相结合的诊疗模式。

在这种模式中,"微观辨证"是一个重要的概念。"微观辨证"即以微观指标认识与辨别疾病,是指在中医基础理论的指导下,运用现代医学影像学检查、内镜检查、实验室检查、病理组织检查,甚至基因检查等先进技术,旨在从器官水平、细胞水平、亚细胞水平、分子水平、基因水平等较深层次上辨别证,从而为临床诊断治疗提供一定客观依据的辨证方法。目前微观辨证在"无证可辨"和证候不太明显,证候复杂的情况下,显示出优势。这或许是当前针灸专业学生学习西医知识的最重要理由之一。即中医知识用于宏观辨证,西医知识用于微

观辨证。有学者认为中医传统的辨证方法是一种宏观辨证，是通过对四诊获取的信息进行分析，从而辨别证的方法，其辨证方法重点是把握人体的功能状态。

在针灸临床应用的层面上，以西医疾病分类，结合现代检查，可使针灸治疗更为精准，是一条经历实践检验的可行之路。尤其对于一些没有明显中医症状的疾病或疾病的阶段，这种模式更有意义，例如，邱茂良教授对于乙肝病毒携带者，一般无明显自觉症状而无证可辨，主张选用具有强壮作用的腧穴扶正祛邪而效果显著；针刺治疗急性菌痢时，症状虽很快消除，但大便细菌培养仍可能阳性，则可只取上巨虚穴针刺，待细菌培养连续 3 次阴性方为痊愈。

（二）微观知识阐明原理与宏观知识指导操作

实际上，这只是针灸学宏观知识与微观知识关系的一个方面，更重要的问题是目前关于针灸治疗机制研究的"微观知识"如何应用于针灸的临床之中。例如，很多研究观察到针灸对相关分子的调节作用，然而，对于临床而言，这种针对分子的调节知识的意义何在？韩济生院士发现从 1899 年至 2010 年 7 月 4 日为止 SCI（扩展板）文献中应用最多的 3 个穴位，是合谷（345 次）、足三里（299 次）、内关（299 次），另 3 个著名穴位百会、列缺、委中仅分别应用34 次、10 次、8 次。朱兵教授的研究发现，截至 2013 年 3 月，从 CNKI 中国知网数字图书馆论文查询可以得知，足三里穴的现代研究主题词有该穴名的论文计 1670 篇（而合谷穴只有495 篇）；在美国 NCBI 的 PubMed 生物医学数据库中含有"Zusanli"穴为主题词的论文有 818篇（含"Hegu"穴的仅为 293 篇）。根据对发表的临床论文不完全分析，足三里穴已在 183 种现代疾病的针灸治疗中得到应用（包括作为针灸处方配穴使用），涵盖了针灸有效疾病的所有种类；更是保健和"治未病"的主穴。而在针灸作用的机制研究中，仅足三里单穴使用的研究领域就涵盖机体的所有组织和所有的功能系统，是基础研究最多的穴位。可以说，古往今来足三里穴是针灸学科运用频度最高的腧穴。这两个现象是否部分提示：关于针灸机理的知识主要来自对极少数的穴位的研究。但是，我们在应用时却往往将这些知识应用于所有针灸干预效应的解释（可以参见多个版本的《实验针灸学》）——个别研究获得的知识的泛化，这应该是当前针灸研究中普遍存在的一种现象，值得重视。

那么，针灸机理知识的意义何在？在认知心理学中，知道什么的知识亦称陈述性知识（declarative knowledge），知道如何的知识亦称程序性知识（procedural knowledge）。陈述性知识是描述客观事物的特点及关系的知识，也称为描述性知识。陈述性知识主要包括三种不同水平：符号表征、概念、命题。符号表征是最简单的陈述性知识，指代表一定事物的符号；概念是对一类事物本质特征的反映，是较为复杂的陈述性知识；命题是对事物之间关系的陈述，是复杂的陈述性知识。程序性知识是一套关于办事的操作步骤的知识，也称操作性知识，这类知识主要用来解决"做什么"和"如何做"的问题，用来进行操作和实践。基于这样的定义，我们是否可以将针灸机理知识理解为"针灸的陈述性知识"，关于针灸临床治疗的知识理解为"程序性知识"。也就是说，目前关于针灸机理的知识主要是应用于陈述"针灸是什么"的，而针灸临床知识，则是指导"针灸做什么和如何做"的。

然而，目前，针灸是什么、针灸做什么两个方面的知识并未取得实质性的统一。在"是什么"方面，主要基于现代生命科学与医学知识正在进行深入的以微观知识为主的探索，但这些知识还是零散的、不系统的，还不具备完全指导针灸临床的价值；在"做什么"方面，则主要基于传统针灸学的经络、腧穴、针灸方法的经典知识。

那么,难道传统针灸学不存在"针灸是什么"的陈述性知识吗?当然不是,只是在现代科学意义上还没有完整的"针灸是什么"的陈述性知识。

(三) 针灸学生物学合理性的困境

现代意义上的"针灸是什么"的实质是在探寻针灸学的生物学合理性。所谓"生物学合理性(biological plausibility)"是指对观察到的现象作出因果联系的判断要符合已经存在的生物学或医学知识。当前针灸机理研究的主要目的可能就是要表明针灸学的生物学合理性。

实验针灸学是运用现代科学技术和实验方法研究针灸作用基础、针灸作用规律、针灸效应及机理的一门学科。朱兵先生 2015 年提出了系统针灸学的概念,认为系统针灸学(Systems Acu-medicine)试图从生物本能的角度,阐述生物进化所禀的特殊结构与体表刺激所赋效应之间的必然联系,探讨与生俱在、具有医学启明星特征的体表刺激疗法的本源,寻索针灸医学维系生命的真谛。直接指明了其探索针灸学的生物合理性的根本宗旨。

生物学合理性的缺失也是当前针灸学在医学临床被广泛应用而其学科地位得不到应有承认的关键所在,也是"临床合理性"备受质疑的重要原因。尽管我们目前进行了很多的研究,但是仍未形成系统的知识体系,其可能的原因主要有四个方面:一是当前的生命科学关于体表的知识与阐明针灸机理的要求有一定距离,主要的知识是关于皮肤的研究,而对于体表各组织间关系的认识还明显不足,最重要的不足是体表局部(刺激)与远部或整体(效应)关系的细节知识很少,因为生命科学研究主体对这种特殊联系的过程并不关注。二是针灸"刺激-效应"关系描述得不清楚和不稳定,临床上主要关注的是疗效而对于针灸净效应的研究非常不足,动物实验过程中关注的主要是靶器官上已经知道的生物因子及生物过程,而对于针灸干预特有的生物因子与过程的关注较少,根本的原因在于研究者的生命科学思维及技能的不足。三是适合针灸基础研究的方法体系尚未建立,目前的研究方法借鉴的是生理学、药理学、分子生物学的方法体系为主,何种动物适合于何种针灸效应的研究? 人是最合适的——因为针灸知识主要来自于人体观察,但伦理问题、方法学问题无法实现以人为主的针灸机理研究。影响针灸效应的关键因素亦不明确,总的因素常常分为机体状态、刺激术式、刺激部位、刺激时间等,但目前没有一个是明确的。四是生物合理性的临床意义还没有受到足够重视。因为目前临床上已经有的"临床合理性"的传统知识基本可以满足临床应用的需要,无论是诊治新的病症还是研究新的治疗方案,传统知识均可满足,尽管临床医生也知道生物学合理性的重要意义,但很少有基于生物学合理性的应用。

我们常常将"生物学合理性"的研究描述为"动物点头",实际上,在西医方面"临床合理性"与"生物合理性"也不是完全一致的,很多"动物点头"的研究成果在临床上也是难以再现的,转化医学的出现就是一个很好的说明,但是他们坚信"生物学合理性"是基础;针灸要成为医学的主流,其生物学合理性同样也是必须的,尽管路还有很长,而且针灸的生物学合理性并不是仅仅依靠基础研究者在实验室中完成的,其重要的思路可能是"反转化",即基于明确的针灸临床现象的现代科学描述的基础研究。

二、针灸经典知识体现的医学特征

人们经常提到,西医是治病的医学,中医是治人的医学,但是,实际上中医学中的中药治疗依然是治病的医学,方-证体系与药-病体系是相近的,均为"借外力以自固"指导思想上的医学。《剑桥世界人类疾病史》认为:"针术、灸术和饮食养生术不是为起死回生服务的而是作为一种刺激矫正失常的状态。"那么，是什么样的特质决定了学术界对针灸具有如此的认识？

（一）经络联络全身、传输病邪的观点奠定了针灸全身整体调节的可能性

经络是运行气血、联系脏腑和体表及全身各部的通道，是人体功能的调控系统的观点是学术界的共识，也是针灸从体表调节人体合理性的唯一基础。

《剑桥世界人类疾病史》认为："中国医学的中心点在于它对人类机体的理解，对应于大一统帝国的社会经济结构，在汉代的文献中，人类机体被描述成对从外部带入至体内的资源或是体内产生的资源进行贮藏、分配、加工的一个个功能单元组成的系统。经络系统把单个的功能单元联成一体，据信它还能把资源从一处运到另一处，并把功能单元与外部世界联接起来。描述机体结构和功能的术语很大程度上是些隐喻，是基于对中国秦朝和汉朝所处的地理、经济和社会环境的想象。"同时，经脉也是病邪侵袭人体的通道，《素问·缪刺论》云："夫邪之客于形也，必先舍于皮毛，留而不去，入舍于孙脉，留而不去，入舍于络脉，留而不去，入舍于经脉，内连五脏，散于肠胃，阴阳俱感，五脏乃伤。此邪之从皮毛而入，极于五脏之次也。"此外，经脉与病症的明确关系也是历代文献的重要内容。尽管，对经络的本质研究有不同的学说，但是经络系统建立的这种人体整体有机联系的观点却是针灸学合理性的重要依据。所以，《灵枢·经脉》云："经脉者，所以能决死生、处百病、调虚实，不可不通。"

（二）腧穴"脉气所发"明确了腧穴借经脉调节全身的合理性

腧穴归经的过程是一个漫长的过程，而且还存在诸多争论的问题，但为了解释针灸腧穴通过经络发挥调节全身作用的临床思维模式则在内经时代已经完成。《素问·气府论》云："脉气所发者，凡三百六十五穴也。"明确建立了腧穴与经脉的功能联系。《素问·五脏生成篇》云："人有大谷十二分，小溪三百五十四名，少十二俞，此皆卫气之所留止，邪气之所客也，针石缘而去之。"这里指出了腧穴是卫气与邪气进出身体的位置，而且针刺干预可以去除外来的邪气。《素问·调经论》云："帝曰：夫子言虚实者有十，生于五脏，五脏五脉耳，夫十二经脉，皆生其病，今夫子独言五脏，夫十二经脉者，皆络三百六十五节，节有病，必被经脉，经脉之病，皆有虚实，何以合之？岐伯曰：五脏者，故得六腑与为表里，经络支节，各生虚实，其病所居，随而调之。病在脉，调之血；病在血，调之络；病在气，调之卫；病在肉，调之分肉；病在筋，调之筋；病在骨，调之骨；燔针劫刺其下及与急者；病在骨，焠针药熨；病不知所痛，两跷为上；身形有痛，九候莫病，则缪刺之；痛在于左而右脉病者，巨刺之。必谨察其九候，针道备矣。"这一节则较详细地描述了经络、腧穴、五脏、六腑、五体与针灸治疗的关系。正是基于这样的认识，构建了针灸干预体表腧穴调节人体全身的"腧穴-经络"模式，这或许就是传统医学或科学意义上的"针灸学生物学合理性"。

（三）"腧穴-经络"模式的医学价值

传统针灸学是通过建立"腧穴-经络"模式，明确了针灸调节人体的合理性，然而，近代以来很多研究却一直在追问现代生物学意义上的腧穴和经络是什么？这实际上是不可能有明确答案的，因为经络腧穴的知识不是完全建立在现代生物知识基础上的，它是建立在体表干预调节人体的实践基础上的。现代医学以生物学为基础，但是，到目前为止，生物医学指导下的临床医学并不能完全实现医学维持健康的根本目标。20 世纪 50 年代，一位美国科学家说过一句话，"人类很可悲的一件事，是今天我们从杂志上学到的知识，十年以后将会被证明一半是错误的。更为可悲的是，十年以后我们依然不知道哪一半是错误的"。所以，以"不精确、不科学、不现代"质难针灸经典知识是没有意义的。

以"腧穴-经络"模式为主体的针灸经典知识的医学价值可能表现在以下三个方面:①以人类健康为目标的医学更应该关注人体各部分的有机联系,而不能仅仅以局部的疾病为关注目标,目前临床上"看什么科得什么病"的现象已经暗喻了局部疾病是整体失调的一种表现(因为精确全面的检查与分子医学的初步建立,已经使多种病症的解释具有了系统性特征,如炎症是疾病的共同道路的观点),即从整体看疾病的观点;②疾病的治疗要更关注机体自身的功能的调节,所谓"正气存内,邪不可干",仅仅从病原学上认识和治疗疾病,常常导致两种现象:一是新发生的疾病在没有认识病因的情况下无法有效治疗,二是针对单一病因的治疗可能导致机体功能的紊乱;③临床是不确定的,掌握一定的原则是重要的,但原则的应用是变化无穷的。理想的"同一个疾病同一个疗法"是不存在的,因此,医学理论可能不会是特别精确的,"哪里有不确定性,哪里也就有了自由",针灸经典知识的不确定性可能正是基于临床不确定性的,《针灸问对》指出:"夫病变无穷,灸刺之法亦无穷,或在上,下取之,或在下,上取之,或正取之,或直取之,审经与络,分血与气,病随经所在,穴随经而取,庶得随机应变之理,岂可执以某穴主某病哉。或曰,此固然矣,但学人望洋无下手处,曰,譬犹匠者,教人以规矩,取方圆也,规矩之法在师,方圆之法则在子弟,夫圣人之于针,非经络孔穴,无以教后学,后学非经络孔穴,无以传之师,苟不知通变,徒执孔穴。所謂按图索骥,安能尽其法哉!故曰:粗守形,上守神,粗守关,上守机,机之动,不离其空中,此之谓也。"

医学应该是人学,有研究者指出"医学即人学,人作为生命形式的最高表现,它的研究不仅是超越物理学(机械论、齐一性)的,甚至也是超越微观、中观的生物学的,一方面向着生态学系统(宏观生物学)延伸,即从生命与环境的共生与进化关系中把握它的多样性、或然性、偶然性。另一方面向着社会、心理、行为系统(复杂性、综合性)延伸。人的生命图景与疾病奥秘总是疑团滚滚,就象 SARS 的来去,其中蕴涵着被敬畏、被探索的永恒之谜"。

针灸医学是关于人的医学,其形成的经典知识的临床合理性已经再现于世界范围的医学临床,"也许中国医学史最不一般的地方是几乎不知道何谓过时。知识辩证发展的概念或者'科学革命',完全不适用于中国医学",是的,由于针灸医学体现的医学原则符合维持人类健康的需要,这些原则可能不会发生根本性的变化,所发生的变化可能主要来自于基于基本原则的具体内容的重新表达。我们在传统知识的研究中,必须保持敬畏之心。

三、系统科学背景下的经典知识重生

2015 年朱兵教授出版了《系统针灸学——复兴"体表医学"》一书,提出了系统针灸学的概念。从"系统"的角度认识针灸学或者认为针灸学具有系统科学的属性的观点已经有很多年了,然而,以往更多的是"笼统"地比较针灸学与系统论,认为针灸是"符合"系统论的原则的,也提出过一些"创新"而难以或无法验证的"学说"与"观点"。那么,是否是在针灸学前面加上"系统"这个词,针灸学就有了系统生物学的某些属性了呢? 当然不是。Fred C. Boogerd 等编著的《系统生物学哲学基础》一书认为,系统生物学的前提假设是:系统中存在着待发现的东西,也就是说,生命系统具有的一些功能属性,单单通过分子生物学是不能发现或理解的,因为这些功能属性并不存在于分子本身,系统生物学的研究对象介于("无生命的")分子与生命之间,它的目标是帮助理解分子系统是怎样有生命的,这也是生物学的终极目标。我们认为,从这个理念上理解"系统针灸学"可能更有意义,原因有三:一是只有将

针灸学作为一个系统的整体进行理解和研究，才有可能发现和领悟针灸学中蕴含的对生命及生命调节的隐喻，尽管它是以中国传统科学范式为背景呈现的；二是提醒研究者，目前主流的分子生物学及相关组学研究理念与方法，可能并不能引导我们认识真正的针灸效应规律，因为这些研究并不能告诉我们一个具体的分子事件与针灸刺激的关系，这种关系只有在系统中才能辨识；进而即第三，系统针灸学研究，应该是在系统生物学视野下，以针灸医疗实践为对象的体表刺激调节机体内稳态的规律的研究，而不完全是传统针灸知识的现代科学转译，它们之间或许也不存在转译的可能。

关于中国原创科学的发展，"李约瑟困惑"——近代科学技术革命为什么没有在中国发生？是学术界一直关注的一个问题，然而，同样是西方的科学哲学著名学者席文则认为"这根本就是一个不能成立的问题"；马伯英教授则指出"中国科学技术有自己的轨迹，要在自己的轨道上才能起飞，中医学是一个典例"（马伯英《中国医学文化史》总序）。针对中医学，《剑桥世界人类疾病史》也指出"知识辩证发展的概念或者'科学革命'，完全不适用于中国医学"。这里提出了两个问题，也可能是朱兵教授创立系统针灸学和体表医学两个概念的初衷，一是从全人类（甚至动物）的医疗实践史上如何认识针灸？二是为什么针灸学与新知识总是无缘？

"体表医学"可能是对第一个问题的回应，以往的针灸学及中医针灸史学著作往往局限于"中国针灸学"本身来讨论针灸学的形成发展问题，可以说是对"地方性知识"的研究；但是，在人类的医疗实践史上，并不仅仅只有中国有"体表刺激干预人类健康"的实践，还有很多类似的"地方性知识"；进一步，动物也有"体表刺激干预疾病"的本能医疗行为，作为高级动物的人类类似行为的产生与它们难道没有关系吗？《系统针灸学》的作者全面梳理了历史文献，将"针灸发生学"思考的视野拓展到全新的范围，作者认为："本能医学行为源于物种适应生存的需要，并且在进化过程中不断完善。在远古、史前和古代，我们的祖先——不管他们生存在地球的哪个地域，体表刺激疗法无疑是一切医疗活动的起点，是医学的启明星；这种疗法也将伴随整个人类的历程直到永远。"那么，这样的论述逻辑是否贬低了针灸的价值，不是，而是从根本上定位了针灸的医疗价值。马伯英教授自认为"中医学的本质是朴素的生态（包括自然、社会生态和心理环境）医学适应理论，而这一理论在卫生预防、临床施治和延年益寿的实践中具有切实可用而有效的特质"的观点是他的《中国医学文化史》最重要的结论，我们认为"体表医学"的内涵应该是切近"生态医学适应理论"的论述的，而且更符合概括针灸的特质。朱兵先生进一步论述说："我们可以一遍遍研发新的药物和不断地淘汰旧的药物，但体表干预疗法却是永恒的。我们可以以科学的语言宣布：以针灸为代表的体表医学是生存在这个地球上包括人类在内的所有动物的终极医学科学，也是生物进化过程中自然选择的终极宿命。"

"系统针灸学"应该是对第二个问题的回应，也是对"中国科学技术有自己的轨迹，要在自己的轨道上才能起飞"的具体实践之一。我们多数情况下总是以《针灸学》囊括所有的关于针灸的知识——无论新旧，20世纪80年代前后出现了《实验针灸学》，试图建立基于现代实验理念和研究成果的针灸学，这是近60年来相对创新的针灸学的新的分支学科，但限于其教材的属性，并没有完全实现其应该承载的使命。陈汉平教授自1994年至2014年先后在《上海针灸杂志》上发表了7篇论文，论述了"针灸学的开放性"，在最新的一篇中写道，"针灸学术进一步发展，不是孤立的学术事件，离不开与中西医学和生命科学的沟通、嫁接，要纳入'大针灸学'建设的框架。为此就要冲破经验医学桎梏下传统针灸学缺乏自我革故鼎新自觉之藩篱",同时指出,"近几年,政府相关投资大增,不少重大项目研究成果获得大奖,令人鼓舞。同时也应了解一系列成绩背后真实的情况,清醒看到大量科研成果只是'橱窗里的蛋糕'的现实,防止被各种令人炫目的数据屏蔽下易忽视的问题,避免被获奖中标左右了对针灸学科发展应有的紧迫感,放松了对浮躁虚夸之风的警惕和防范"。《系统针灸学》正是遵循针灸学自身发展轨迹、全面吸收针灸当代研究的成果并融汇相关生命科学历史和最新知识而成的一本创新性著作,《系统针灸学(Systems Acu-medicine)》创立的目的是"试图从生物本能的角度,阐述生物进化所禀的特殊结构与体表刺激所赋效应之间的必然联系,探讨与生俱在、具有医学启明星特征的体表刺激疗法的本源,寻索针灸医学维系生命的真谛",它的研究重点有三个方面:一是研究机体的调节、整合和反馈性控制过程中的交互作用(cross-talk);二是阐述体表刺激对生物分子、细胞,组织、器官和系统层面彼此之间的相互联系,以及它们在疾病时的变化和治疗过程中的转归;三是探讨针灸等体表干预从基因到整体器官功能调控的机制(尽管还有漫长的过程)。"系统针灸学"的创新之处,不仅在于它提供了最新的针灸及针灸研究相关知识,更重要的是构建了针灸学知识整理的范式,著作在新知识与旧知识相融合的知识整理方式、基于当代生命科学和临床研究前沿知识的针灸研究科学问题的梳理、明晰针灸研究策略的思考三个方面的论述,可能对今后的针灸学术发展发挥重要的引导作用。

朱兵先生在全面分析系统生物学对针灸研究的意义基础上,强调指出:"愿传统针灸学能搭上系统生物学的快车,希望'系统针灸学'概念的提出有助于加快针灸现代化的步伐,创立符合生命本态的体表医学体系!"

第六节 传统针灸学的初步解构

在传统医学领域中,针灸学已成为当今具有全球影响的一门学科,也是现代自然科学领域所关注、研究和渗透最多的传统医学学科,然而,由于其学术理论源自中国古代,而临床诊疗体系却囊括古今,但又迫切需要现代科学的语言与世界沟通交流,这三者间你中有我、我中有你的局面正是当今针灸学科发展所要迫切思考的问题。

有人提出,传统针灸学是否具有人文科学、自然科学的双重属性?针灸学绵延数千年的临床实践积淀了其无可置疑的临床疗效,然而其基于传统东方哲学基础之上的针灸理论(经络学说)却在与现代医学的交往中显得举步维艰。是什么原因导致了这本应同属于生命科学的东西方医学体系在相互了解、相互碰撞的过程显得如此艰难?

面对着全球化格局的传统针灸学,也许正期待着一次涅槃后的新生!

一、医疗实践与医学理论

传统针灸学最大的魅力就在于其2500多年历久不衰的临床实践。针灸学临床实践的确切效应是其绵延发展的深厚土壤,是其不断前行的力量源泉。当然,针灸学作为人类医学实践的一个独特分支,自然有其相应的理论支撑,但恰恰是传统针灸学的理论体系,使其在实践发展乃至与现代医学的对话中显得步履蹒跚。为什么会这样?难道是传统理论有问题吗？答案自然是否定的。这其中的关键便是如何把握针灸临床实践与传统针灸理论之间的联系。在论及针灸临床实践与传统针灸理论关系之前，我们不妨先分析一下现代主流医学对临床实践与医学理论的认识。

1. 医学实践的不确定性　实际上，当我们认可医学具有现代"科学"的天然属性的时候，医疗实践与医学理论的关系就已经直接建立了：一种建立在简单牛顿力学体系上的、线性、直观的因果关系。几乎所有的临床医师都在执着地追求着这样一个目标：他们每一次的临床判断与疾病的病因之间存在着明确的因果关系，每一次的治疗决策与疾病的恢复之间同样有着"效若桴鼓"的响应。但显然，这是很难做到的。

毫无疑问，医学有其科学性，或者说从生物医学科学中获益良多，现代医学理念总是试图要建立一个医学实践与医学理论上的简单因果关系，而这似乎是指引医生正确诊断并成功治疗患者的关键所在。正如著名临床流行病学家 David Sackett 教授将"循证医学（evidence based medicine，EBM）"定义为"慎重、准确和明智地应用当前所能获得的最好研究依据"一样，临床医师正在无所不尽其极地采用各种办法实现着这样一个目标——临床因果关系的简单化。很多所谓"科学"的结论被当做临床医学的"金标准"，这是因为这些"实验数据"向医学允诺了一种可能——"可重复的"、"有差异的"结论——统计学上"$P<0.05$"的差异有显著性意义。但实际上，所谓的"金标准"不过是对那种"最完善"的理论与实践所具有的"确定性"的想象和向往。

然而，现代临床医学的这一理念在实践中备受挑战：基于大量生物医学数据的实验研究结果却很难在临床试验中得以重现，一遍又一遍的临床前期试验在考验着所有基础医学工作者的智慧和判断。因此，尽管追求因果关系的简单化是医学行业的显著特征，但人类在20世纪仍是付出了 12 000 多名畸形儿的代价才确认了生物实验到临床决策中无法预知的"不确定性"，并催生了现代药物临床审批制度。

临床医学有着这样一个显著的特质：它与现代科学定义中的"客观性"、"可重复性"、"普适性"等法则不同，临床医学表述的规律结论，在医疗实践中很少有可以准确"复现"或"普遍适用"的。因此，可以说医学理论是存在于医学实践"不确定性"中的"理性"。

2. 传统医学理论的实践特点　当我们反思传统医学临床与实践时，可以发现，在现代医学理念的影响下，临床针灸师在试图运用针灸理论指导临床实践中同样存在这样的问题。也就是说，当我们试图为"经络学说"寻找其"科学依据"时，已经在无意中给传统针灸理论套上了"马辔"——在临床医生看来无非就是追求简单因果关系下的针灸临床策略。譬如当我们论证了"面口合谷收"的现代实验科学基础后，试图期望从中总结出手阳明大肠经中其他穴位（如阳溪穴）对头面部的治疗作用，其理由仅仅因为《灵枢·经脉》中提到的手阳明大肠经"传颊，入齿中"。

囿于对传统对经典的敬畏，人们的思维习惯于接受简单的线性关系，即经典提供的是"确定性"的结论，是可以直接使用的法则。然而人们忽视了其中一个重要的事实，不仅传统针灸理论并不具完整的科学假说及验证过程，而且其实质则主要是表述医学实践的客观规律！古人通过大量的观察发现了手腕部合谷穴与口面部的内在联系，并记录了下来，这就是经脉理论提供给后人的信息。至于古人是采用何种解释方法（如采用手阳明大肠经循行所过等"理论"）则并非其概念的核心。换言之，传统针灸理论重在强调临床诊疗规律本身而非其用以解释规律的"十二经脉"。那么如何认识传统医学理论与实践之间的关系呢？

3. 形而上者谓之道　相对于现代医学,传统医学实践与理论之间存在着渐进式的演变过程,数千年来其临床决策通过临床实践后对医学理论的指导都是在不断地补充完善着《黄帝内经》的理论体系。因此,绵延数千年的传统医学实践,是在"形"而"上"中完成了传统医学理论的升华,其不可动摇的理论核心——阴阳五行学说,也在漫漫历史长河中积淀了人类丰厚的临床实践经验,在一次又一次的临床实践中完成着破茧化蝶的蜕变。《易经·系辞上传》中提到"是故形而上者谓之道,形而下着谓之器。化而裁之谓之变,推而行之谓之通",传统医学理论是建立在医学实践之上的"道",它并非简单地重复着阴阳五行、经络学说的教条,而是在总结其临床诊疗规律上的高度概括。在这过程当中尽管有部分"理论"存在着简单的主观推测,但在我们对其"去伪存真"的批判性解构之后,并不妨碍我们正确认识传统医学对生命科学的高度概括。

反观现代医学的临床实践模式,我们可以看到医学实践对医学理论的作用是颠覆性的,现代医学诞生不过 200 多年的历史,足以说明其沿着否定之否定的方式,艰难而曲折地向前发展。西方社会直到 19 世纪末期,才开始推崇基于实验科学的临床治疗措施,其中最为引人瞩目的就是 1928 年弗莱明发现青霉素对细菌的作用。其实在 1928 年,当时主流的临床医师及医学教科书,仍然推荐使用古老的芳香族化合物及重金属盐类来治疗感染的伤口。具有讽刺意味的是,尽管 1928 年青霉素就已经问世,但在很长一段时间其结果却仅在实验室得以应用,直到二战期间,青霉素在临床得以广泛应用后,来自实验研究及临床实践的庞大数据才使得临床医师逐步接纳了这一全新抗感染药物及其相应的治疗理念。这表明,现代医学理论的发展也是在医疗实践中不断否定自我而实现渐进式的"进化"的,其优势在于较强的自我反馈及纠错能力,弱点同时也表现为其不稳定性。

总之,2500 多年的针灸临床实践坚守的是其颠扑不破的临床诊疗规律,而这恰恰体现了对医学实践中客观事实的尊重——临床医学重在对实践经验的总结提升,而非盲目地追随生物医学理论的步伐。因此,针灸学的发展不应囿于传统理论的桎梏,仅试图从传统理论的科学表述层面为自己"正身",而要从针灸临床实践的科学总结出发,探索生命规律的奥秘。

二、全球化背景下的地方性针灸知识

自从 20 世纪初"赛先生"与"德先生"之争推动了中国的现代化进程,其带来的"科学化"思潮亦深刻影响了针灸学的发展。时至今日,随着针灸临床诊疗技术在全世界的广泛应用,针灸学与现代生命科学之间有了持久而密切的对话,而近百年来神经科学的研究结果对部分针灸疗效机制科学意义的肯定,也逐渐形成了"西方针灸"(western medical acupuncture, WMA)的概念。

1. 全球化背景下的"西方针灸学"　西方针灸学是中医针灸在西方传播过程中,面对西医的基本理论如解剖、生理、病理以及循证医学知识体系的一种适应性改造(表 2-2)。西方针灸学虽起源于中国,但在其传播发展过程中,逐步形成了自身独特的理论体系。早在 19 世纪英国的医生就提出使用注射针头刺激体表的最痛点,能有效缓解肌肉骨骼的疼痛。随着针刺疗法在西方的广泛应用,从事西方针灸学(WMA)的临床医师(针灸师)越来越重视神经系统在针刺调节中的效应。他们认为针刺的主要治疗效果是通过刺激神经系统得以实现的,其调控理论有些与经皮神经电刺激和脊髓刺激相重叠。显然,"西方针灸学"及其追随者并不认可传统针灸医学理论(经脉理论,包括阴阳、五行学说)对其临床的指导意义,相反,他们认为即便是传统针灸穴位的针刺也离不开局部的轴突反射、背根反射以及同节段和跨节段的神经调节,甚至是中枢神经系统的调节效应。20 世纪 70 年代,医学针灸学会(Medical Acupuncture Society)创始人、英国医学针灸学会(British Medical Acupuncture Society)会长 Felix Mann(1931—2014),一位德裔英国人,尽管他出版了西方社会第一本针灸临床教材 *The Ancient Chinese Art of Healing*,但在提到传统针灸理论时,他认为"针刺穴位和经络,在传统意义上,是不存在的(Acupuncture points and meridians,in the traditional sense,do not exist)"。

表 2-2　西方针灸学与传统针灸学的比较

	西方针灸学	传统针灸学
理论基础	局部的轴突反射、背根反射、同节段和跨节段的神经调节以及中枢神经系统的调节效应	以中医基础理论为指导,以经络、腧穴理论为基础,认为穴位有特异性,并有特殊治疗作用
刺激部位	强调刺激骨骼肌内可触及的紧绷肌带所含的局部高度敏感的压痛点,即扳机点;刺激部位只有病理属性	以穴位为刺激部位,位置往往固定,并通过"切、按、循"来寻找;腧穴不仅有病理属性还有生理属性
治疗方式	经皮电刺激、干针,手法上没有补泻,且不重视灸法,刺激时间从即刻到 30 分钟不等,每周治疗 1 次	手针、电针、皮肤针、腕踝针等,强调得气,重视补泻及灸法,每周治疗 2~3 次或者每天 1 次
治疗疾病种类	以疼痛为主的疾病,主要是体表肌筋膜痛;不认为针灸疗法具有提高体质等"补"的作用	体表的肌筋膜痛;对于内脏功能和全身气血的调节;具有保健预防疾病等"补"的作用
学科地位	并不认为自己是一种"替代"疗法,而是要以西方针灸学的形式进入常规医疗体系	认可自身与西方医学相比具有独特性,可以成为主流医学的一部分

　　随着神经科学的发展,特别是神经递质和神经可塑性的发现,为针灸提供了现代科学基础。西方针灸医生在不断的实践中也进行了总结和概括,西方针灸学的概念正逐渐形成。越来越多的在西方社会从事针灸临床治疗的医师开始认可并笃行着他们的新针灸学——"西方针灸学",这种所谓的"科学性针刺疗法"在欧美等国家和地区正迅速发展,影响越来越大。

　　2. 具有地域特色的传统针灸学理论的解读与重构　表面上看,"西方针灸学"的理论更接近现代神经科学的观点,而且针对疼痛类疾病也取得了较好的临床疗效,用其指导临床更直接、重复性亦好。然而,不可否认的是传统针灸学涵盖了临床诸多病种,其基于经络学说的传统理论已经指导针灸临床实践 2500 多年,因此如何在全球化背景下解读、审思传统针灸理论是值得所有针灸学者深入思考的问题。

　　当针灸学逐步成为现代自然科学领域所关注、研究和渗透最多的传统学科时,其最具特色也是最富有生命力的特征就是其传统理论。然而,在这每位针灸医师日日不自觉的古今对话中,最大的障碍也许就是社会发展背后所承载的文化变迁了。众所周知,一门学科体系的知识、方法等内容,主要是通过其学科语言的传达而被理解、认识,基于此而得以研究、运用及交流。尽管理解学科语言的状况对学科内容研究具有基础性影响，但在现代几乎所有学科中足以能构成一种障碍的唯有中医学，因为只有中医学体系有以千年计的发展历程，针灸学作为其分支学科，特性更为突出，这种影响也就更加明显。针灸理论学说载于古代文本，至今其表达多数仍然停留于古代用语，而对这种文字语言的理解和文本的解读，是今人要了解和运用前人针灸实践经验与理性认识的必经之路。理解的程度、正确与否，则直接决定着针灸学科的传承和发展。这一点对于大多数传统针灸医师而言已殊为不易，更加遑论有着迥然不同的文化背景的西方学者。同时，中医针灸的理论体系亦颇为庞杂，其相关的名词概念术语历代均有不同理解，而临床上多种解释亦均有道理，其理论中亦有不少脱离实践的成分。

因此，在传统针灸理论的现代解读上如何实现现代语言的自如表述，如何通过对文本的文字、理论体系、思想观念和思维方法的系统研究和深入理解准确表达传统针灸的理论语言则显得尤为重要。语言文字是思想的载体，词语的含义及其表述的思想理念，植根于一定的社会文化土壤，具有历史性。对传统针灸学的理解，首先是在东方文化背景下理解针灸学在"说什么"、"如何说"和由此表述的理论整体与思想观念。也就是说，虽然表面上看起来造成传统针灸学理论不易沟通交流的因素，突出表现为文字表达，但其本质乃是古代所承载的认识方法和思想观念，亦即现代所谓针灸的"科学化"理念与传统针灸科学生命理念的差异。现代"科学"理念源自西方，现代人基本接受的都是源自西方的教育方式培养，形成了根深蒂固的"科学"认识，面对传统针灸，现在的针灸人也要类似于西方人一样，须穿过语言、时代、认识方法这三重理解之门，才有可能一睹堂奥，其中认识方法便成为横亘在传统针灸理论殿堂之前一道较难逾越的门槛。因此在解读针灸学中沿用至今的古文专业术语时，倘若仅以一般学科对名词术语进行的规范和释义显然失于简单。理解和解释针灸基本术语，必须基于对针灸基本理论的理解；而理解并认识针灸理论整体，必须从历史的角度，充分考虑其社会文化背景和时代演变对针灸学科发展历程的影响。

三、针灸临床实践对传统理论知识的冲击

1. 穴位特异性与针灸临床　毋庸置疑，建立在传统经脉理论体系之上的穴位特异性是针灸理论与临床的核心内容。目前国内外有关穴位效应特异性研究已取得了大量的成果，但对于回答穴位效应特异性、其基本规律和生物学基础等科学问题，尚缺乏足够的证据。近年来，国际上一批有分量的、建立在规范的临床研究方法基础之上的大样本针灸临床研究论文相继发表。这些研究肯定了针灸对躯体软组织病变及相应的痛证有一定的治疗作用，但同时非穴位的假（sham）针刺和安慰（placebo）针刺也呈现几乎相同或大致相同的治疗作用，结果使穴位的"有"或"无"受到质疑，穴位效应的"特异性"受到挑战，这似乎是一个"悖论"。众所周知，穴位是针灸学的基础，目前大量的针灸研究多重在强调穴位的特殊性和功能的唯一性，然而穴位的效应又具有普适性，使得各项研究之间存在很多相互矛盾的结果。近些年无限增加的奇穴、新穴又使得经穴特异性无法自圆其说，在针灸学基础之上"发明"的全息针灸（如以任何一个骨节等距离地代表全身各个部分）、面针、鼻针、眼针、耳针、唇针、舌针、手针、足针、腕踝针、腹针等所谓的"微针疗法"已经发展到了足以颠覆传统针灸学理论根基的地步。这些新的疗法使得穴位存在有无，这个针灸学最基本的问题也到了无法理性面对的地步。

有学者认为穴位的数量、名称、位置均可"以智量之，适病为用"，即穴位的性质是与机体即时功能状态和刺激穴位的方法相关联的一种状态，而没有固定的"穴性"。因此，穴位的特

异性必定与其机体所处状态及对穴位所给予的刺激相关。2012 年 vickers 等通过对 18 000 例后背痛患者个体资料的 meta 分析后认为针刺对慢性痛是有效的,而且真针刺显著优于不针刺。这一结果表明针刺"刺入"是针灸疗效的关键,还提示针刺作用的关键是"刺入",刺入穴位就有效果,说明刺激穴位必然引起一种非特异性的广谱效应。

腧穴是针灸治疗疾病中的直接作用部位,因此腧穴的治疗特异性无疑是针灸效应研究的核心。相对于传统针灸,现代针灸临床更注重压痛点或者敏化部位,而传统针灸注重选穴,认为穴位的相对特异性作用是穴位存在的根本。显然,近代针灸实践(包括西方针灸学)的事实已让人不得不开始重新审视传统经穴乃至经络理论体系在临床治疗体系中的地位。

毋庸置疑,当我们坚定地认可基于经络系统的针灸调节效应时,作为其事实基础的"经络系统"相关生物学基础早已同人类诞生之初就伴随在我们身边。针灸疗法就是以其特殊的刺激方式而流转绵延了数千年之久(这就不难理解为什么广为人知的是技术层面的"针灸疗法",而非理论层面的"经络学说")。当然,重视穴位的刺激效应并非否定穴位的特殊作用,恰恰相反,从穴位刺激方式的角度去研究穴位的特异性,才有可能初窥经络效应之堂奥。试想,无论我们是否去研究"穴位特异性"或者"经穴脏腑相关理论",这些特定的"联系"皆已存在于体内,甚至还有诸多尚未为人所知的,基于经络系统的联系模式的存在,但唯有找到对其最合适的刺激方式,才能最终揭开那层神秘的面纱。也就是说,尽管我们并不否认穴位的作用,但面对着当今日新月异的科技进步,医疗技术水平的飞速发展,我们有理由去反思"针刺"——刺激方式的意义,去重新审视当初华夏民族的祖先在科技远远落后的古代所发现的"针刺"技术。

2. 针灸疗效的评价与临床指标　传统针灸对其临床疗效的评价均以症状变化为核心,通过针灸医生治病的经验和患者个体的主观体验来评价。因此,客观上说,建立在具有浓厚人文情怀基础之上的传统针灸学,在面对着如今强大的基于析因思维的生命科学研究时,对其临床疗效客观判定的缺失,使得东西方医学在碰撞的初期,就显得捉襟见肘。显然,从古至今仍未形成一套完整有效的、被当代认可的临床疗效评价体系的传统针灸学,在强调循证思维、大数据临床的时代必须寻找到一条适合自身学科特点的出路。

现代临床疗效评价受生物医学模式影响,针对病因,以病论治,强调标准、统一,注重评价疾病病理组织形态,关注生化等实验证据,多以中间指标进行评价,而针灸临床是在"整体观念"的中医理论指导下进行干预治疗,且针灸往往是通过多途径、多靶点发挥作用,穴位效应也是多器官、多系统的整合效应,且效应与机体状态、刺激方法、刺激量等密切相关,通过整体调节促进人类自身的调整功能。针灸治疗是立足于整体有别于现代医学的一种宏观治疗,且针灸疗效影响因素众多,对于特异性的生化指标难以及时观察到明显的变化,故无法沿用现代医学的疗效评价体系。虽然目前已经逐步开展的前瞻性 RCT 评价和循证医学的系统评价主要都是侧重于标准化的群体评价,但传统针灸临床疗效评价以个体评价为主,因而两者亦无法很好的契合。

因此,以个体化诊疗方案为特征的传统针灸疗法,重在对诊疗对象的分析和评估,相对于现代医学研究而言,其临床医学行为的重点在实践的前期,对临床疗效的判定自然就是传统医学体系中的短板。针刺治疗疾病,其疗效和医生选穴、刺激方法、持续时间以及患者对医生的认可接受程度等多种因素有关,这些因素在临床上对不同背景患者的不同疾病,其作用大小均不一致。针刺这种介入性的疗法是很难做到双盲甚至单盲的。这样在临床上大量的针灸临床试验很难做到随机对照试验（RCT），其质量也很难控制，尤其是针刺手法的量化、检测指标的量化都有一定的困难。同时，由于传统医学理论对临床决策的指导是基于东方医学哲学思维基础之上的，并非遵循现代实验医学的大数据反馈模式，因此客观上，临床疗效对其临床决策的指导作用自然有限。正因如此，如何借鉴现代临床医学的大数据优势来弥补传统医学在临床行为中的思辨模式是目前亟待考虑的问题。

四、解构与建构的重叠

1. 针灸临床研究方式的解构　针灸理论在其形成与演变过程中，其所处时代所特有的文化哲学思想或多或少会渗透其中，因此，在将中医针灸学说搬进实验室之前，必须首先将不同时期掺入其中的非实践成分一层层剥去，并补充其欠缺的科学事实。针灸学科的特殊性就在于它是基于整体观及辨证论治体系下的中医外治疗法。针刺手法及治疗方法的应用是基于人类自身的调整功能，因此决定其疗效的并非是片面、简单的治疗手段，而应包括了人类自身所处的诸多自然（气候、时辰等）、心理（情绪、压力等）因素。我们的临床研究完全可以跳出现代医学既有的框架模式（针对疗效分析本身的判定），而是将影响针刺疗效因素的研究摆在首要的位置，从而才能做到"将不同时期掺入其中的非实践成分一层层剥去"，还原针刺效应本来的面目。

针灸首先是以临床操作为其主要特点的学科，其临床效应的研究模式必然不同于经典的药效研究。针灸疗法不同于药物治疗，它并非针对病变部位的单靶点单因素治疗，而是通过针或灸（或者说是某种对人体的刺激方式），给予相应参数的刺激，作用于人体体表腧穴或经络，从而影响机体本身固有的调节功能，达到防治疾病的目的。因此从某种意义上说，针刺作用更符合生命过程的本质和疾病变化的复杂性特征。表 2-3 简要比较了药效研究与针刺研究的不同。

表 2-3　针药研究模式比较简表

	现代药效研究	针刺研究
作用途径	已知	未知
作用靶点	较为明确	未知
代谢途径（起效方式）	明确（如消化道、血液循环等）	未知的"经络"
给药模式（施加因素）	口服、输液等	手法、穴位
调节途径	改变剂型、剂量等	治疗方式、穴位的改变
理论基础	发展数百年的现代科学研究	传统的经络理论体系
总结	研究对象及影响因素都是相对固定的，在统计学中多数应用固定效应研究模型	针刺研究的研究对象及其影响因素大多数是非固定的，变动的，个体化的（如刺激方法、穴位定位等，甚至作用途径，作用靶点都是未明的），因此针灸效应研究应该是随机效应研究模型或是混合效应研究模型

因此,针刺临床研究有着与药物研究诸多的不同,这些不同决定了在研究方法学上二者应该有显著的差异。由于针灸临床研究具有开放性的特点,加之针灸学科自身就是基于整体的调节模式,其整体性特征必将提出对其研究方法的整体性要求。因此我们应充分认识到针刺效应的组成并非简单的单因素作用,而是多因素复合作用的结果,在针刺研究方法学上应充分重视不同因素间的交互作用分析。目前,在大量的临床研究文献中,不乏设计合理、观察严谨的文章报道,然而很多临床报道都仅只针对影响针灸疗效的单方面因素加以分析,要么是穴位的优选,要么是方法的比较,或者是某一客观因素的分析,很少有文献针对某一针灸临床行为开展针对其疗效全部影响因素的相关研究。

针刺临床研究应注重于对影响疗效的各方面因素的考察,并且通过设计良好的临床试验方案,对各种潜在因素进行分析,如穴位差异、方法差异(包括各类刺激方法的物理参数差异)、时间差异等各类因素加以考虑,并充分利用现有统计学技术中丰富的多因素分析手段,充分利用获得的等级资料、二分量资料,淡化过度的量化要求。例如在针刺手法的研究中,对于进针的角度,不必精确到具体的角度,而且在针灸临床不可能也不现实,完全可以利用等级指标分为平刺、斜刺或直刺三类,分别赋值以 0,1,2 三级,利用 logist 回归计算中对二分量指标的要求,开展统计分析,研究影响针刺效应的根本因素。

2. 基于传统文化的针灸学科知识建构   传统针灸学中的核心理论基于东方哲学,它是拥有着人文成分与科学成分的复合体,可以说传统针灸学的人文特质与其科学价值并没有逻辑上的等值性。既不能以科学视角代替人文视角,也不能以人文视角代替科学视角;既不能以科学性不足为由否定人文价值,也不能以彰显人文价值为由掩盖科学性的欠缺。传统针灸学中所蕴含的科学价值是值得我们去探索和发现的,同时其独特的人文内涵的传承与发扬也是永恒的。无论是从人文或文化角度、还是从科学角度研究传统针灸学都是积极的,但二者的方法应该有所不同。可以说传统针灸学现代化研究中的某些重大失败往往缘于研究方法与对象的错位,有学者指出简单地从现代科学角度研究传统文化背景下的理论认识不可能获得所期望的结果。因此,我们应当冲破人文背景下传统针灸学的窠臼,逐步剥离其理论中非实践成分的内涵,还原传统针灸学中的自然科学事实成分。

总之,在有效、可靠的经验基础上,发展现代理论认识不应当以否定传统理论体系为前提。另一方面,也不应当因为传统体系中存在大量的有效经验及符合现代认识的一些思想就拒绝进一步的现代研究。毕竟思想的前瞻性与合理性无法取代具体科学理论、科学规律的可靠性和准确性,应当在开放中谋求发展。针灸,未来不因医学科学发展而遭替代的关键,是自身具有不可替代性,即"恃吾有所不可攻也"(《孙子兵法·九变篇》)。

传统针灸学的全球化进程不论是更好地适应社会的需求还是进一步走向世界,均是以针灸学术进步作为基础的,而与多学科的交流互动则是推动学术发展重要途径之一。在这一点上,若拘泥于民族文化何需外国认同的狭隘认识,那就取消了讨论走向世界的必要性;同样,如果减弱乃至丧失针灸知识体系的传统内核,失去了固有的特色,也就失去了走向世界的优势。

第三章 针灸知识体系的发展

任何知识体系均是在解构与建构的过程中不断发展的,只是改变的幅度有大有小,当变化触及其基本框架和范式时,知识体系的革命就出现了。尽管这种革命性的变化在传统针灸学知识体系发展中的显示并不突出,历代医家的学术观点均自认源自于、秉承于《黄帝内经》,但是这种"自认为"更多的是为了说明自己观点的合理性,如果观点真的与《内经》完全相同,需要如此长时间地、不断地变换表述的形式吗?此外,在近现代西医学、生物学知识及当代中外针刺临床和科研实践的冲击下,自认为脱离《黄帝内经》的针灸知识体系也纷纷呈现,它们真的脱离了《内经》吗?本章对这些方面进行分析讨论。

第一节 针灸知识的形成及多元发展

一、《黄帝内经》针灸知识的形成

《黄帝内经》是中医针灸学生的基本课程,然而,在学习的过程中,最大的体会是每句话都很精彩,都可成为原则,后世也多是抓住一句话就能发挥出煌煌大义;每段文字也多能说明一个内容,但是通篇阅读时就有头绪太多的感觉。近年来随着研究的深入及出土文献的增加,一些研究者对《内经》的知识体系有了新的认识,在这里主要介绍黄龙祥教授2015年的三篇文章及廖育群教授《重构秦汉医学图像》中相关的观点,以期引导学生从一个新的角度学习和应用《内经》的针灸知识,从而为进一步的学术研究和发展提供线索。《内经》中的具体针灸学内容不在此处详细介绍,本节主要介绍目前已经认识到的《内经》针灸学知识体系主要内容的形成过程。

一般认为中医学的理论体系在先秦时期即已臻于完备,但廖育群教授认为这明显超前于中国古代科学文化其他领域的发展。他提出两个显著的证据,一是为何确知墓葬年代为公元前168年的马王堆汉墓出土的医书,以及西汉名医淳于意(约公元前215年—公元前150年)的25则医案,所反映的医学水平远逊于《内经》?二是科技文化大发展的两汉时期,医学领域却迟至东汉末年才出现了以《神农本草经》《伤寒杂病论》等著作为代表的新发展,为何其间数百年的光阴对于医学来说成了空白?经过系统的考证,他认为《素问》和《灵枢》必定不是《汉书·艺文志》所著录的《黄帝内经》十八卷。历史上直接言明这一点的是清代姚际恒的《古今伪书考》:"《隋志》始有《黄帝素问》九卷,唐王冰为之注。冰以《汉志》有内经十八卷，以《素问》九卷、《灵枢》九卷，当《内经》十八卷，实附会也。"

廖育群教授从两书的问答关系与内容分析来论证自己的观点。①未设问答形式的篇节中，《灵枢》第20～26篇，从内容和行文上表现出较为原始的简帛医籍的性质，很可能是成书时收入的某种原始医籍；《素问》中的第48篇《大奇论》全篇文字来源于战国时扁鹊的医学著作；②凡雷公问、黄帝答各篇（共11篇，另一段），在行文用语上与全书其他各篇节有显著的差异，或另有所本；从内容分析，"雷公-黄帝"各篇的第一个特点是讲"人迎寸口脉法"，其原貌是类似口诀式的简短文句，颇具早期简帛医书之特征；③"黄帝-伯高"问答的内容（《灵枢》中10篇），伯高所论的内容突出特点是"胃肠"，其所论诊法、肌肉系统的属性也均不同于其他篇节；④"黄帝-少师"问对（《灵枢》中4篇）的最大的特点是以阴阳学说为理论核心，但只有二分阴阳法，未见其他篇节中常见的三阴三阳理论，且看不到五行学说；⑤"黄帝-少俞"问对（《灵枢》中4篇之中），其理论体系最大的特点是"五味论"，但与伯高不同之处在于少俞的"五味"不按五行学说展开。基于以上分析，他认为两书在论述医学问题时，各自有不同的立足点，也就是说，《灵枢》《素问》并不存在统一的、贯彻全书的理论核心。

他指出，战国时期由于"书不同文"，又兼之战乱之世必以兵法、纵横之说为尚，医学乃至其他自然科学的突前发展均属不太可能的事情。在这一时期，医学尚处于家传师授的"禁方"、"禁脉"阶段。经脉学说虽已出现，但其理论水平和临床治疗技术的水平均十分有限，应以马王堆医学著作的水平为准。西汉时期，巫祝始逐渐让位于医学，西汉宣帝（公元前73年—公元前49年）时期，临床医学有了极大的发展，出现了许多"经方"著作及称为"九针"的治疗工具，经脉、脏腑理论均趋于定型，这些成就乃是《素问》《灵枢》赖以成立的基础和重要组成部分，也是真正体现这两部著作学术价值的精华所在。"实际上，西汉以前的医学著作并无整部保存下来的例子，后世所见者均是东汉之书，如《难经》《神农本草经》《伤寒杂病论》，而现在应该再加上《素问》与《灵枢》这样两部独立的著作。当然，成书较晚并不否定书中包含了某些由来已久的知识内容！例如扁鹊脉学就融入了今本《内经》之中。黄龙祥教授认为，除了廖教授所提及的《灵枢·五十营》和《素问·大奇论》整篇采自扁鹊医书外，他新近的研究表明两书中有十四篇即便不是整篇，至少也是主体部分辑自扁鹊医书。

黄龙祥教授认为，我们今天奉行《灵枢·经脉》篇的经脉学说，实际上是对之前所有经脉学说的一次革命——基于扁鹊医学新发展的血脉循环理论及脉诊理论，将旧有的经脉学说的以四末为本向心型走行的"树形范式"改造成如环无端的"环形范式"。经脉病候"是动"病及其穿插其间和附于其下的脉死候皆出于扁鹊五色脉诊病候；病候所源出的诊法为扁鹊脉法中的"标本诊法"，而在《灵枢·经脉》篇为构建如环无端的"经脉连环"，却为这一诊法文字加上了"人迎寸口"的标注，遮蔽了其源出于标本诊法的本来面目；关于经脉病候的"补虚泻实"的治疗大法也最早由扁鹊脉法确立；针灸"有过之脉"的脉口来治疗"有过之脉"的病症，是扁鹊针灸治疗经脉病候的常规。可见，经脉学说的核心及其他构成要素皆出于扁鹊医学。基于"标本诊法"所发现的腕踝部脉口诊候头面、内脏远隔部位病候，以及对这些远隔病症直接于相关脉口针灸治疗的经验总结，成为经脉学说诞生的关键一步。当总结出的远隔部位病候越来越多时，古人寻求对这类远隔关联现象解释的欲望就越来越强，才会出现种种不同理论解释，而对于所有基于四时阴阳学说解释的不满足，成为古人最终采用"脉"的直接联系解释脉候的最大动力所在。换言之，"经脉学说"是古人对以往对脉候仅仅作一种哲学上的解释的不满意而提出的一种新的解释，经过这种全新解释之后的脉候自然成为了"经脉病候"，而脉的循行则是这种全新解释的医学基础。

有研究指出，《内经》成书之后并未广泛流行并成为重要经典，中医学者谢利恒指出："《素问》并非古代医家之金科玉律也，仲景《伤寒》，自言撰用《素问》，而书中曾未引及《素问》一语。可知证脉方药，医家自有真传。如《素问》之注重学理者，不过借资参证耳。自宋以后，言《素问》者始渐多。明以来，乃奉为天经地义而又益之以《灵枢》。"清代徐大椿也说："扁鹊、仓公、华佗、孙思邈诸人，各有师承，而渊源又与仲景微别，然犹自成一家。但不能与《灵》《素》、本草一线相传为宗枝正脉耳。"皇甫谧编撰《针灸甲乙经》时指出《内经》存在着"称述多而切事少"、"文多重复"等问题。至唐代王冰重新编撰时，已经不知《素问》之名为何义，认为所得版本出现了"简脱文断，义不相接者"、"篇目坠缺，指事不明者"、"篇论吞并，义不相涉，阙漏名目者"、"错简碎文，前后重叠者"、"辞理秘密，难粗论述者"等情况。到宋代，高保衡、林亿则认为"惜乎《唐令》列之医学，付之执技之流，而荐绅先生罕言之，去圣已远，其术晦昧，是以文注纷错，义理混淆"。所以，宋代乃至明以后《内经》才成为经典的观点可能是正确的。

总之，《内经》是一个复合体，其成书之前的各种医学体系的观点在其中均有表现，审慎的梳理、严谨的论证能够进一步明确当代中医针灸学知识体系的成长历程，并指导下一步的发展。大胆突破"常识"是需要勇气的，我们在这里介绍的观点并不是试图否定以往的真正基于事实的共识，而是展示给学习者尤其是未来有志于针灸学术研究的同仁，针灸学的很多学术问题的结论并不如基础教材介绍的那么完整和确切。今日的针灸，已经不是《内经》时代的针灸了，对经典的敬畏之心是重要的，但不能永远只有《内经》！

二、历代针灸学家的知识取舍与发挥

自《内经》的针灸知识体系确立以后，后世医家对其内容多有发挥，这些发展尽管皆言宗于《内经》，但一些内容已经与《内经》大不相同，在此，择其要者简要介绍。

（一）《难经》及同时代的针灸理论发展

尽管上文我们提到《素问》《灵枢》可能是《难经》同时代的作品，但廖育群先生认为《难经》为东汉无名氏的作品。《难经》一书所涉问题均属理论性、原则性论述，像《素问》《灵枢》那样明确记载某种疾病应该如何取穴施针的具体治疗方法与经验是看不到的。它是以之前各种医学理论为素材，通过"元气·阴阳·五行"这一代表该时代最高水准的哲学思维来构筑自身首尾一贯的理论体系的，其中，阴阳与五行相互结合的紧密程度以及应用的广泛性，均是传世本《内经》所不及。

首先，《难经》一书独倡寸口诊脉法，《内经》所言尺寸是指"尺肤"与"寸口脉"相参，而《难经》是"尺寸分部法"，阴阳理论的应用与"人迎寸口脉法"要素的移植，是实现这种过渡的基础。关前之寸脉属阳，取代了人迎脉；关之后尺脉属阴，独揽了原寸口脉的地位；关只是一个定界之位，而不是一部脉，是寸口脉贯穿阴阳理论的必要条件。

其次，经脉系统的新内容。主要是提出了"奇经八脉"的概念与构成体系。它们在《内经》时代可能是"杂陈之脉"。这一学说的建立，完全是基于人体与自然界的类比。如果读一下董仲舒的《春秋繁露》等汉儒之作，或是承袭纬家说而成的萧吉所著的《五行大义》，马上就能领悟到《难经》作者的思想是如何受到时代风尚的影响的。

其三，五输穴配五行。在有关的论述中，《难经》一书实际上主要讨论的是"五输穴"。

在《内经》中虽有6篇提到它们，但未与五行说有什么联系，只是与"四时"关系极为密切，"四时-五行-五输"间的配属关系尚未形成。但是在《难经》中，不仅五输与五行、五时（加入长夏）的配属关系完备，而且五输各穴的主病亦是按照五行关系规定的。由于其中见有引用《十变》之语的内容，故可知这种配属关系的端倪应出现在《难经》之前。但如此突出五输穴的地位，则清楚地表明了《难经》作者强调五行、强调"理论性"取穴方法的意图。以经脉理论为基础的针灸疗法，在东汉时期才发生了融入五行说的重要转变；且这种转变并非表面上的附会，而确实是以五行说为基础构建而成。如此才可能出现"井主心下满、荥主身热"等不以经脉为依据的取穴理论。

在两汉三国时期，在《黄帝明堂经》中经脉与内脏的关系有了一定调整，腧穴数量，经脉与其属穴的隶属关系、经脉间的交会部位，募穴、俞穴、郄穴的系统化等也有了更明确、完备的改进，对经脉意义的概念也有新的补充。西汉涪翁的《涪翁针经》为针法专书，相传为东汉华佗所著的《枕中灸刺经》所继承，包括了取穴的寸法和主治，以及针灸验方和禁忌法等；三国吕广所撰《玉匮针经》和《募腧经》现仅存目录和部分内容，是针法和穴位的专书；三国曹翕所撰的《曹氏灸经》为专门的灸疗著作，已利用"夫"法取穴；《黄帝明堂偃侧人图》是按照十二经脉系统绘制的针灸图。以上各书均已失传。东汉张仲景提出了用针灸治疗伤寒杂病的具体方法。主要观点是：阳证宜针，阴证宜灸；阳盛阴虚，忌用火灸；未病早防，已病早截；和汤合药，兼施针灸。在针刺手法方面，他提出刺有急、缓、大、小、滑、涩六法，并强调了补泻手法的重要性。晋代王叔和编撰的《脉经》中用较多的篇幅记载了针灸内容，反映了其针灸学术思想。以经络脏腑学说为基本核心的针灸辨证施治理论，在《脉经》中有了明显进展，把切诊与脏腑经络辨证紧密结合起来，以脉论证，先脉后证；对五脏六腑二十个"俞"、"募"穴的部位、主治以及刺灸法作了详细的描述，丰富并发展了《内经》《难经》；从脏腑经脉阴阳表里相关出发，通过三焦引导出脏腑阴阳气机与穴位的关系。

（二）《针灸甲乙经》对针灸知识体系的重构

皇甫谧所著《针灸甲乙经》体现了其主要的针灸思想。《甲乙经》主要依《黄帝内经》所改编，收辑了《黄帝明堂经》。其主要针灸学成就是完整、系统地保存了《内经》《黄帝明堂经》的基本内容；将古代针灸学著作进行了系统的整理；对"气穴"和疾病治疗等进行了分类工作，并提出了发灸疮的方法。

张建斌教授认为，皇甫谧编撰《针灸甲乙经》，从基础理论到临床应用，系统地构建了针灸学术的框架。基础理论部分包括脏腑、气血、经络、腧穴、脉诊、针灸操作、病因病机等；临床应用部分包括临床各类疾病及其针灸治疗。纵观历代针灸医籍，就针灸学术框架而言，《针灸甲乙经》是最系统和最完整的。当代《针灸学》包含的经络、腧穴、刺灸、治疗部分内容，只是在现代中医学科框架下与针灸密切相关的4个组件，而非针灸学的全部内容。这是当下重构针灸学科知识体系和学术框架时必须关注和重视的。

（三）《诸病源候论》首创了用经络理论解释病机

《诸病源候论》的特点是以病为纲，细论病因病机与证候。病机分析是该书的核心内容，而其中最具有特色者莫过于经络病机。首先，经络病机在条文篇幅上占有较大比例。经统计，全书50卷67个病种1739候中，有42卷39个病种308候应用了经络理论来诠释病机。相对而言，除了稍少于脏腑病机而外，经络病机的条文篇幅明显多于气血病机、津液病机、阴阳病机及其他杂类病机。整理其相关条文，可将其经络病机分6类，即根据经络的循行、经络的联络功能、经络运行气血的功能、奇经八脉理论、络脉理论、经筋理论来阐述病机。

经络病机是中医病机学说的重要组成部分,它不仅仅指导着针灸治疗,而且对中医临床各科内服中药的选择也有指导意义。众所周知的引经药就是经络病机指导临床的经典例证。在《诸病源候论》中,很多疾病都强调对经络病机的分析,根据经络病机的不同来确定是否应用针灸治疗,或者确定应用哪一类针灸方法来治疗,或者确定针灸治疗的时机,等等。目前,针灸界对经络病机的整理与研究者极少,针灸治疗也过多地依据于脏腑病机、气血津液病机等,而忽视经络病机的指导。开展对经络病机的整理与研究,对针灸学乃至对整个中医学或许都具有重要的促进作用。

在印会和教授主编的《中医学基础理论》(1984年,第5版)中有"经络病机"一节,认为经络病机是指致病因素直接或间接作用于经络系统而引起的病理变化,主要有经络的气血偏盛偏衰、经络的气血运行逆乱、经络的气血运行受阻、经络的气血衰竭等方面。但在孙广仁教授主编的《中医学基础理论》(2007年,新世纪第2版教材)则没有专门的论述(当然也没有了脏腑病机),在关键名词术语条目中也没有列入,只在论述中提及二次。在针灸学及针灸专业教材中,也未发现提及"经络病机",《经络腧穴学》中经络的作用中提及"反映证候"的作用,并未出现"经络病机"。

这里,我们只是将"经络病机"提出来,其关乎的学术问题则有待进一步研究。

(四) 唐以后的多元发展

唐代,孙思邈的《备急千金要方》中,有针灸的专门论述和散见各章的针灸内容一千余条,他重视疾病的预防和早期治疗,指出了用灸预防传染病的方法。孙思邈强调针灸、汤药并重的思想,"若针而不灸,灸而不针,皆非良医也;针灸不药,药不针灸,尤非良医也……知针知药,固是良医"。在治疗中,孙思邈注重看脉用针,强调脉诊对针灸的指导作用。此外,他根据张仲景的热证忌灸,对浮、数之脉提出了禁灸的告诫。孙思邈还极大地丰富了经外奇穴的数量,并且最早命名了"阿是"穴。王焘对经络与腧穴的关系作了进一步整理,采取以经统穴的方法,将所有腧穴分列于十二经脉中,按照经脉的循行路线排列穴位的次序,论述穴位的取法、主治病证、施灸壮数等。在治疗上,王焘主张只使用灸法,认为"其针法古来以为深奥,今人卒不可解。经云:针能杀生人,不能起死人,若欲录之,恐伤性命"。

宋代,王惟一重视经穴的规范化,首创了针灸铜人,编写了《铜人腧穴针灸图经》,在编写当中,他考证了各家之说,与《外台秘要》等相比,进一步完善了经穴理论,扩大了穴位的主治作用,提高了腧穴的实用性。许叔微师法仲景,主张阴证用灸,阳证用针,特别重视用灸法以补肾阳去阴毒的方法。刘完素主张在治疗上要六经分证,在针灸方法方面,较多采用放血疗法;刘完素还认为灸法有"引热外出"、"引热下行"的作用,主张热证用灸。张元素对针灸治疗伤寒病作了较多补充和发挥,主要是以井、原穴治疗伤寒结胸、头痛、腹痛等证。在治疗中风病上,他提出了大接经的方法。徐凤重视针刺手法,其著作《针灸大全》中飞经走气、补泻之法,多达十五种,奠定了针刺手法理论基础,还推崇按时选穴,其"子午流注针法"、"灵龟八法"、"飞腾八法"是目前临床按时选穴法的准绳。

明代,汪机重视《素问》《难经》中提到的经络腧穴的诊疗作用,但不拘泥于什么穴主什么病,他强调治病"无定穴"论,即掌握穴位的准确性与运用穴位的随机应变能力;在针刺手法上,汪机尊崇朱丹溪的思想,认为针法浑是泻而无补。杨继洲提出针灸、药物、按摩应并重;在明以前很多医家存在着偏重于针,或偏重于灸,杨继洲则认为针与灸应并重;同样,杨继洲认为取穴定穴法与针灸手法应并重,才是取得最佳疗效的关键。

三、针灸知识的演变与临床共识

从知识形成的角度分析《内经》,我们可以发现它汇集了不同时空的知识,用现代的流行词,即一些知识是具有"穿越"特征的,这在人类文明史上是常见的现象。如果这种穿越的知识仅仅停留在过去的历史中,问题是不大的,重要的是《内经》还是当代中医针灸学知识的直接基础,没有时间坐标的知识的汇集,可能是造成当前传统针灸知识体系及相关研究的关键和核心问题不太清楚的重要原因之一;当然,是否也有这样一种可能,正是这种不清晰,为后世的发挥及临床共识的达成解除了不必要的桎梏,因为任何观点似乎均能从《内经》找到源头。但是,医学理论知识的发展与临床实践并不是完全同步的,"医学史上有两条流脉,一条代表理论的演进,医学知识渐渐积累和涉及应用这些知识的人;另一条是和它没有太多关系的普通医生的实践活动,每个时代都会有医学理论家们根据当时盛行的哲学或科学观点,来简单地为存在的医学实践寻求辩护"。这或许是多元演变的根本原因所在。

对于针灸理论知识的演变,黄龙祥教授总结为四种形式:①"同化现象",是指两种原本不同的学说在演变过程中逐渐融合成同一种学说,或成为同一学说中平行的组成部分;同化现象是针灸学说演变过程中最常见的现象。例如,经脉病候中的"是动"病与"所生病"各有不同的来历、不同的意义、不同的治疗原则,但后来成为一个统一的整体,并被赋予了相同的意义;背俞穴原本是一个独立的系统,然而随着足太阳膀胱经在背部出现一条与主干并行的分支,背俞穴便被相应归入膀胱经。然而在同化的过程中也有一些始终不被认同的情形,如在漫长的腧穴归经过程中,所归经的腧穴只限于《黄帝明堂经》所载的349穴,而其他各家腧穴专书所载大量腧穴一直难以进入"经穴"的行列,这种情形直到今天也未能根本转变。②"分化现象",是指某些针灸学说在演变过程中,某些组成部分分化出来,形成另一种学说。例如当经络学说与藏象学说相拼接时,"三焦"上合于手少阳经,然而《内经》中所述的"三焦"有不少系特指位于"下焦"一特定器官,而这一特定意义的"三焦"与膀胱关系密切,二者的功能相同,可能正是为了解决这种理论与实践脱节(或者说理论形式与内容的分离)的问题,古人将足太阳的一条络分出来,作为"足三焦脉"。③"泛化现象",是指由个别到一般的演变过程,这也是针灸学说演变过程中的常见现象。例如《灵枢·经脉》于十二经病候均记有治疗法"盛则泻之,虚则补之,热则疾之,寒则留之,陷下则灸之",其中除"热则疾之"、"寒则留之"外,均指脉象而言,而后来也理解为病证的"虚"、"实"及阳气之"虚陷",进而又推而广之,将这些原本针对经脉病候的治疗原则也普遍用于所有中医病证的治疗。④"链接现象",是指一个对象通过某种标记方式与另一个对象发生联系,虽然表面形式上看,两个对象连接在一起,而实际二者并未发生真正的连接,仍然保持各自的独立性。最典型的例子是"经络学说"与"藏象学说",由于它们之间的本质区别,只能是形式上形成"经络藏象学说",而不可能实质性地融合或同化。

历史与现实中,临床共识的形成相对简单一些,因为它有唯一的标准——疗效,有疗效与没有疗效对于医生来说是最关键的,历代传承的针灸歌赋中的治疗学内容基本上就是针灸临床共识的代表性内容。当前,针灸临床上众多新疗法的出现及迅速普及,也主要是基于其临床疗效而非其理论,尽管众多新疗法均冠之以"经络腧穴理论"乃至现代"生物医学理论"的指导,但究其具体内容,很多是无法与"理论"沾边的,但这并不妨碍其临床应用。

第二节　新针灸学

一、朱琏与《新针灸学》

1951 年 3 月,朱琏主编的《新针灸学》第 1 版由人民卫生出版社正式出版,是中华人民共和国出版的第一本针灸著作,1980 年该书第三版时,鲁之俊先生认为该书是朱琏"运用现代科学观点和方法,探讨提高针灸技术与科学原理的第一部重要著作,影响极其深远,是朱琏对针灸医学做出的重要贡献"。1955 年 4 月 15 日晚,毛泽东在杭州市刘庄与朱琏聊天时,谈起了她的《新针灸学》一书,特别赞赏其中有关针灸与现代医学理论发展关系的论述,他对朱琏说:"巴甫洛夫的高级神经活动学说的理论,对针灸治病的神秘提供了解释的钥匙。反过来针灸又能够给它提供丰富的实际材料。如进一步研究,一定可以发挥更大的效果,丰富与充实现代的医学。研究针灸,对医学理论的改革将发生极大的作用。是吗?"当晚的宴会开始时,毛泽东说:"今天……我们祝针灸万岁!"并接着说,"你们不要以为针灸是土东西。针灸不是土东西,针灸是科学,将来各国都要用它。中医的经验,需要有西医参加整理,单靠中医本身是很难整理的啊。"这种创新精神在开国之际是最需要的,尤其对传统知识的"科学"改造,毛泽东的预言——将来各国都要用它——目前已经成为现实。

近年来,有研究者对朱琏的针灸学术思想进行了研究,李素云认为朱琏在西医学的特殊视角下对针灸理论有一些创建性的认识与发挥,这主要体现在她将西医生理、解剖学与经络腧穴、针刺补泻、针具作用、针灸治病原理等联系起来,对针灸理法有许多不同于传统认识的阐述。尤为值得关注的是,朱琏的理论认识融入了当时最新的神经科学理论,如巴甫洛夫高级神经学说等,是率先提出针灸治病离不开大脑皮质参与的医家,而且由于朱琏在针灸学术界的特殊地位和重要影响力,她的这些认识必然引导着当时的针灸理论研究朝着中西医结合的方向发展,并对整个针灸学科的发展趋势产生深刻影响。朱琏尤为重视针灸防治传染病的临床研究,陆续开展了"针灸防治肺结核"、"针灸抑制疟原虫"、"针灸治疗晚期血吸虫肝脾肿大"、"针刺解除锑剂治疗血吸虫病毒性反应"、"针灸治疗急慢性肝炎"等课题。朱琏等人进行的这些试验,不仅体现了较强的时代特征(中华人民共和国成立之初,肺结核、疟疾、血吸虫病等流行),还体现其将针灸用于防治传染病、流行病的大胆科研探索精神,引领国人对针灸疗法的信心,并鼓舞了当时全国很多地区针灸临床科研的热情。朱琏和她领导下的针灸所还先后开展了"针灸增加人体补体的观察"及"针刺对人胃蠕动的影响"等临床生理研究课题。"普遍治疗,重点研究"是朱琏在针灸临床和研究实践中的经验总结,即在广泛治疗,总结经验基础上,用现代科学理论和方法,对常见病、多发病或疑难病进行有目的、有计划的重点研究,以便在理论原理及疗效上得到提高。朱琏强调搞研究不能脱离临床实践,研究的目的是为了更好地服务于临床、指导治疗和提高临床治疗水平。朱琏这一唯物辩证的思想指明了临床实践与科研之间互相联系、互相依存、互相促进的辩证关系,与 20 世纪 90 年代医学界所提出的"转化医学"理念是一致的,也体现出朱琏的高瞻远瞩和科学务实的工作态度。

二、新针疗法的兴衰及余脉

"新针疗法"是1968年由沈阳军区提倡并推广的一种针灸疗法,沈阳军区卫生部1968年编印的《简易针刺手册》可能是新针疗法的最初版本。正如"新针疗法"贯彻的政策一样,强调的是"多快好省",其主要特点是"选穴少、进针快、刺得深、透穴多、刺激强、不留针"。当时有很多针灸培训班(速成班),主要学员是基层卫生员和下乡知青,学习班为6个月,"重实践轻理论"是其特色,主要学习针灸,其中理论学习2周左右,其他时间在临床跟医学习。通过这样的方式,全国培养了众多的"新针疗法"或"新医疗法"的医生。

这里我们不具体讨论这种针灸教育和应用方式的具体问题,我们重要介绍的是当时产生或酝酿的、目前还在临床应用的一些针灸疗法,因为目前这些疗法的相关著作,多数已经基本不详细介绍这些方法产生的时间和学术起源了。

头针疗法是山西省樱山县人民医院创造的一种新医疗法。自1971年4月起,先后在山西省各医疗单位推广,通过临床反复实践,取得了一定成绩。头针疗法是新医疗法的一种,它是在祖国医学遗产的基础上,运用西医解剖学中大脑皮质功能定位的知识,用针刺激大脑皮质在头皮上的投射区,使针感传导到相应皮层所支配的肢体或内脏上,借以达到治疗疾病的目的。目前头针疗法已经成为针灸临床常用方法,并有多种方案。

1972年薄智云先生首次用腹针治疗腹部之外的疾病,针气海、关元治疗腰痛及坐骨神经痛(这是完全意义上的腹部以外的疾病吗?——编者注),针后5分钟疼痛消失,从而开始摸索并最终形成腹针疗法。

1973年湖北医学院附属第一医院,用论文介绍了一种新针疗法——颈针。

1974年彭静山先生通过针刺患者眼部的"右胆区"治疗胆道蛔虫疼痛而萌发了眼针的想法。经过不断探索形成眼针疗法。

1974年,耿鉴庭在《中国医学发展简史》一文中指出:"新医疗法层出不穷,使许多不治之症变为可治之症,如新针疗法、耳针疗法、经络综合疗法、水针疗法、穴位刺激结扎疗法、穴位强刺激疗法、穴位注射疗法、手针疗法、头针疗法、气针疗法、梅花针疗法、放血疗法等,都是从针灸经络学说发展而来的。"

实际上,中华人民共和国成立后新的针灸疗法还有更早的,如1960年南京中医学院在《江苏中医》上发表文章,主要依据面部五色诊的观点,提出了"面针疗法"。1960年徐州市中医院提出了"鼻针疗法"。1962年,南京肖少卿首次介绍了"足针"。

以上,只是目前从相关可以找到的公开资料中发现的这一时期发现的"新"的针灸方法,相信没有报道或未发现的资料中的方法可能还有很多。

第三节 现代针灸学

一、西学东渐与中西汇通

明清西学东渐时期,是我国历史上一个重要的转型阶段。这一时期我国经历了两次西医东渐的高潮,西方传教士入华传教带来的西医解剖生理学知识,打破了中医学原本封闭、独立的发展空间,对中医学的发展产生了不断的渗透和冲击。在中西两种医学的碰撞和对接过程中,一些中国医家开始参照西医知识,重新认识和阐发传统经络理论,由此带来了经络理论解读内容和特点上较为明显的转变,并对后世乃至当今经络理论认识、研究思路和方法产生了深远影响。

(一)　西医东渐对经络理论认识产生的影响

明末清初第一次西医东渐对中医医家的影响不大,只有少数中医医家在其著作中对西医知识略有记述。鸦片战争以后的第二次西医东渐对我国的影响则更为广泛,许多中医医家接受西医,并开始借助西医解剖生理学理解和阐发中医医理,走上了中西汇通与合参的道路,撰著了许多中西汇参著作,使中医学术思路和研究方法发生了明显转变。经络理论是这些医家进行中西合参时较早关注的内容之一,他们参合西医血管、血液循环、呼吸换气等解剖生理知识,对经络理论进行了有别于传统形式的解读和阐发,不但导致了经络理论认识本身的改变,而且对解剖、实证等方法的重视成为影响近现代经络研究发展的重要因素。

(二)　明清中西汇通医家对经络理论的解读特点

首先,用血管等解剖结构阐释经络实质。西医血管、神经、血液循环等知识对中医医家的触动很深,接纳西医的一些医家开始寻求对应经络循行线路的人体特定解剖结构,并有意识地采用血管、肌肉等组织来比附经络的形态结构。

清初第一位中西汇通医家王宏翰,在《医学原始》中涉及了很多西医血管知识,他采用西医胚胎血络、脉络的发育解释经络的发生与形成,并采用动静脉血管来解释经脉实质,如《医学原始·三焦图》中,他用动静脉血管解释手少阳三焦经的形质,"浩然曰:谓有形者,指其经依附各属经络而流贯者言也。盖手少阳乃十二经脉中之一经,其动脉原有起止,亦有脉络、经筋、腧穴出入相应,以经络乎上中下一身也,非谓无其经脉而虚作一气看也"。

清代医家王清任在西医知识的影响下,非常重视对人体组织结构的实地解剖观察,并用观察到的人体动静脉血管结构与经络理论进行比照,并据此改正古人的错误认识。王清任否定古人"经络即血管"的观点,并且提出了"经络为气管、卫总管"的观点。但实际上他所说的"气管"是动脉血管,这是由于他所观察的死尸血液均淤积于静脉中,动脉中无血形成的错误认识。他还叙述了经络系统由卫总管、气管、阳络、丝络等组成,以及它们的内外联系及运行规律。王清任完全从内在管状结构,实际上是动脉血管解释经络的客观形态。

其次,用血液循环及呼吸换气解释经脉营卫运行。众所周知,英国医生哈维(Harvey,1578年—1657年)创立了血液循环学说,发现并阐述了心血运动论和肺主呼吸换气的过程,亦即现代医学的体循环和肺循环知识,从而彻底推翻了盖伦的心、肝为血液运行中心的陈旧观念。血液循环是西医生理学中非常重要的内容,同样,这也是明清传入我国的主要西医知识之一,对我国医家产生的影响很大。

王宏翰生活于清初,他所接触到的血液循环知识源于早期的盖伦血液循环模型的一部分,其中最重要的有"脉经之血由心炼论"。他在《医学原始》中不仅单立"脉经之血由心炼"一篇专门介绍该观点,而且在"经脉营卫呼吸考"一篇中也糅合该观点,对经脉营卫循环进行具体阐释。唐宗海在《中西汇通医经精义·血气所生》中将血液循环、肺换气过程详细引入,以说明《内经》"脉气流经"的过程,在《中西汇通医经精义·营卫生会》中,他认为"营为血、卫为气",西医血液循环与肺呼吸换气的过程即《内经》"营周不休五十度而复大会之实迹也"。朱沛文《华洋脏象约纂》一书则认为肺呼吸换气时,碳气、氧气与中医营、卫、元气三者的结合与分离,引发了营、卫、元气的生理变化,是人体生命活动的重要过程。

可见,在将血液循环、肺呼吸换气与营卫交会进行沟通时,这些医家都简单地把中医的营卫概念与西方血液、呼吸之气混同,认为营即血液,卫即呼吸之气,由此得出营、卫交会即血液与呼吸气体在肺中进行交换的认识。

第三,为区别西医形质,明确提出经脉气化的观点。清代医家王学权认为,西医解剖只解决了"形质"问题,回答不了中医学的器官功用问题。所以,在其所著《重庆堂随笔》中说:"《人身说概》《人身图说》等书,虽有发明,足补华人所未逮,然不免穿凿之弊。信其可信,阙其可疑,是皮里春秋读法也。"唐宗海在《中西汇通医经精义·五脏所生》中也明确指出西医在认识人体气化方面的不足,"唯西洋医学,则止就人身形质立论,不知人之气化"。并进一步提出"经脉为脏腑气化之路径"的观点。另一位受西医影响的医家刘钟衡,在《中西汇参铜人图说·例言》中提出:"唯气化功用,则合参中外医说,间引《内经》以衡是非。盖人身之知觉运动,有非剖验所能明者,西人详于形迹,不免略于功用也。"所以该书脏腑形态及图谱都参合西医书籍,而经络腧穴内容则全部来自中医经典,印证了他认为经络腧穴偏于气化功用的观点。

二、近代日本针灸学的发展

经络、腧穴学说随着中国针灸医学输入日本,在一个很长的历史阶段,日本基本沿袭了中国的经络、腧穴学说理论。进入江户时代,日本针灸医学迎来了前所未有的辉煌时期,围绕着滑寿的《十四经发挥》和张介宾的《类经图翼》,日本的经络、腧穴学说也迅速发展起来,并开始具有一些日本的特色。在江户时代,日本医家考究中国医学经典,结合日本的社会、文化和民族体质,在中国针灸医学的基础上有所发展,形成了独具日本特色的针灸技法或针灸学说。尽管《十四经发挥》《类经图翼》传入之后,迅速成为日本经络、腧穴学说的典范,在日本针灸界占据主导地位,但是,随着时间的推移,以饕庭东庵、堀元厚为代表的医家,通过考证中日两国的众多文史及医药文献,结合自己的临床观察,对两书的一些缺陷提出批评,提出了独自的学说,创立了一些非正统的经络、腧穴学说。所谓"非正统"是与当时在日本占主导地位的十四经学说相对而言的。如饕庭东庵的《经脉发挥》,通过全面考证《素问》《灵枢》《难经》等中国医学经典,论述了脏腑、经脉流注、经脉与络的关系、营气、别脉、正脉、奇经、骨度、气血多少、经穴等内容。堀元厚的《隧输通考》,主要论述十四经脉的经穴。认为有关经穴及经脉的交会等问题,诸家之说互相矛盾,后人莫衷一是。故以《针灸甲乙经》《铜人腧穴针灸图经》为准,重新考证并论述经脉的交会。在经穴的归经及流注顺序等方面,堀元厚认为滑寿之说牵强附会,故弃而不用,书中出现了许多与《十四经发挥》不同的内容,集中体现在经穴的多少、归经、顺序等方面。

今天我们认识的日本针灸医学是糅合江户时代针灸和针灸近代科学研究成果的复合体,在与庞大的西洋医学体系的生存竞争中,日本针灸医学已脱胎换骨,走向以物理、化学、生物学技术武装的、试图与西洋医学进一步互释的艰辛道路。特殊的历史,造就了日本针灸医学的独特之处。

日本针灸学在针灸基础理论、取穴、刺法等诸方面,均进行了改良,使针灸学术向着实用、易掌握、更易于被现代医学原则所认可的方向发展。基础理论上,日本针灸医学走上了两个极端,一方面,出现了提倡针灸以古典为基础的针灸复兴;另一方面,从实用的角度出发,对古典理论各取所需者,以营沼同圭为代表,他的《针灸则》一卷,将常用穴位省略至70个,力主破除传统,批判当时的主流针灸理论,倡导"实证亲视",用实证的方法进行针灸治疗,对后世针灸发展带来了深远的影响。腧穴学上,主要体现在独特而简便的取穴法和对传统禁针、灸穴的态度上。倨元厚《隧输通考》是江户时代最著名的腧穴学著作,旁征博引,内容丰富,考证严谨,是针灸科学宝库中的一笔重要财富。日本医家还逐渐发现了一些新穴,如泽田健的"命门"、"京门"、"四灵穴"等,并积累保存了一些穴位的"和俗名"资料。刺灸法上,在日本针灸史上,有著名的"三大针法"派,其中的燃针法,是中国大陆所传之法,打针法,为御园意斋所创,管针法,为山杉和一的发明。三派相互争鸣,将针法愈演愈繁。然其初衷只是为了简化针刺手法,使之易于掌握运用,同时收到减轻疼痛的效果。此后,还有宫策仲胁的太极针、五方针,坂井丰作的横刺地平针,藤井秀孟的小儿针等,均是对针法的进一步发展。对于灸法,日本针灸医家的改良尤为突出,其中的后藤良山和香川修庵号称"灸家",把我国明代《针灸聚英》《针灸大成》和《类经图翼》中的灸疗方法发展至极高的水平,后藤的传人后藤椿庵的《艾灸通说》对艾炷制法及大小、灸数多少、灸法异同、脊骨长短、点位狭阔、灸疮要法等均作了详细论述。在操作上删繁就简,务求实用。其时,三宅意安等人总结了日本的民间灸法,他的《灸丙盐土传》记载有日本四花灸法、五花灸法、五别灸法、鬼哭灸法、九耀灸法、五条灸法、八华灸法、后藤五极灸法等,极大地丰富了灸法的内容。部分针灸方法还传入中国大陆,为当时的针灸师所喜爱。

三、承淡安与现代针灸学科知识体系构建

承淡安先生是我国近现代著名的针灸学家之一,一生致力于复兴针灸医学,为现代针灸学科知识体系的构建和现代针灸高等教育的建立作出了巨大贡献。承淡安一生著述颇丰,共有专著27部,译著5部。其中,最能代表承淡安针灸学术思想的是《中国针灸治疗学》《中国针灸学讲义》《中国针灸学》三部,构成了承淡安《针灸学》三部曲,集中反映了不同时期承淡安先生对针灸学术内涵和学科体系的思考和界定。张建斌教授系统分析和比较这三部著作的内涵,认为它们在一定程度上体现了近现代针灸学术发展轨迹和现代针灸学科体系构建的演变过程。

(一) 承淡安《针灸学》三部曲的成书背景

承淡安《针灸学》三部曲,成书于三个不同的历史阶段,有着深刻的时代背景,也体现了不同时期承淡安对针灸学术的追求和思考。

《中国针灸治疗学》于1931年6月由中国针灸学研究社首次出版,是承淡安先生的第一部针灸学专著。一方面认识到针灸"简、便、验"的临床价值,另一方面有感于当时针灸濒绝的现状,承淡安先生以传统学术为依据,以科学化为目标,公开家传秘法和自己临床体验,"爱搜集各书,参以心得,益以最新生理,互为考正,删烦节要"编撰而成。该书融汇新旧学说,并开始引用近代解剖学、生理学、病理学等知识。1933年邀请江苏南通名医孙晏如先生补充医案、修订全书,5月第4版出版时更名为《增订中国针灸治疗学》。至1937年5月,共出至8版,每个版次均有修订,被《中国医学通史》誉为"近百年来影响最大的针灸专著"。

《中国针灸学讲义》于1940年10月定名出版,原是承淡安先生为针灸教育而编撰的教科书,最初为"中国针灸讲习所"学员的油墨自印教材。抗战爆发后,承淡安先生鉴于"战争时期中,药物来源困难,针灸术可代药物疗病,有过之无不及之伟效,亦亟应将斯学公开,以

利民生"，而将《中国针灸学讲义》正式付印。此后，该书分别于1951年5月和12月再版、3版，1952年10月第4版。由《中国针灸学讲义》及其此前《中国针灸治疗学》两书引导，"相从研究者，计可逾千；通函讨论者，数将近万"，对中国近代针灸发展产生了巨大的影响。1954年7月，依据当时针灸学术的发展和进步，响应政府"中医科学化"的号召，承淡安先生重新改编出版《中国针灸学讲义新编本》，"内容则改写，博采诸书之长，以简赅完备、显明易学为原则"，体现了承淡安先生与时俱进的学术追求。

《中国针灸学》于1955年8月由人民卫生出版社首次出版。此时承淡安先生已经担任江苏中医进修学校校长近一年，并受聘为中国科学院学部委员、中华医学会副会长。有感于针灸"在改进中医学术途中，实以先呈推陈出新之势……往昔所编之讲义，原只为适应当时中医界之学习针灸者而作，已不能完全适用于今时"，承淡安先生编著出版了《中国针灸学》。该书不仅内容上作了较大修改，而且无论是针灸基础知识还是病症描述，融汇了现代医学的很多新知识，读者对象亦远远超出中医学界。故本书一经出版，仅一年内即3次印刷，印数近5万册，但仍供不应求。1969年12月承淡安亲传弟子申书文还在中国台湾再版了《中国针灸学》，该书被认为是承淡安先生学术成就的代表作。

（二）承淡安《针灸学》三部曲的体例与内容

从承淡安《针灸学》三部曲的各书体例，可以窥测其对针灸学术内涵的认识，从各部分内容之间的内在逻辑关系，可以推测其对针灸学科体系的界定。

1931年6月的第1版《中国针灸治疗学》分为3篇6章：第1篇"经穴"，包括"针灸之沿革"、"经穴之考正"（每穴分手术、解剖、部位、主治、摘要）2章。第2篇"手术"，计1章，即"针灸施用及设制"。第3篇"治疗"，包括"针灸治疗总诀"、"针灸治疗各论（分42节）"、"针灸治疗分类摘要（分内景、外景、杂病）"3章。1933年5月第4版改名为《增订中国针灸治疗学》，篇幅也由初版时的3篇改为4篇：第1篇"总论"，计有"针灸术的沿革"、"针灸在治疗上的价值"、"针刺治效之研究"、"艾灸治效之研究"、"奇经八脉之研究"5节。第2篇"经穴之考正"，包括"人身度量标准"、"人身骨度"、"十二经脉"、"奇经八脉"、"经外奇穴"23节。第3篇"手术"，包括"针之制造"、"针之形式"、"施针运气法"、"施针手法"、"补泻手法"、"藏针法"、"艾之选择"、"艾绒之制造"、"艾炷之大小与灸法"、"艾灸之善后"、"灸之种类"、"现代灸法之谬误"12节。第4篇"治疗"，包括"针灸治疗总诀"、"针灸治疗各论"和"针灸治疗分类摘要"3章。

1940年10月的第1版《中国针灸学讲义》仍为4篇，内容上却有很大不同。第1篇"针科学"和第2篇"灸科学"，除了传统针灸操作外，还增加了古今针刺和艾灸操作的对比、针刺和艾灸对人体生理变化的影响等。第3篇"经穴学"，包括"总论"、"经穴"、"附录"3章。其中第2章"经穴篇"，以前著之《中国针灸治疗学》为蓝本，全身之经穴部位、主治、取法、应用，按穴分条罗列。第4篇"针灸治疗"，亦以《中国针灸治疗学》为蓝本，分正、续两篇，共计42门202个病症。其中正篇30门，包括时令病、脏腑病等；续篇12门，包括妇女病、幼儿病、五官病、四肢躯体病等。《中国针灸学讲义》初步构建了针法、灸法、腧穴、治疗等为核心内涵的现代针灸学科体系和框架，是近代针灸学教材上乘之作，也为现代针灸学教材之楷模。

1954年7月重新改编出版的《中国针灸学讲义新编本》，虽然体例上仍保持针科学、灸科学、经穴学、治疗学4部分，内容上更加简明易学。但在"针科学讲义"和"灸科学讲义"2篇，尤其注重介绍针刺和艾灸的科学原理，以便阐明针刺和艾灸在生理学上的作用。在"经穴学讲义"和"针灸治疗学讲义"概以西医病名为主,旁注中医旧称,以便中西医皆可适用学习,也便于中西医沟通交流。因此,"针灸治疗学讲义"共分 11 章 32 节介绍了 220 个病症的针灸治疗。此书已充分显示了承淡安先生中西汇通努力和实践的成果。此外,该书在"经穴学"中突出"取穴",以更好地帮助初学者解决取穴、认穴的困难。

1955 年 8 月由人民卫生出版社出版的《中国针灸学》,全书仍分针科学、灸科学、经穴学、针灸治疗学 4 篇。第 1 篇"针科学"分 3 章:即"总论"4 节、针法操作"各论"22 节和"针科之科学原理"8 节。第 2 篇"灸科学"分 3 章:即"总论"9 节,"灸法操作与应用"17 节,"灸法之科学研究"4 节。第 3 篇"经穴学"分 2 章:即"总论"4 节和"各论十四经穴"14 节,凡全身经穴之"部位"、"局部解剖"、"主治"、"取穴法"、"针灸"等,各穴皆分条罗列。第 4 篇"治疗学"分"总论"、"各论"、"附录(分类摘要)"3 部。其中"总论"有 3 章 20 节;"各论"与《中国针灸学讲义新编本》一样,共分 11 章 32 节 220 个病症,叙述各病之"原因"、"症状"、"治疗"、"护理"、"预后"等;"分类摘要"录《针灸集成》之古代经验处方,内多亲自应用有效者,故录出以备临床采用。

因此,承淡安先生《针灸学》虽为三部曲,由于"增订"、"新编"以及遗著《针灸学术讲稿》,实有 6 个乐章。其中,《增订中国针灸治疗学》和原《中国针灸治疗学》《中国针灸学讲义新编本》和原《中国针灸学讲义》之间,在体例和内涵方面,都有很大的差异。也意味着在此期间,承淡安先生对针灸学术的认识发生了很大的变革。而《针灸学术讲稿》作为《中国针灸学》之羽翼,弥补其在经络理论方面的不足。

(三) 承淡安对针灸学科体系构建的演变过程

承淡安《针灸学》三部曲,不仅展现了其对针灸学术体系构建的过程,也是近现代针灸学术发展及其演变过程的重要体现。承淡安先生对针灸学术内涵界定和对近现代针灸学科知识体系的认识,大致可以分为以下三个阶段。

第一阶段(1931 年—1935 年):总结针灸临床经验,提炼针灸临床原理。以 1931 年 6 月第 1 版《中国针灸治疗学》出版为标志。该书以经穴学为起点、以针灸操作为补充、以临床实用为切入、以振兴针灸绝学为目标,系统收集、整理、归纳和总结针灸临床经验。此时,承淡安对于针灸学术的思考,还只是停留在临床实用技术的阶段。1933 年 5 月出版《增订中国针灸治疗学》时,确立了"总论"、"经穴"、"手术(刺灸操作)"、"治疗"4 部分内容。在"总论"部分还增加了"针灸在治疗上的价值"、"针刺治效之研究"、"艾灸治效之研究"和"奇经八脉之研究"等内容。这是承淡安"于针灸学理,微启其范",对于针灸原理的理性思考,即是针灸现代学术研究之开端。此后,承淡安先生对针灸学术的求索,逐渐进入一个新的阶段。

第二阶段(1935 年—1954 年):构建针灸学科体系,确立针灸学术体系范式。1940 年 10 月出版的《中国针灸学讲义》,体现了 1935 年以后承淡安先生对针灸学术的思考。该书体例上虽然仍然是 4 篇结构,且"经穴"和"治疗"依照《中国针灸治疗学》为蓝本,但是无论是内容还是名称上——"针科学"、"灸科学"、"经穴学"、"针灸治疗",都与《中国针灸治疗学》有较大变化。其确定了针法、灸法、腧穴、治疗等为《针灸学》四大核心内涵,初步构建了现代针灸学科体系和框架,尤其在针、灸的基本原理和现代研究方面有深入系统的阐述。应该说,《中国针灸学讲义》已经具备了现代针灸学科学术专著的特点。因此,承淡安对针灸学现代原理的系统总结和对现代针灸学科体系的初步构建,当在 1935 年—1940 年之间。值得注意的是,1937 年 1 月,承淡安先生将"中国针灸讲习所"更名为"中国针灸医学专门学校"。针灸原理上的提高和总结,也就为"针灸疗法"上升到"针灸医学"提供支撑。承淡安先生的这种学术凝练,也在澄江针灸学派传人中产生了影响,如再传弟子萧憬我于 1938 年在新加坡创办"中国针灸医学总院"并出版《中国针灸医学讲义》,再传弟子苏天佑于 1940 年创办"香港针灸医学院"。"针灸医学"是对针灸学科学术体系整体性、系统性的概括,与"针灸疗法"已非同日而语。

第三阶段(1954 年—1957 年):汇通中西医学知识,回归针灸经典理论。1954 年 7 月承淡安先生重新改编出版《中国针灸学讲义新编本》时,除了在针灸原理稍有补充外,最突出的变化是"概以西医病名为主,旁注中医旧称,以便中西医皆可适用和沟通交流"。在"经穴学"的腧穴治疗部分是这样,在"针灸治疗学讲义"部分,更是按照现代医学分系统介绍诸病症的针灸治疗,故有 11 章(即 11 个系统)32 节 220 个病症。1955 年 8 月出版的《中国针灸学》,基本保持了《中国针灸学讲义新编本》学术内涵,只是在"针科学"和"灸科学"方面略有补充,在"治疗学"增加了"总论"3 章 20 节。此时,承淡安先生不仅在针灸原理上吸收了当时的最新研究成果,而且在经穴主治和病症治疗方面,也在努力实现中西医的汇通和交融,承淡安先生改进针灸原理,是"中医科学化"思潮的延续和成果。

值得关注的是,承淡安先生在《中国针灸学讲义新编本》"自叙"和《中国针灸学》"自序"中都指出"现在针灸之学理,正在整理改进途中,尚未建立成为完整之理论系统"。承淡安先生未竟的针灸理论体系到底是什么? 我们可以从其在 1957 年《中医杂志》上发表的 2篇文章和遗著《针灸学术讲稿》中,初步了解其思想轨迹——"受了新医解剖生理知识,和日本新派针灸理论的影响,一度转变为采用新的一套理论方法。采用之初,未尝不感到轻便时新,可是较诸以往用老法施治的效果,总觉不如。碰到一些比较曲折为难的疾病,往往无计可施,仍要借重古法以谋求解决。于是方悟古法之可贵,而复走回经络学说的老路"。承淡安先生系统整理和研究的针灸学理,很可能是经络学说。是否是在面对中西医冲突、努力实践中西医汇通后,承淡安先生对传统经典理论的回归呢? "'疏通经络,宣导气血'……'调整神经机能'……这两种看法,实际是完全接近的"。承淡安先生对中西医理论进行了深层次的思考和汇通,确实对传统经典理论进行了一定的回归。承淡安先生去世后 3 个月,由江苏中医学校针灸学科教研组的梅健寒和李鸿奎老师编著的《针灸学》出版,首次将经络、腧穴、刺灸、治疗确定为现代针灸学科的四大核心内涵,标志着现代针灸学科体系和框架的确立,并一直延续至今,"成为全国高等院校中医专业统编教材《针灸学》的蓝本",也被李鼎教授评价为"新中国针灸学科的奠基之作"。

承淡安先生是近现代最杰出的针灸临床家和针灸教育家之一,对于近现代针灸学科体系的构建和学术内涵的确立作出了历史性的贡献。承淡安《针灸学》三部曲,全面展现了这一发展过程。其中,20 世纪 30 年代和 50 年代,是承淡安针灸学术之路最辉煌的两个阶段。以针灸临床疗效为起点,参考西方医学模式,吸收日本近代针灸研究成果,最后回归传统针灸经典理论,是承淡安先生对针灸学术求索的历程,也是西学东渐以后,东西方文化冲突和中西医交融的成功典范。正是由于承淡安及其弟子们的努力,历经三十载构建了现代针灸学科体系。

四、《现代针灸学》及体系建构

1997 年王雪苔教授在《针灸的现状与未来》一文中指出:"21 世纪的针灸发展前景,将是实现针灸的国际化与现代化。现代化的主要标志,是既保持中医理论体系又充满现代科学内涵的现代针灸学的形成。"

2000 年,有研究者提出"实验是建立现代针灸学的基础"的观点,认为:"分析当前针灸界对现代科学的基础——实验的一些观点,认为针灸现代化是针灸发展的历史必然,也是当前针灸界的共识,但其现代化的基础,不是《内经》的理论和方法,而是实验。由于以往对实验理解的片面,而使《实验针灸学》没有承担起其应承担的历史使命。建立现代针灸学不仅要引入实验方法,更要以实验的理念来对待实验的结果。只有以《内经》的观点为启发,以现实的临床实践为立足点,才能在实验的基础上建立起现代针灸学。"

2013 年,陈汉平教授给针灸学的定义是:"针灸学是一门在中医学理论和生物学理念指导下,应用传统和现代科学技术研究与刺灸、腧穴等相关的生命科学规律,并在临床应用其研究成果的中医学科。"2014 年他进一步指出:"尽管传统针灸学并非向实验医学转化,但实验研究却是针灸学术转型升级的重要环节。把临床与实验科研有机地组合起来,互补而协调地为阐明刺灸作用,提高疗效,是建设现代针灸学科艰巨的任务……针灸,未来不因医学科学发展而遭替代的关键,是自身具有不可替代性,即'恃吾有所不可攻也'(《孙子兵法·九变篇》)。这全赖针灸疗法持续完善,学术不断进步,现代针灸学建设的顺利实现。"

当然,关于"现代针灸学"的讨论还有很多,这里只是一个简单的梳理,中心在于,建立现代针灸学可能是针灸学术发展的一个大的趋势之一,尽管在这些观点发表之前,已经有两本《现代针灸学》相关著作发表,但是讨论者似乎并未提及,可能与两书的传播不广有很大关系,但是,"为什么会传播不广?"这个问题倒是值得深思的。

目前,在国内,以"现代针灸学"为名的著作有四部,即《现代针灸学概论》(袁其伦,1990年,科学技术文献出版社重庆分社出版)、《现代针灸学理论与临床应用》(陈少宗,1990 年,黄河出版社出版)、《现代针灸学理论与临床》(袁其伦,1997 年,香港华杰国际出版有限公司出版)、《现代针灸学》(陈少宗,2011 年,郑州大学出版社出版)。两位专家在"现代针灸学"方面亦有很多论述,但似乎整个针灸界对于"现代针灸学"相关论文和论著的讨论与认识并不多,不知原因何在。下面简单介绍这两位专家"现代针灸学"的主要观点。

王岱教授全面评价了袁其伦的《现代针灸学》,认为著作主要有两个方面具有鲜明的特色,一是两个总体认识具有特色,"经络的物质基础主要是血管及其交感神经复合结构。经络本质也就主要是这种复合结构及其功能表现","基于生理应激原理范围内的系统性调节规律,即针灸的三大调节机制(指:一般反应调节法——反射法,防御反应调节法——兴奋法,交感抑制调节法——抑制法),基本概括了各种针灸效应的内在联系,反过来又对临床实践具有重要的指导作用";二是认为以下六个方面的内容了开启了针灸学现代化的进程:①使针灸学的基础理论主要立足于现代解剖学、生理学、神经化学、内分泌学、免疫学等;②从血管及其神经学说和系统性调节学说方面,进一步阐释了经络的实质及针灸针麻原理;③将穴位重新分类为皮神经穴、混合神经穴、血管神经穴、淋巴管(结)神经穴、压敏穴、一般穴;④以交感性神经的节段性为依据,提出了穴段的概念和范围,反映了经络及部分主治的科学应用;⑤以对经络的科学理解,加强了交感神经功能在诊断中的作用:如脉诊、穴位皮温、穴位皮电等;⑥引进现代量学概念,以刺激量的大小充实了补泻概念。同时,王教授认为:"在本世纪即将结束之前,中国针灸的医理与技能终于有可能跟上时代的步伐了,中国针灸学界终于有了一种较好的科学模式向国家和世人呈献了。展望21世纪的针灸医学,必将是更科学的和更现代化的,这对于发扬中华文明于未来时代,普及针灸疗法于环球人类,都将有特殊的意义。"

陈少宗教授认为,现代针灸学体系完全不同于传统针灸学。第一,现代针灸学的理论基础不同于传统针灸学,前者是运用现代科学技术、方法对相关问题的研究所获取的现代科学意义上的规律作为指导理论,机制的阐明完全立足于现代科学意义的相关知识体系,并以神经-内分泌-免疫网络学说及腧穴作用规律、针刺作用的四大规律(针刺作用的双向调节规律、针刺手法作用的基本规律、针刺时间作用的基本规律、针刺作用的时效规律)为该体系的理论核心;而传统针灸学则是以阴阳五行学说、脏腑气血学说、经络学说等为其基本理论。第二,在临床上,现代针灸学充分利用现代诊疗技术和方法,以辨病为主导,针刺手法注重的是强调刺激与针刺效应的关系;而传统针灸学则是借助四诊八纲以辨证为主导,针刺手法强调的是补泻。

陈教授在2013年指出,现代针灸学研究应当警惕被文化绑架。针灸学的文化属性由其漫长的历史积淀特质所决定,针灸学的科学属性由其在现实中治疗疾病的有效性及其机制的探索过程所决定。针灸学的文化属性与科学属性犹如硬币的正反两面永远无法分离,但无法实现同一个角度的双面认识。不能以其文化属性而排斥科学属性,不能利用文化角度的认识方法和认识结果取代科学角度的探索方法和探索结果,反之亦然。文化的针灸可以努力固守,以保个性的纯洁与永恒;但科学的针灸需要不断发展,以超越个性文化而走向科学大同。

我们认为,"现代针灸学"主要有两个方面的含义,一是指历史概念,是指针灸学发展到"现代"的"针灸学"的状态,这可能是王雪苔、陈汉平等所指的现代针灸学,它还处于形成过程中,还没有完成基本的体系;二是指学术概念,特指以现代科学概念建立的以"现代针灸学"为名称的针灸学。后者应该是前者过程中的典型产物。无论从何处角度认识,现代针灸学都在形成过程中,朱兵先生的《系统针灸学》也可属于这一范围,如果拓展视野到国际上,"西方针灸学"也应该属于"现代针灸学"的范围,这些都是在形成中的针灸医学的新的形式或体系,这些探索均有其特定的意义,无论当前对它们的认识与评价如何,既然已经出现了,我们就必须正视它们,并从中找到更适合的针灸学的发展道路。

第四节　西方针灸学

一、针刺麻醉与针灸的国际化传播

1971年夏,《纽约时报》著名记者赖斯顿访问北京期间患上了急性阑尾炎,于北京接受了手术和针灸治疗,他在病榻上写了篇短文,在《纽约时报》头版刊登,一不小心引起了美国针灸热。同期还有两个美国科学家和4位医生访华并亲眼目睹了中国针刺麻醉手术的神奇。美国名人访华的亲眼所见和亲身经历引发了民众对针灸的极大兴趣。

1972年春，美国总统尼克松访华团抵京，在诸多社会主义建设伟大成果中，客人指名要看针刺麻醉。美国代表团目睹了中国医生在无影灯下为患者开胸切肺却根本不用麻药，而这一切都被记者们通过卫星向全世界转播，将美国和西方针灸热推向高潮。

1973年秋，拉斯维加斯的一位半退休律师偶然发现针灸对美国是个好东西，便全力推动中医合法化提案。法案意外引起中医和西医在美国首次"龙蛇大战"，香港针灸师陆易公现场示范针灸治疗各种顽疾让民众和立法议员深信针灸的神奇疗效，美国第一个中医法在内华达州参众两院以54对2票通过。

1974年冬，美国媒体对针灸的疯狂达到了高潮。《生活》《新闻周刊》《时代》《人物》《时尚》《体育画报》《星期六周刊》甚至《花花公子》等著名杂志都争先恐后地发表关于针灸的长篇报道，很多还是"封面故事"。众多好莱坞明星、体育大腕及知名政客等纷纷献身说法，推崇针灸。中国的针刺麻醉让美国医学界如坐针毡，于是派出一个囊括多学科专家的高级考察团到中国揭秘针刺麻醉，可是当考察评估报告最后出炉时，中国的针刺麻醉运动已经偃旗息鼓。

20世纪70年代末，针灸热潮已过，风平浪静之后，医学科学界开始重新审视针灸这个令人震惊的事实。尽管针刺麻醉仅适合一小部分病例，没有能在西方普及应用，但针灸治疗疼痛等慢性疾病前景广阔，中国的医学哲学和自然疗法对西方人具有很强的吸引力，美国专业针灸师队伍悄然成长，东方针灸在西方逐渐找到了位置，并发生了一系列的变化。

1997年美国国家健康研究院首次举行针灸"共识听证会"，根据当时的临床和基础科学研究的证据，专家委员会作出结论认为，针灸治疗一些疾病确实有效，并建议深入科学研究，此后大量联邦基金投入针灸科研，硕果累累。

针灸西进历尽千辛，充满传奇。直到今天，全美国有40多个州颁布了针灸法，有50多所正式针灸学校，有2万多名执照针灸师及规范的针灸资格考试和执照管理系统。针灸在美国遍地开花，已成为美国补充替代医学和医疗保健的一部分，被看成中国文化精粹传入西方的成功典范。美国人很容易地接受了中国的针灸疗法，但对跟随小小银针而来的东方哲学和文化颇感费解，中医西进道路漫长。显然，针灸在西方的影响已经远远超出针刺本身的医疗作用。

总之，美国只是针灸在海外传播的一个缩影。当然由于其在世界的地位，也是最有代表性的。其实，针灸作为世界非物质文化遗产，已率先走向世界。据世界卫生组织（WHO）的资料显示，截至2012年，发源于中国的针灸已经有103个WHO成员国在使用，29个国家对针灸立法，18个国家将针灸纳入医疗保险。初步估计从事针灸的人员有20多万。国内研究显示用针灸治疗的病种已经达400多种。在SCI源刊上发表的针灸临床研究报告逐年增加，国际上针灸治疗从疼痛类疾病逐步向疑难疾病、重大疾病扩展。越来越多的非亚裔人员开始选择针灸。

二、针灸理论与技术的分离

中医理论和针灸理论指导下的针灸学，其基本理论是阴阳五行、藏象学说、经络腧穴等，而在其临床实践中除了选穴外，在刺灸方法方面，各种针法的灵活运用，均不受固有理论的限制，而且很容易结合现代科学技术。在针法包括穴位的选择方面，都出现了很多新奇的选穴手段、经验的选穴手段和技术。各种微针疗法，如耳针，各种特殊疗法，如火针，对传统理论的依赖都不大。而其临床应用却非常广泛。有些疗法对传统针灸理论来说甚至是离经叛道，如果牵强的用传统理论解释，则会出现很多似是而非的矛盾。造成现在针灸临床家轻理论、重技术，出现理论和技术的分离。比如常用的耳针、头针理论和技术，其理论和临床应用都和传统针灸理论的关系不大。从目前的针灸培训也可以看出这一特点，各类特殊针法培训班风起云涌，其代言人为针灸临床医生所追捧。而针灸理论的培训班却默默无闻，搞理论研究的很少为临床医生追捧。本来是"皮之不存毛将焉附"的理论指导实践的关系，而现实中却不存在多少依附关系。在临床上，医生采用传统理论指导下的临床实践不多，针灸医生各自按照自己所理解的理论开展临床实践。造成同一个患者，不同医生针灸处方和治疗方法不一，各执一词。这种理论和技术的分离也造成了针灸临床的混乱。

针灸在海外的发展，则更倾向于重刺激轻理论。海外的针灸医生，华人行医的水平参差不齐，而当地的针灸医师对传统中医针灸理论的理解有限，加上海外的各种物理疗法，如整脊疗法，扳机点疗法，虽然都和针灸治疗相关，但是也自成一体，不依赖于针灸理论。

目前的针灸科研发展，更是难以体现针灸理论的指导。针灸的科学研究主要集中在对经络循行理论的证实，对经络现象的解释，对穴位结构和功能的现代科学认识，对针刺治疗疾病从整体功能、器官、组织、分子等方面的验证。这些结果均很难体现传统针灸理论的指导，也很难验证传统理论的科学性。临床的科研，最近这几年，被西方的多中心临床试验的结果所困扰，更倾向于针灸有效性的多中心随机对照试验验证，而对针灸理论指导下针刺治疗的有效性和优效性的验证还没有倾注太多。

三、西方针灸学的初步构建及其对中国针灸的挑战

西方针灸(western medical acupuncture)是中医针灸在西方传播的过程中，面对西医的基础理论如解剖、生理、病理以及循证医学知识体系的一种适应性改造。它已逐渐形成体系，理论上，它不谈气血阴阳，而是以神经科学作基础，认为针刺刺激神经系统，通过神经节段间或跨神经节段的调节作用以及中枢神经系统的作用来完成。形式上，它不是作为补充替代医学的方式存在，而是作为常规医学教育中的一门必修或者选修课程。

西方学者认为：西方针灸在部分遵循传统医学的诊断的基础上，加入了现代科学原理，借鉴了现代医学的诊断，明确了针灸可以治疗的症状。它只是与其他疗法并行的治疗手段，可以和整个现代医学融合，并且在治疗中兼顾了患者个体的生理和心理需求。因此西方针灸是一个真正的整合医学，既包括传统疗法，又可用现代科学的解释，最终在适当的时候可以被纳入现代健康医疗保健体系。

西方针灸学有以下四个主要观点：①西方科学使我们对自然的认识发生了根本性改变，如果守着旧观念同时注入新观点，无异于要求我们既要接受世界是圆的，也要接受世界是平的，对现代人来说不是一件很容易的事情；②西方针灸认为传统中医针灸是医学历史中一个神奇的部分，他们敬佩古代医生，但是古人的解释在当今来说已经没有意义，至少，对于西方；③"西方针灸学是利用现代解剖学、生理学、病理学和循证医学知识对中国针灸学适应性的改造"，它是基于同时代的生命科学原理的；④西方人在否定传统针灸理论时，列举了几个证据，其中第一个证据就是经络理论，"迄今为止，没有人能够提供任何有关经络存在的物质证据，为了回避这个问题，经络有时被描述成一个抽象概念，但难以接受的是，一个抽象的概念如何能产生在临床实践中观察到的强大的生理效应"。

　　西方针灸难以接受中国针灸,他们的质疑则主要表现在以下:①对穴位存在于经络上的质疑,穴位通过经络发挥调整的功能在临床上没有体现——对经络理论的挑战;②传统针灸理论可以针对个体辨证论治,针对症状或者症候群,指导临床选穴,显然和现代医学的诊疗体系不同,一些重大疾病如癌症,风湿性关节炎,心脏病,肺炎,糖尿病均为多因素机制来解释,更不用说它们可以对针刺疗法起作用。因此我们很难在现有的理论框架下推断出针灸可以治疗哪些疾病,使针灸学发展举步维艰;③穴位部位和功能没有直接的因果关系——比如太冲清肝火,从解剖和生理上不能证明因果关系,因部位而有效应,而穴位激活神经导致神经递质的释放的观点容易被接受。

　　有研究者从四个方面比较传统中医针灸和西方针灸。首先,其理论基础相差甚远,中医针灸是以中医基础理论为指导,以经络、腧穴理论为基础。而西方针灸不言穴位和经络,它吸收了生命科学的研究成果,认为针刺的5大作用机制分别为:针刺的局部作用;针刺的同脊髓节段作用;针刺的跨脊髓节段作用;扳机点的作用;中枢神经系统的调控作用。其次,是刺激部位不同,中国针灸以穴位为刺激部位,在教科书上往往是一个固定的位置,而在临床上医生则要通过"切、按、循"来寻找。西方针灸在临床应用上淡化穴位的部位,强调刺激点或者扳机点。扳机点是指骨骼肌内可触及的紧绷肌带所含的局部高度敏感的压痛点。当然穴位和扳机点有重叠,虽然对重叠的百分比仍有争议,但是在对疼痛的治疗中重叠率达到95%。当然与扳机点相比,针灸的腧穴理论包含的内容更丰富。第三,刺激的方式差别,中医针灸刺激方式多,讲究手法和得气,强调"气至而有效",西方针灸采用经皮电刺激或者浅刺或者弱刺激,而且刺激的时间不同,针刺的次数也不同。第四,治疗疾病种类不同,西方针灸治疗疾病以疼痛为主,主要治疗体表肌筋膜痛,而中医针灸的对疾病的治疗除疼痛外,更注重对内脏功能的调节以及全身气血的调节。对于疼痛的治疗,西方针灸以神经节段理论来解释,中医针灸则以经络理论来解释,适当的配伍调整内脏的功能,才可能"标本兼治",而非简单的镇痛。

　　西方针刺的临床研究结果也向中医针灸提出了挑战。首先是对针灸临床的挑战:西方的临床研究结果表明针刺对痛症的治疗比不针刺要好,但是和安慰针灸比较疗效差异不显著,得出针刺相当于安慰剂的效应。其次,这样的研究结果证明了针刺的有效性,却否定了穴位的特异性,治疗强调部位而忽略穴位。对于经络的调虚泻实、行气血等功能,不能从临床和实验研究得到证明,因此否定经络的存在。对于不同的医者和刺激方式对针刺疗效的影响,最近的研究表明镇痛的疗效和针刺治疗的剂量(针的多少)和疗程次数有关,而和针刺的特点(如针刺方式,针放置的位置,治疗疗程,频次,治疗时间的长短,医患交流以及医生的经验等等)无关。

　　中国针灸如何应对挑战? 首先我们应该明确在西方,医生面对的患者的病种和中国不同,西方的报告多以痛症为主,而中医针灸临床使用范围广泛,因此西方得到的研究结果需要具体分析。中医针灸在走向世界的过程中也应该注重自己的基础理论研究,以更好地指导临床实践。应该肯定西方针灸的理论更接近现代神经科学的观点,而且针对疼痛类疾病也取得了较好的临床疗效,用其指导临床更直接、重复性好。而中医针灸的理论体系有些庞杂,名词概念术语的含义不够明确,临床上多种解释都有道理。存在明显的理论脱离实践问题。因此构建体现针灸理论本质特征和发展规律,结构合理、层次清晰、概念明确、表述规范,能够指导临床的现代针灸理论体系框架是中医针灸理论研究者目前最为重要的任务。

其次,应该强调穴位部位和功能的重新认识:将穴位的动态部位变化、穴位特异性效应和广谱效应结合,全面认识穴位及其与疾病和刺激的关系,动态研究穴位的功能。最后应逐步建立符合中医针灸临床特点的临床评价体系,吸收循证医学的方法但是要和自己学科相结合。

第五节 中美针灸发展计划

在当代针灸学发展中,国际影响已经成为不可忽视的重要因素,针灸学研究与发展已经从中国或汉文化圈的"内部事件"发展成"外部事件","经穴特异性研究"这一重大项目的直接起源之一就是国际学术界对经穴特异性的怀疑,而2014年围绕澳大利亚学者在美国发表的针刺治疗慢性膝关节疼痛论文的争论更是具有"国际"氛围的针灸学术事件。以往的争论多数围绕已经发表的论文或观点展开,那么为什么会产生这样的论争?这些论争的意义又是什么?我们从另一个角度——中美两个典型研究计划来分析,可能更能明确这些论争的内涵及意义。

一、中国针灸研究行动计划

2007年11月,来自美国和日本7所大学、美国国家卫生研究院、中国香港浸会大学、中国中医科学院、中国内地25所高校的针灸相关学科专家和校(院)长,以及长期从事针灸学研究和关注针灸学发展的学者在北京共同探讨了针灸学的基础和临床研究以及针灸未来发展方向等医学界关注的关键问题。推动实现针灸学科的国际化是针灸研究和发展的机遇,同时也面临着巨大挑战。经络和腧穴的实质及针灸作用机制的基础研究仍需进一步深入;按照循证医学原则开展临床研究的方法学尚待进一步规范化、标准化、客观化。目前,中国针灸界尚未建立起一套完备、合理、规范的针灸临床研究方法,国际上也缺乏统一的评价针灸疗效的标准;数项由西方学者根据他们对针灸的理解设计实施的临床研究得出了针灸效应几乎等同于安慰效应的结论。世界主流医学界、传媒和世人正为其所误导。我们中国针灸学人,有责任、有义务建立起一个沟通平台,合理使用主流医学公认的方法学研究针灸疗法的适应范围,客观评价针灸的疗效,让世界了解中国针灸医学的真实内涵。为此,本次会议针对"针灸研究与系统生物学"、"针灸临床研究和评价方法"两个主题展开讨论,经过充分酝酿,就针灸学科未来的发展方向达成基本共识。会议一致通过以下《针灸研究行动计划》要点,旨在进一步提高针灸学术水平、临床疗效和创新能力,使一些针灸学重大理论和关键技术取得突破性进展。

1. 深入探索针灸学携带的生命科学密码 针灸理论注重整体性,与西方的系统生物学原理相呼应。系统生物学视生命体为一个完整系统,以系统内诸功能元素之间在时间和空间上的相互作用为研究对象,为研究人体多功能、多系统以及多种疾病状态的多向调节机制提供了以基因为基础、以数学模型为手段的研究方法。针灸疗法可"平衡阴阳,疏通经络,扶正祛邪,调和脏腑"。针灸的这些作用与生物学"内环境稳定"和"自稳态"调控概念有相通之处。系统生物学的方法学将拓宽针灸学的研究方向;针灸学的研究应该借助系统生物学发展的大好时机,把握针灸研究的重要发展领域,借鉴系统生物学的理念与方法,加强针灸作用机制的研究。

2. 把握穴位功能的普适性和相对特异性　腧穴是针灸学的基础,应加强对穴位本体的系统研究。穴位的效应具有功能的普适性和相对特异性,但过于强调穴位功能的特异性使得各项研究之间存在很多相互矛盾的结果。在欧美,一批有分量的、建立在规范的临床研究方法基础之上的、大样本针灸临床研究论文相继在国际学术期刊上发表。总体来说,这些研究肯定了针灸对躯体软组织病变及相应的痛证有一定的治疗作用;但与此同时,非穴位的假针灸和安慰针灸也呈现几乎相同或大致相同的治疗作用;因此,认为穴位在治疗这些病痛中的作用是不重要的,或者得出针灸实际上是一种安慰作用的结论。针灸研究应该正确面对这些挑战。穴位刺激对机体多个功能系统,特别是神经-内分泌-免疫系统会产生激活作用,但这仅是穴位的非特异性的普适性效应。根据现代对疼痛的研究,给予局部区域皮肤包括针灸在内的多种刺激都能够产生良好的镇痛作用;因此在这种情况下,针灸的镇痛效应属于"以痛为腧"的局部取穴,而不是假针灸。根据中医针灸学的理论,腧穴是沟通体表经络与体内脏腑联络的刺激信息输入点,也是"内属腑脏,外络肢节"的反应点。因此,腧穴的研究重点应该关注其与脏腑等靶器官联系和效应的相对特异性。只有基于这种体表穴位与内脏器官联系途径和调控效应的原理研究才能真正体现穴位原有的生物学属性。

3. 加强针灸学的规范化研究　针灸规范化和标准化是针灸学发展的重要技术支撑,是中医药事业发展的内在要求,对于促进中医药学术发展、提高针灸临床疗效、规范行业管理、推动中医药现代化具有重要的意义。通过系统的基础研究,总结针灸在临床中安全有效的诊疗经验和方法,形成最佳诊疗方案,建立针灸技术标准体系,促进针灸临床疗效的提高。

4. 加强针灸适宜病种和疗效的临床评价研究　针灸临床疗效评价关乎针灸学的命运,应该建立符合针灸临床特点的评价体系。任何医学手段都有其适应范围,但针灸学尚未建立按照疾病病因诊断和病理分类制定的适应证体系。我们应探讨针对不同病因的适应证和疗效的针刺手段,规范建立在病因、病理学诊断基础上的针刺适应证体系,以确保研究结果的可信度和可重复性。针灸研究应该注重解决临床提出的问题,加快基础研究成果在临床的验证与推广。选择针灸在临床诊治中疗效确切、优势明显的病种,开展多中心、大样本的临床研究,规范诊疗技术与方案的收集、筛选、验证、评价,总结针灸在防治这些病种上的治疗方法以及疗效评价方法,形成科学的防治规范和疗效评价体系,并注重培训和推广应用。

5. 构建合理可行的针灸临床研究方法学　临床研究必须遵循随机对照临床试验的基本原则,采用可靠的疗效评价方法,执行严格的屏蔽方案,采用恰当的统计学试验数据处理方法,不断提高针灸临床研究质量。应根据针灸本身的特点,努力探索和创新。应发展出既能被严格的现代科学研究标准所接受,又不失针灸临床实践精髓的合理研究方法。

然而,随机对照临床试验的设计是为规范药物研发而建立的评价方法,双盲和对照的设立并不完全符合针灸学研究本身。作为一种不可避免使施针者和受针者产生感觉意识的介入治疗方式是做不到双盲的。另外,非穴位的假针灸和穴位的各种安慰针灸也不适合作为对照用于检验针灸的疗效;特别是在假针灸和安慰针灸有效而得出针灸是一种心理安慰效应的结论时,它能提示的仅仅是在治疗所选疾病时非穴位的针刺与穴位针刺同样有效,而不能得出针灸类似于安慰剂效果的结论。

主流医学中的介入疗法(如手术)和不同治疗手段的临床对照试验的设计比较适用于针灸的临床研究;应该加强此类研究,创新针灸临床研究方法学。

针灸临床研究容易出现调查者偏倚(主观因素)和受试者偏倚(依从性),应选择适当方法解决这种系统误差。由于伦理学和观念的问题,针灸临床研究中受试者可能主观和客观上同时接受其他治疗,因此在下结论时必须分析交互作用的可能性。

6. 加强针灸相关外治法的研究　灸疗是针灸学的重要组成部分,灸法比针刺多了温度感受器和相应的信息传递通路,可能具有除了共性之外的独特效果。我们应该弥补过去对灸法研究的不足。

除针灸外,还有许多如推拿、按摩、刺络、刮痧、拔罐、捏脊疗法等外治法;在其他地域的传统疗法及现代疗法中也有类似的如放血疗法、整脊疗法、对抗刺激疗法、经皮电刺激疗法、各种形式的热刺激疗法等以体表刺激为特征的治疗方法。针灸和相关外治法作为体表穴位的一种治疗手段有助于建立旨在调整生物体稳态平衡的躯体-内脏联系体系,深化对生命科学的了解。

7. 促进针灸国内外合作与国际交流　加强针灸学的国际交流与合作,组建国内外针灸学术合作团队,选择适宜病种开展多中心、大样本的研究,探讨针灸作用机制和临床研究方法规范,定期举办研讨会,在国际范围内以合作形式联合在国际杂志上发表高质量的研究论文,搭建与各国开展针灸研究合作的平台。

8. 提高针灸论文水平,加强国际宣传　在进一步提高国内针灸专家研究水平的基础上,设立切实可行的机制以鼓励并协助中国针灸学人在国际上尽可能多地发表学术论文,是落实"让世界了解中国针灸"与"走出去"策略的捷径及一大举措。西方国家针灸团体、学者的积极跟进已经造成了中国学者近年来在国际学术刊物发表针灸研究论文比重弱势的局面。与会代表建议《针刺研究》杂志组织专家撰写针灸研究的指导意见,并积极创造条件将《针刺研究》杂志办成 SCI 源期刊,组建国际学者的编委队伍,以加强针灸在国际上的宣传与影响。

参加本次会议的学者倡导应进一步加强针灸研究的国际合作与交流,共同担负起把握针灸研究方向、提高针灸临床疗效的重任。建议建立"针灸研究合作组织"(Cooperation Organization of Acupuncture Research,COAR),以组织的形式加强针灸国际合作,相互激励,相互咨询,相互协调,参与相关单位申请国际合作基金,推动针灸临床研究和疗效评价工作,争取建立中国针灸临床设计和研究模型,树立国际研究模式,进一步促进针灸进入世界主流医学。

二、美国针刺研究白皮书

《针刺研究的悖论:针刺研究如何前进的策略》是美国针刺研究会(SAR)2011 年发表的一个关于针刺研究的白皮书,反映了他们对当前针刺研究的看法与进一步研究的基本策略。

2007 年 11 月,针刺研究协会(SAR)举行了纪念 1997 年 NIH 针灸会议共识的国际会议。这个会议不仅回顾了针灸研究相对取得成熟成就的领域,也提出了两个针灸研究主要的挑战和问题。首先,一系列设计严谨的临床随机对照试验都报道真针刺优于常规疗法,但是和假针刺相比真针刺在临床效应方面差异没有显著性,这些结果明显与传统针灸经穴特异性理论不一致。第二,虽然许多动物与临床针灸试验报道了不同的针刺参数引起生理功能的改变,但是这些针刺参数引起生理功能的改变是否与临床试验的临床疗效相关,仍然还未研究清楚。这部由 SAR 理事会合作完成的白皮书,识别鉴定出了以上针刺研究悖论与问题的相关知识背景,并且提出了应用转化医学研究可能解决以上问题的策略。我们推荐针灸研究应该采用以下策略:①由上而下的多组学的全系统研究方法;②由下而上专注于探索个性化医疗成分如何影响与转化为临床和生理学结果的机制研究。这种研究策略,综合考虑了临床效力、效益和定性测量研究,将会有助于强化复杂医疗手段——针刺的证据强度。

(一) 前言

1997 年 NIH 针刺会议共识是针灸研究史上的里程碑事件。这个会议的共识主要包括:有充分的证据证明针灸的价值以及其进一步应用于传统医学的必然性,并且鼓励更多的研究对针灸的生理学和临床意义进行探索。但是共识同样强调了针灸对于多种疾病的临床效力和安全性评估缺乏更多高质量的临床研究证据支持。

2007 年 11 月,针刺研究协会举行了旨在交流与讨论 NIH 共识 10 年以来的针灸研究进程的针刺国际会议。这个会议上的演讲,以及发布的摘要,明确地显示了自 1997 年以来针灸研究取得的重要进展和取得成熟成就的领域。Ⅱ、Ⅲ期假针刺对照试验已经完成,针对不同领域的针刺基础试验已经鉴定出数量众多的生化和生理学指标与针刺相关联。但是,在这个会议以及会议摘要中出现了引人感兴趣的悖论。在 2008 年 11 月,SAR 专家委员会对本次会议的相关议程以及相关系统评价的综合结果进行了讨论。工作组将讨论的结果归结为两个主要悖论以及这个白皮书的发展纲要。这部白皮书由一系列的作者完成,最终由所有专家委员会以及一系列的外部评审专家通过后得以印刷出版。

存在于这部白皮书中的针灸研究潜在悖论主要有两个。悖论一:一系列设计严谨的临床随机对照试验都报道真针刺优于常规疗法,但是和假针刺相比真针刺在临床效应方面的差异没有显著性,这些结果明显与传统针灸经穴特异性理论不一致。悖论二:虽然许多动物与临床针灸试验报道了不同的针刺参数引起生理功能的改变,但是这些针刺参数引起生理功能的改变是否与临床试验的临床疗效相关,仍然还未研究清楚。

这部白皮书的目的不是对于现有文献的系统评述,而是旨在鉴别出目前在这些悖论下存在的知识空白,以及对能够解决这些悖论的研究策略做出推荐和探讨。我们提出解决这些悖论的研究策略在于应用"双向转化"医学研究手段,其临床实验设计参考针刺机制研究的结果以及最后归结于临床真实世界的实用性 RCT 研究。应用这种手段,针刺临床研究的结果能够更好的告知我们针刺在我们不断演变的医疗系统中的位置。

(二) 针刺相关定义的关键

虽然命名为"针刺",但在针刺研究的领域里存在许多可能引起歧义和阻碍针刺研究进程的针刺概念和定义。研究文献中"针刺"这个概念不仅包括了用针刺入体表这个过程,也被描述为一种复杂的治疗手段,这种治疗手段包括中医诊断、辨证,也同时合并了一些辅助治疗手法包括按摩和灸法。"假针刺"和"针刺穴位"则是另外两个在文献中充满了歧义的例子。

(三) 悖论一的知识空白

关于悖论一,最简单的解释是,当真针刺和假针刺被发现(在临床效应方面)没有区别时,那么真针刺和假针刺两者的效应则可能是由于非特异性因素(包括患者主观期望,医患接触时间,以及针刺设备相关的使用方式)引起,而不是针刺或是针刺的其他特殊组分(比如穴位、治疗诊断)引起的。

如果上述假设成立,那么意味着针刺治疗效应的根本机制可能本质上是与安慰剂效应相关的。白皮书认为,对此悖论可能存在着其他解释:即一些貌似可信的实验相关因素可能导致2类错误(即统计学上的假阴性),这种可能性还未被完全揭示。

具体而言即三个判断:①真针刺和假针刺都可能存在着治疗效应。②针刺相关的非针刺(即非针灸针刺入这个过程引起的效应,譬如说穴位选择等)和(或)针刺等效应组成成分可能在假针刺治疗的过程中也存在;③临床试验中的真针刺疗法的治疗效应可能未达最优标准(即临床试验中的真针刺疗法可能不能发挥其最佳治疗效应)。详细的讨论有两个方面:

1. 有可能使假针刺治疗产生治疗效应的因素　关于悖论一的主要可能影响因素在于对针刺效应中哪一部分是与临床治疗效应相关联的重点缺乏共识。目前针对包括了针刺位置、深度、针刺类型以及刺激强度、针灸针数量等的系统性针刺研究,以及以上因素对针刺的即时和长期生理学效应的影响机制的研究还比较少。除非直到有实验将这些因素研究透彻,否则假针刺的治疗效应以及在临床试验中用哪种方法可以作为针刺的有效对照组(即设计优良的假针刺组)都难以被解释和研究清楚。药理学试验中合理的安慰剂对照的发展是基于探索如何测试药物的吸收、代谢,以及药物如何被分子受体所识别,如何启动生物化学及生理学反应以及如何被失活。而如何设计合理的假针刺对照的挑战,在于对针刺效应机制(如药物作用机制般,针灸如何被识别、激活、失活等)的知识缺乏,使我们不知道在进行假针刺时什么因素是应该避免的。特别是当数量众多的假针刺刺入皮肤时,可能会对浅表感觉神经末梢或结缔组织(两个经常被讨论的针灸效应靶器官)产生多重刺激效应从而导致累积的、有益的治疗效应。

对比常规的安慰剂对照,假针刺疗法一直显示出有更好的治疗作用。安慰剂的效应机制是一种复杂的现象,受患者情感、社会心理、感觉等影响。因此,在真针刺和假针刺过程中,针刺的特异性效应(针刺或非针刺引起的)因素可能会放大其安慰剂效应这种说法是貌似可信的。一种有趣的可能性是,患者对于(由真针刺或假针刺)特殊身体位置的高度关注可能会产生并放大局部止痛效应,正如那些已经被证明的空间引导安慰剂效应。

另一个可能会导致假针刺治疗效应的因素是发生在治疗过程中的强烈的医生-患者互动联系。在这些联系中一个特别的因素是治疗师对于治疗的临床疗效的意图(即治疗师对良好的临床疗效的期望),即我们传统意义上的"意念"。

一些研究已经开始在探索(医生或患者)"希望治愈"这种意念的治疗作用以及这种治疗作用的潜在机理,针刺治疗是一种复杂的、多因素干预的治疗手段。在设置假针刺对照组的实验中,对于假针刺对照组只是对于针刺这种干预方式进行了对照,其他多种可能与治疗作用相关的针刺特异性影响因素也可能在假针刺对照组中存在。这可能包括一些诊断过程,比如慢性疼痛部位的触诊。这种结果的合力(指假针刺组除针刺外的其他影响因素)增加了假针刺组在临床试验中的效应量,从而减少了针刺试验中观察到的效应量(即假针刺的治疗作用与真针刺对比使得真针刺在临床中的效应量相对下降,效应量属于临床实验概念——编者注)。最近的实验证明了针刺治疗过程中的非针刺特异性效应的大小可能是有实际意义的,但是系统性研究还没有探索出这种治疗作用的发生机制。

2. 在临床试验中降低真针刺治疗作用的可能因素　药物试验主要是针对药物试剂进行设计严谨的连续的试验。与这样的药物试验不同,目前针灸临床试验方案较少采用客观的、标准化的试验方法学。并且,在试验中由多位针灸医师形成共识而建立的可信的试验方案,在其后的试验过程中也发现各个医师针对疾病如何进行适当的治疗都具有显著的差异和多重性(即试验方案一致,最后落实到每个医师去针刺治疗时可能疗法不一)。与药物的比较(药物组分)实验不同,很少有设计严谨的试验比较不同针刺疗法以及针刺疗法组成成分的相对效力(譬如针刺穴位的位置和数目的选择,针刺的持续时间)。为了建立可复制的临床试验针刺方案,许多试验简化和(或)修改了临床实际针灸治疗方案(譬如限制了针对不同患者的个体化治疗、减少了针刺辅助治疗如艾灸、强制规定了标准的针刺操作方案,限制了患者-医师的交流时间)。当像这样只纳入了有限的针刺治疗组成成分进行临床试验评估时,这些纳入的组成成分往往缺乏其选择依据,以及可能并不与临床治疗效应最为相关。由此导致的结果是,在针刺治疗中多种组分协同产生的治疗效应可能会减少,从而降低了临床试验的效应量。在这样的试验例子中,针刺临床治疗效应量可能由于没有采用最佳真针刺治疗方案而减少。

简而言之,在假针刺对照的多个针刺临床试验中观察到的效应量偏小的可能解释如下:①真针刺和假针刺可能是等效(临床治疗效应相等)的,因为两者的治疗作用都可能是由针刺的非特异性效应(如患者期望,患者与医生的心理互动等)产生的。②针刺治疗的特异性是的确存在的,但在含有假针刺的临床试验中没有被观察到:因为假针刺治疗没有刺入(例如采用非刺入性假针刺对照的疗法对照可能含有治疗效应);真针刺疗法可能不是最佳治疗方案。

(四)　悖论二潜在的知识空白

和悖论一一样,对于悖论二的可能解释是在基础研究中研究的针刺相关的生理学效应可能不与临床的治疗效应相关。另一个可能的解释是可能其中一些针刺的生理学效应是与治疗相关的,但是这种效应在上述的临床针刺试验中难以被证明。

1. **基础研究的结果可能不能直接应用于临床研究**　正如大部分的医学研究一样,正常健康人和动物模型试验的实验结果应用到临床研究中时是存在局限性的。迄今为止,有数量众多的针刺基础实验研究采用健康人和动物作为实验模型;而针刺(在正常机体产生)的生理学效应可能与针刺在病理模型上产生的效应不一样。尤其是,针刺在急性痛症模型(动物或是健康人模型)中产生效应的研究结果可能对慢性痛症的临床试验方案设计和基于临床的治疗方案的形成没有什么帮助(原因在于基础研究的痛症模型多是急性的,少有慢性痛症模型,而临床上痛症慢性更多见),因为目前的研究观点认为慢性痛存在数量众多的神经生理学功能失活,与急性痛不一样。进一步来说,虽然一些针刺的生理学效应在动物实验中被证明与临床相关,这些针刺对动物实验的生理学效应究竟在人体上针对特定疾病时与临床的关联度有多少也还不明了(比如说肠易激综合征)。并且,与针刺临床研究相比,针刺的基础研究多采用电针刺激,这也是针刺临床研究与基础研究的差异之一。显而易见,针刺的生理学效应究竟有哪些方面与临床相关还需要进一步深入研究。

针刺治疗和针刺刺入的机制研究还存在三个具有显著干扰作用的其他因素。首先,和其他医学研究类似,有一大部分的针刺机理研究所选择的疾病的病理生理学机制还未完全被揭示(比如说偏头痛),治疗结果的测量多为主观的,并且没有好的动物实验模型和生物标记存在(譬如说是慢性腰背痛)。第二,目前研究针刺治疗机制的动物模型并不在传统东方亚太医学理论解释框架之中(传统亚太医学没有用动物解释疾病的例子)。第三,我们并不知道,在动物和人体中有什么样的(如果有的话)生理学效应与针灸治疗的关键传统医学原理,如穴位、经络、气等功能性概念相等及相关。

2. **对为什么生理学实验的临床效应量比临床试验要大缺乏认知**　如上面讨论的一样,

在机理实验模型中证明的临床相关的生理学效应(譬如抗炎或者促进肠蠕动等效应),可能在临床试验中通过针刺临床治疗的多种组成成分的累积程度大小与变化而显现。在应用假针刺对照的慢性痛症临床试验中,真针刺的临床抗炎效应可能真实存在,但与真针刺和假针刺两者都可能产生的较大的多变的治疗效应相比,这种抗炎效应作用可能比较而言较小。存在于基础研究实验和临床试验的可能的重要差异是:基础实验倾向于应用较小数目的针灸针,在每只动物或人体上刺入相同位置;而临床试验为了反映真实的临床治疗,在每次治疗时多采用10~20根针灸针,每个针刺治疗医师能对针刺位置有所选择。因此,关于针刺的小的特异性治疗"信号"能在生理学实验中被检测出来,但是在临床试验中因为有多余系统"噪音"(指临床试验的可能存在的偏移)的缘故能被轻易测量出来的机会较少。

简而言之,对于针刺的特异性效应在基础研究中能够被轻易证明、在应用假针刺的临床研究中并不显而易见的解释如下:①在基础实验中观察到的一些或所有的针刺相关生理学效应都不与临床治疗效应相关;②针刺(刺入)确实存在治疗作用,但是这些作用在临床中与非针刺和针刺的非特异性引起的治疗效应相比可能相对较小;③假针刺对照的临床试验在方法学上存在折中性,因为针刺(刺入)参数对于真针刺和假针刺的影响还并不明了(无确切研究结果);缺乏与临床常见疾病相关的客观生物学标记。

(五) 下一个十年的研究策略:如何应用研究来解决悖论

在2007年SAR国际会议上确认了针刺研究迫切需要解决的谜题:基础研究和假针刺对照临床试验的结果与针刺实际临床治疗结果的不一致。一系列互相关联的需要解决这些悖论的挑战都已在这部白皮书中提到。首先需要解决的是存在于研究文献中"针刺"这个术语的内涵并不明确。在这里,我们推荐(针刺相关)科学委员会创立"毫针针刺"(acupuncture needling,指的是毫针刺入这个过程)和"针刺治疗"(acupuncture treatment,指的是针刺治疗这个整体过程)这两个术语,并且在基础和临床研究发表文献中对这两个术语的使用方法(毫针针刺方法和针刺治疗方法)的描述制定严格的描述标准。我们同时也推荐科学委员会制定总体策略,包括针灸临床治疗的研究策略,以及基础研究的研究策略,而这些策略的主要目的在于优化临床试验中的针刺治疗和假针刺对照的设计。譬如"全系统研究"、"实用性RCT"和基于真实世界临床实践的调查等,这些设计能够帮助对针刺治疗效应中潜在的多重效应成分有更全面的理解。

基础研究,就其本身而言,也许能够定义重要的区别真针刺和假针刺的重要生物标记。尤其重要的是,除了健康人和急性病动物模型,基础研究需要集中研究慢性疾病的人和动物模型,这能够更加保证基础研究的结果与临床试验设计相关。

1. 针刺临床治疗方法:将针刺治疗作为一种复杂的干预措施 对于悖论一,可能的解释是研究人员缺乏对针刺治疗这种复杂干预措施的充分认知,因此在试验中假针刺对照干预方案可能不自觉地纳入了对于真针刺临床治疗相关的重要因素。简而言之,如果没有对"是什么"需要被"假"(即明确在假针刺对照中哪一部分,是穴位还是针灸针需要被做安慰对照)充分了解的话,正确的假针刺对照则不可能被设计出来。理想状况下,针对针刺治疗的非特异性效应的假针刺应该包括不进行特异性针刺(针刺特定穴)和非刺入(不进行针刺)这两部分才可靠。一个可能和有价值的方法是创造性的发展出一种评估针刺治疗实验中复杂干预措施(针刺治疗)的方法学。这种方法的目的不是在于减少对复杂干预措施的研究,或是将复杂干预措施中的每一个独立成分提出来研究每一个成分对治疗效应的作用,这是不可能达成的任务。相反,更加具有实际和现实意义的目的在于应用临床经验鉴别对于针刺治疗的关键特异性成分,然后系统的对这种成分的治疗作用进行临床研究,并且研究这种治疗作用对基础生理学的影响。

这种方法的建立首先需要确立一种用来检测被评估(针刺)特异性成分的清楚的对照方法(譬如针刺位置,电针刺等),而不是应用模糊的理解建立对(针刺)多种因素进行对照的假针刺方法。当(针刺治疗)作用中的某些独立成分被清楚鉴别出来后,对于如何建立对针刺的非特异性因素进行恰当对照的假针刺对照方案就可能被建立起来,这种对照方案可能只是模拟(针刺),而不对针刺特异性相关的治疗过程有任何影响。

在寻找评估针刺刺入时的相关参数如何影响针刺治疗方法的时候,最主要的是要寻找对于医生和患者在针刺治疗的多种效应成分中哪一种效应成分是最重要的。我们可以通过定性研究,用记录针灸师和患者的实际经验这种方法,以及新出现的医学影像学和生物标记研究方法作为辅助,来评估针灸师和患者在治疗时的生理学效应。针刺治疗的复杂性使得不可能应用标准化的测量指标来定量测量可能与(针刺治疗)最佳实验设计相关的针刺医师们的丰富针刺经验。

定性研究是一种可以用来探索患者在整个治愈过程、治疗结果中与治疗的哪一种干预方式、哪一个治疗环节最相关的定性方法,以及探索(针刺)干预方式如何应用到每一天治疗中的方法。最近一些补充替代医学研究采用了定性和定量研究结合的方法,研究结果证明这种方法能够使我们获得更多的(针刺治疗相关)信息。如上所述,用平行对照,有意义的实验设计来进行比较全系统的补充替代医学和生物医学的实验,是一种能够反映真实世界的医疗实践的最佳方法。一旦全系统(补充替代医学)实验的(临床)效益得到证明,未来的临床试验可以探索出全系统的多组分中最佳效益平衡模式(即临床和基础实验证明针灸的治疗效应中多种效应成分的轻重关系后,再用实验设计探索各种成分组合后的最佳治疗模式)。

对于针灸治疗的传统解释较难理解的、但常被强调的是个体化医疗(辨证论治)概念。举例来说,在传统的中医针灸中,辨证分型是传说中的决定治疗效果以及影响穴位选择、决定针刺类型和采用何种技术、治疗频率和时间的最重要因素。在交互评分的信度实验研究中针灸医师对于中医诊断的共识可以被分为从高到低数个等级,但是采用问卷调查的实验证明这种共识通过(中医相关)训练可以被显著提高。在如腰背痛这样的疾病中,应用系统性研究,在生物医学和传统(辨证分型)诊断技术的基础上可以揭示出对于特定人群的最佳治疗方案(即基于不同人群的辨证分型、个体化治疗)。这个最佳治疗方案能够用来证明哪种传统概念(譬如辨证分型、得气等等)与最佳治疗效果最为相关。在这种研究中结果测量指标必须既有客观测量指标又有主观测量指标,将临床效益和相关生物学标记联系起来。

2. 基础研究相关决策:研究针灸穴位解剖、生理学和临床相关生物标记　基于临床或生理效应的"经穴特异性"针刺效应是一个非常有争议的话题。对于观测到的针刺穴位的效应究竟是因为刺激到(穴位)附近的神经(例如内关下的正中神经)还是因为针刺特定的针灸穴位这一点还尚未被研究清楚。举例来说,一些实验纳入了位于相同神经的非穴位来检验针刺穴位的效应(如果刺激的是神经那么这种对照设计就不合理,如果不是神经或穴位与神经无关这种对照设计就可行——编者注)。越来越多的实验采用了这种非穴对照,因此迫切需要我们进行研究来增进我们对于"经穴效应特异性"的理解。

深入理解穴位和非穴位之间可能存在的生理效应差异对于未来临床试验的假对照设计

也是非常重要的。建立对于针刺刺入特定穴位传统理论的现代科学原理是特别重要又具有挑战性的。虽然穴位可能确实存在于特殊的解剖结构之中,但是到目前为止,还没有足够的严谨的实验证据支持这一理论。特别值得一提的是,最近的系统评价发现了少量的用皮肤电阻抗来区别针刺穴位不同的证据支持。但是,针刺穴位有可能是具有(临床/生理)效应的,但这种效应有可能并不是特殊的,穴位部位可能在感觉传入神经的刺激点上,通过对感觉传入神经的刺激产生对机体的良性调节作用,或是穴位所在处能够正向激活机体潜在的调节系统。因此,急需要对针刺穴位是否具有明显的组织学或生物医学性特征(譬如神经血管束、神经节、肥大细胞)进行进一步的系统评价研究。但是,如果高质量的临床试验持续无法证明出对非经非穴的清晰定位标准,我们(通过试验)对针灸的理解将继续受限,并且利用这种不清楚的非穴位置继续进行假针灸对照研究是非常有问题的。

今后的实验需要探索和鉴别包括刺入和非刺入两种方式的针刺效应的独立组分中的生理学效应。针刺效应的独立组分研究需要对针刺效应的重要因素包括针刺位置和深度、刺激类型和强度,以及针灸针数目等针刺参数的深入和系统的观察研究,并且对这些参数所引起的生理学效应机制(短期和长期的)和生物标记进行深入研究。除此之外,对于针刺治疗效应中的非特异性因素,以及针刺治疗的与针刺非特异相关的因素,如患者期望,引起的可能生理学效应也需要进行测量。

为了更深入理解为什么假针刺(浅刺非穴)有和真针刺(刺穴位)相类似的临床效应,(今后的针刺)人和动物的实验需要同时检测在局部组织和神经系统的真针刺和假针刺的效应;对于以人和动物为模型的针刺基础研究,需要在以后的实验中对所研究的具有特定病理学特征(即特定疾病)的生物标记以及(针刺治疗效应中)与针刺良性效应有关的生物标记进行客观测量,研究其临床效力。

如果对于一些疾病的病理生理学不了解的话,一些具有类似症状但可能具有完全不同的病理机制的患者(比如说腰背痛)将被纳入同一试验进行研究。因此,将“针刺是否对慢性腰背痛有效”作为研究问题是不够精确的,因为腰背痛具有异质性,在纳入患者的时候可能存在有对针刺治疗敏感的病理分型亚组,也有不敏感的病理分型亚组。因此,研究传统与亚太医学概念相关的生物标记,不仅可以客观检测针刺治疗“传统”理论的可信度,还可以拓展我们对人类生理学和生理病理学的基础机制认识。在这个白皮书中,我们做出一个重要的推荐,即我们需要采用可信的生物标记与临床结局指标测量结合的研究方法,研究针刺引起的短暂和长期的生理学效应,以此方法来促进(前面提到的)对针刺效应有效因素的研究。这种研究可以采用双相研究的设计模式,先纳入健康患者进行测量,然后再在患者身上验证临床有效性。例如,对“脉”(中医或日本医学针灸理论提到的脉)改变的定量研究,不仅可以作为一种即时响应的测量方法,还可以为解释针刺理论模型提供可能的生物学标记。

关于未来针刺研究,我们的建议是:对于为什么有些针刺刺入的相关因素能够在基础科学实验中引起生理学效应,但是其并不与临床的特异性治疗效应相关这个研究问题,可能通过测量比较针刺效应的同一重要因素(譬如针刺刺入深度、刺激总量的模式)在健康受试者和经过医学诊断的患者身上产生的即时和延长响应效应(譬如影像学的脑激活模式)的研究模式而得到有益的研究结果。

3. 设计合理的(针刺)对照 设计假针刺对照的原理需要知道“模拟的是什么”和“什么需要避免”。大部分的假针刺设计(譬如可回缩的假针)是建立在对前者的考虑(即模拟的是什么,从患者所见的治疗角度出发)上,而对后者("什么需要避免")没有充分的注意。因此,假针刺对照的发展完善必须建立在有系统的基础科学对假针刺应该避免的针刺治疗的效应成分(譬如针刺深度,针刺位置,针刺刺激强度)进行的评估之上。为了对这些实验进行更清晰的解析,我们认为应该督促科学委员会尽快对如何测量和选择能够验证前两个假说的假针刺设计做出合理的假说。例如,如果基础实验证明针刺的生理学响应是建立在电针刺的电针刺激上,那么合理的假针刺对照应该是在同一穴位进行同一深度的针刺而不加电针刺激。

另一方面,如果电针刺激和针刺位置在针刺治疗效应中具有交互作用的关系(譬如,电针刺激不同真穴和假穴有不同效应),在针刺实验设计的时候就需要 4 个实验组(经穴加电针组、经穴不加电针组、非穴加电针组、非穴不加电针组)。因此,对于经常出现的比较针刺真穴加电针与针刺假穴不加电针的实验结果,我们需要谨慎解释它的结论所存在的风险,因为这种实验混杂了两个变量(包括电针刺激和针刺位置)。

同样的,对于经常出现的比较位于身体不同位置的经穴和非经非穴(譬如四肢和腹部比)可能会产生穴位类型和身体部位混杂因素的风险(譬如特定穴和非特定穴混杂),在这种情况下需要加入额外的对照组。

因此,我们鼓励未来的临床试验纳入包括常规治疗(测量针刺的效益)和恰当的假针刺对照组(可能是多个对照组)设计来测量特定针刺治疗成分(譬如在相同位置和深度针刺但不进行手动行针或电针刺激的对照)的效力。如果对治疗的疾病的病理学特征有更加客观测量方法,这样的实验在将来会更加受益。基于解决这些悖论研究的组合推荐策略摘要参见表 3-1。

表 3-1　基于解决悖论研究的组合推荐策略摘要

	基于悖论一的推荐	未来临床试验可能获益的方面
1	用合理的对照探索针刺刺入的生理学效应	预防假针刺中混杂针刺特异的生理学效应
2	鉴别针刺非刺入的关键心理学和生理学效应成分	防止假针刺中混杂特异的非针刺效应
3	认识针刺临床研究中哪一种(或哪一部分)针刺治疗反映了真实世界的针刺临床治疗	增加生态学有效性

	基于悖论二的推荐	未来临床试验可能获益的方面
1	将在以动物和健康人为模型的急性疾病(痛症)观察到的生理学效应转换到临床复杂的慢性疾病治疗中去	增加针刺参数、生物学标记和临床测量结果之间的相关性
2	促进(针刺)基础研究中用电针刺激单穴(或少量穴)的实验设计向手动行针多穴的实验设计转换	有利于同时增进对电针刺激和复杂的手动行针刺激的了解
3	把中医传统证型和生物医学的症状互相关联起来	运用符合中医证型纳入标准的生物标记作为客观测量指标

（六）结论

过去十年,针刺研究者们取得的经验对于针刺领域本身,以及将其作为榜样的其他可能出现和针刺类似混杂因素的复杂干预治疗研究都是无价的。因此,研究者们对于目前临床针刺研究存在问题有所认知是至关重要的,包括缺乏对真针刺和假针刺临床治疗效应区别的清楚认知,以及同样在基础研究中缺乏真针刺和假针刺生理效应区别的清楚研究结论。目前的针刺研究者们对此需要有清楚而诚实的认知,然后在此研究领域继续前进。

如上所述,可以想象到,针刺治疗的临床效应可能全部或大部分建立在非特异性、安慰剂相关的效应之上。如果这是真的,这种解释对于针刺治疗和针刺研究将会产生深远的影响,因为这将会对今后的经穴特异性研究和针刺技术研究提出非常有意义的研究问题。在我们验证这方面的猜想之前,更加重要的是对这部白皮书提出的问题进行研究。目前,在针灸界有一个普遍的共同观点"运用随机对照试验来研究针刺并不合适"。我们严重不同意这一观点。反之,我们鼓励临床医师和科学家需要认识到,在我们完全了解到该怎么样最优化地使用目前的研究手段或开发新的研究方法去研究针刺这种复杂的治疗方式之前,我们需要更多的耐心,进行更多的研究。

从转化医学研究的视角,我们对于悖论一提出的解决模式是基础研究结果必须与临床联接且服务于临床(针刺基础研究需要回答的临床问题是如何优化假针刺设计),只有这样,(针刺)临床研究才能更好地为针刺临床实践服务,为政府做出正确的医疗决策提供帮助。对于悖论二,通过转化医学的模式,我们提出的策略是临床实践必须为基础和临床研究提供帮助,通过临床实践确立更好的临床相关测量方法和生物标记,用于效力实验中对真针刺和假针刺治疗的效力做出合适的评估。

创立针刺研究的研究议程包括形成一系列的(针刺)基础研究和临床研究的个体化研究目标。除了提供解决上述两个悖论的研究框架,转化医学研究将会拓展我们对复杂系统治疗的了解,以及我们对于人类健康和疾病的重新定义。进一步来说,运用双向转化医学研究,SAR 强调建立与临床相关的临床研究和基础研究实验设计,这种设计具有重要价值。这种实验设计建立在"生态效度(ecological validity)"上的理念是必须的,特别是因为针刺的研究经费往往是有限的,并且它的价值主要是在于用于治疗广大的临床患者群体。运用双向转化医学研究策略,合并考虑效力、效益和定性研究方法,将会为研究复杂医疗手段,包括针灸和其他补充替代研究提供更广阔和强有力的基础支持。

第四章　针灸研究

历代学者坚持不懈的研究使针灸学成为一门理论与实践紧密结合的完整知识体系。那么,在当代知识背景下,针灸学的研究有什么样的特点? 研究的方法与模式又有什么样的变化? 本章重点介绍了针灸理论和临床研究的一些新的思考与内容,并分析了在当代发展的中医学、西医学、生物学背景下针灸研究的特点与要求,以期引导学生从不同角度分析针灸学的问题,为今后的学术研究之路提供基础。

第一节　针灸理论研究

一、经典针灸概念术语研究

经典针灸概念的诠释是针灸理论研究的核心内容,概念的研究是针灸理论现代表达以及针灸学术传承与发展的重要前提。赵京生教授在《针灸理论解读——基点与视角》一书中,集中介绍了近 20 年来,中医学术界及文史界相关学者对针灸经典概念研究的情况,对于我们理解针灸理论的研究现状极具指导意义。

（一）研究方法与角度

1. 史学的方法　专门史研究是目前史学界研究的注目点之一,对于经典中医学早期概念的形成与诠释,也被现代史学学者所关注,较有代表性的是中国台湾学者李建民。李建民考察了周秦脉学的形成史,并以此为博士学位的研究方向,继而完成专著《发现古脉》,解读了早期脉学的发展与演变,并尝试从历史学的角度回答生命的本质与意义。廖育群亦从史学方面对脉的早期概念进行了诠释,并考察了印度医学中的脉与穴的概念,对"是动"、"所生"等概念亦作了史学角度的比较研究。日本学者山田庆儿对中国医学早期形成的思想作了较为系统的研究,其中对脉、脉诊、终始以及灸法、砭石等概念的形成过程作了诠解,其诠释角度多从早期社会思想风土着手,角度新颖。

2. 文献学的方法　利用文字、音韵、训诂与版本校勘等文献学方法研究古代术语概念,是传统学术领域最常用的方法之一。沈澍农对腧、输、俞、窬等术语作了考证,从文字学的角度分析了上述术语的联系。段逸山考证了督字的音义,提出督与尾相通,督脉即尾脉的观点。赵京生对督亦作了考证,与段氏持不同观点,提出督与裻、𦝫通,亦可训为中,督脉可作𦝫脉、中脉理解。韩建平对人迎与阳明两个术语作了音韵与字源的考训,指出人迎与阳明两个术语均来自"亢"字,从而提出人迎脉与阳明脉均指人体的具体部位即颈动脉的观点;又运用版本比较的研究方法提出厥阴即指前阴,厥阴脉即指前阴脉的观点。

3. 诠释学的方法　诠释学作为理解与解释的学科,在西方已经有漫长的历史,现已成为令人瞩目的世界性哲学思潮。诠释学作为一种新的理解理论,有助于我们对中国传统哲学作出适合于时代精神的新解释,使古老的中国文化与思维传统重放异彩。同样,对于中医学理论研究和概念阐释,以"理解、解释和应用"为基本范畴的现代诠释学,亦为之提供了可资借鉴的新思路。目前,已有研究者将诠释学的原理与方法引入针灸经典理论概念研究领域。赵京生认为,作为针灸学内核的经典针灸理论,其表达语言与语境的时代差异,阻碍了现代人的理解与交流。根据针灸用语特点,对针灸理论基于文字、理论体系、思想观念与思维方法系统研究的现代语言表达,是针灸学在当代传承与发展的基本前提,作为例证,对针刺补泻方圆的概念作了现代诠释。此观点与解释方法与现代诠释学原理相契。杨峰等以诠释学的观点,对"是动"、"所生"的古今研究作了评述,借以说明中医文献研究的诠释学向度。

4. 文化角度　从文化的角度研究中医理论多年来备受重视。对于针灸概念的研究亦成果颇丰,但多集中在基础概念的范畴如阴阳、神、气等。邢玉瑞等研究了《内经》三阴三阳模式的构建,认为三阴三阳模式的发生源于中国古代一分为三的哲学思想和时空六分的宇宙观念。三阴三阳模式贯穿着阴阳相互渗透、彼此消长、相互转化等朴素辩证法思想,其精神实质在于把物质世界的运动看作一定次序的循环圈,这个循环圈既表示事物运动的方向和次序,同时又反映着事物和现象在阴阳属性上的分布情况。对于具体概念,亦有涉及者。朱玲系统探讨了道家思想与针灸理论构建的关系,对"治神"、"同精"、"标本"、"离合"、"迎随"、"终始"等经典概念术语结合先秦道家观念作了阐释,认为在文献用语、说理方法诸方面,早期道家思想对于针灸概念术语均有渗透和影响。

5. 临床角度　针灸是实践性极强的学科,对针灸经典理论概念的诠释,多有从临床角度讨论者。我国古代医家对经典概念与理论的注释过程中,有着很强的实践倾向,如《素问·至真要大论》王冰注中提出著名论断"益火之源,以消阴翳;壮水之主,以制阳光",其临床意义远远大于经典本身。张建斌结合临床体会阐述了"徐而疾则实、疾而徐则虚"的意义,认为通常作为两种徐疾补泻方法的解释,指的是通过针刺前后对脉象的徐疾诊察,来预测和判断疾病的虚实转归。

(二)　研究范畴

1. 经脉名物概念研究　刘澄中、张永贤对气、发、脉、俞等名词作了文字与文化发生学上的考证,但其指向是证明灸疗的感传现象。黄龙祥对经脉的一般概念如经、络、脉,具体经脉名称如任、督、冲、带等作了大纲式的阐释。如前所述的诸多例证均与此相关。

2. 经脉病候研究　"古来新学问起,大都由于新发现"(王国维语),20世纪以来大量出土的简帛材料,对中医学术史的研究投射了新的光束。数位学者依据出土文献对经脉病候概念"是动"、"所生"作出了诠释。赵京生认为,《灵枢·经脉》各脉病候的"是动"、"所生",是源于其对所依据的医学文献的理解和采用方法,而非一种病症分类方法,本质上是古人对经脉主病的不同认识。黄龙祥认为,"是动"病是来源于手足腕踝脉口的脉诊病候。廖育群认为,"是动"、"所生"不是病症的分类方法,这种划分无实际意义。

3. 专题术语研究　李瑞对三阴三阳的范畴作了专题研究,认为三阴三阳的意义、多样性等问题,其答案是多层次的,只有从思维模型、社会历史背景等角度来探讨,才可能得出一种全面的认识。刘书坤对"得气"概念进行了梳理,提出要批判地继承古人的论述,明确不同气在针下的感觉,对针感与得气不能混为一谈。

(三)评价、问题与思考

针灸经典概念的研究涉及医、哲、文、史等多学科领域。史学学者多将外史的研究方法引入内史研究,一反传统中医界对医学概念作为既定成果的立场,考查医学概念的源流,开拓了医学理论研究视野。文献学的方法是传统学术研究的基本方法,也最为中医经典研究者所推崇,其成果也最为丰富,也是展开概念与理论研究的基础。诠释学的方法是具有广阔前景的研究方法之一,目前在中医概念研究中应用不足。文化研究立场与临床立场一虚一实,两者迫切需要相互沟通。在研究范畴方面,经脉病候研究成果卓著,这与出土简帛医书有关。名物研究与专题术语研究仅有部分个案研究,缺乏系统性研究。

由上所述,虽然对针灸经典概念术语的研究已有若干成果,但现状却不容乐观。

其一,经典针灸重要概念的系统研究阙如。这与针灸理论不受重视有关,相对于临床研究与现代实验研究,从事针灸理论研究的学者较少,而处于理论研究核心的基本概念研究,由于年代久远,证据文献不足,涉足者更少。

其二,研究的方法不足。史学的方法和文献学的方法仍是目前针灸概念研究的主流,诠释学的方法运用较少。虽然史学研究与考据是传统治学的重要方法,但医学文献与文史类古籍有明显的不同,医学文献除了具备普通文献的特征之外,还具有极强的实践特点,兼具人文哲学与自然科学双重属性,所以,针灸文献的解读意义不仅具备史学价值,更关系到针灸学术传承,以理解的现实性为重要原则的诠释学方法,应当更多地加以利用。

其三,在文化层面上,研究多围绕于哲学层次、认知方法、思维模式等宏观层面,具体概念术语研究不够。针灸概念的产生,与社会思想层层相关,其研究迫切需要外部视角,但诠释的角度宜具体,才不致有蹈空之嫌。

其四,持有临床立场的研究不足。原因是理论研究与临床实践之间缺乏沟通。临床工作者涉及理论,尤其是基本概念研究的甚少。理论研究者,尤其是文史界学者涉足针灸经典概念的研究则缺乏临床立场,不但增加了研究难度,而且不利于研究成果的转化。

二、传统针灸理论的概念范畴研究

目前,赵京生教授正在 973 项目资助下对这一问题进行系统的研究,一些结论对这个领域的研究具有奠基性意义。他认为针灸理论的概念范畴是理论体系的基础,研究针灸理论体系及其框架结构,首要的是确定概念范畴。

"概念是事物的本质的反映","是对于客观事物的类型和规律的反映"。所谓范畴,"是基本概念,是关于世界事物的基本类型的概念"。构成理论体系的基本范畴,也就是最高层级的类概念。在此基础上,研究和确定其下的不同层级范畴,范畴问题的研究目的,在于明确针灸理论体系框架的基本内容范围,从而把握、统摄整个针灸理论概念群及其关系。

(一)概念范畴的认识基础

范畴研究关系理论体系的整体与特性,研究针灸理论体系的范畴,需要正确认识针灸学科的本质特征。概括针灸学科的突出特点,主要有四:①涵盖基础理论、技术方法、诊查治疗等全面的医学内容,虽属中医整体的一部分,却具有相对独立的医学学科性质。②理论概念本身的独特内容、疑难问题较为集中;方法范畴的经验成分偏重,认识主要在感性层面;理论概念主要出自经典,技术方法为后世发展的主要方面。③以体表物理刺激为治疗手段的方法特征,以及说明其效应规律和治疗原理的理论学说,与基于人体形质认识的西方医学更易于关联,因而其近现代发展与现代医学科学技术关系紧密,技术方法上有不少结合,在理论认识上有明显的科学化转向。④针灸理法的应用广泛,尤其是较早时期,因而文献载述分散而量大,不仅止于针灸专著。

这些特点提示,针灸理论体系范畴研究包括从基础到临床的广泛内容,难度颇大,具有一定挑战性。对这些问题的解决程度,也就决定着针灸理论框架研究的基础和水平。充分分析认识针灸学科内容的特性,才能正确、合理地确定本研究的内容、重点和方法,也是使研究结果符合针灸学科理论建设所需的基本前提。

根据这些特点,针灸理论体系研究需要以归真为基础,以经典理论和概念范畴诠释与结构关系的研究为重点。通过对源头文献概念本义的理解,理论规律的认识,把握和评判后世的演化与发展,使概念范畴的界定及结构关系符合、体现其理论自身的逻辑。对前人有关针灸理论认识的考察,还需要梳理和分析针灸理论体系的构建过程,主要医家及学术流派,关键概念的内涵与外延及其演化,针药不同疗法的理论中对共有概念范畴的运用;考查的文献,除针灸专著外,还须包括中医综合论著、重要中医临床著作及专科著作、代表性方药书,以及主要的经典注本和出土医学文献等。这些方面的研究,为确定针灸理论体系范畴提供认识基础。

(二) 概念范畴的研究范围

"针灸学"为针灸学科的核心内容,包含针灸疗法的基础理论、技法、应用等多个方面。属于理论性质的内容,基础理论部分自不必说,技法和应用部分多为技术方法内容,其中有关性质、作用、原理、法则等认识,以及重要因素及其关系的归纳、概括等为应用理论。针灸理论体系是针灸的作用基础、原理、观念、法则、规律等理论认识,包括"针灸学"的基础理论,以及技法和应用部分的相应内容,是经过归纳提炼、抽象概括的反映针灸疗法本质与特征的系统的理性认识,对针灸疗法起着理论说明和应用指导的重要作用。"针灸学"与针灸理论体系,二者并不等同,前者涵盖后者。

针灸理论体系是逐渐形成的,这个过程有古今两个阶段,其体系结构古代较为简单、松散,现代则具有较强内在逻辑性,皇甫谧《针灸甲乙经》与现今高校统编教材《针灸学》为其主要代表。针灸理论奠定于经典著作《黄帝内经》《难经》,经《针灸甲乙经》初步系统化和结构化,后世医家、注家又有丰富和完善,理论体系逐渐形成。近现代以来,针灸理论知识体系的构建,主要体现于针灸教材,其中影响最大的当属高等中医院校统编教材《针灸学》,内容上"肯定中医传统理论",体例逻辑上亦有西方科学、医学的潜在影响,自 20 世纪 60 年代初至今已编有 9 版,成为现代针灸理论体系的实际载述形式和代表。

但是,《针灸学》的内容体系并不完全等同针灸理论体系,其原因,除了前述"针灸学"与针灸理论体系的关系与区别外,作为中医专业本科生教材的《针灸学》,内容是针灸的基本理论知识和方法,且还受限于课程设置决定的与相关课程之间的关系。所以,《针灸学》教材内容,在理论深度和广度上有限,有的也不属理论体系的范畴。由于长期以来忽视针灸理论的研究,对这些问题很少探究,认识上多模糊不清或是混淆的。研究和确定现代针灸理论体系的范畴,在基于《针灸学》的同时,还需有所扩展和舍弃,可供参考的如针灸专业本科的针灸分化教材,上海中医学院编写的《针灸学》(1974年出版)、《针灸学》教参、程莘农主编的《中国针灸学》,以及一些个人著作等等。

(三) 概念范畴的确定

纵观针灸理论体系形成发展的过程不难发现,无论古代还是现代,刺灸方法和诊察辨证是理论建设的主要薄弱环节,这两个范畴内容的规律、原理等总结归纳、理论提升不足,理论解释力及实践指导性较弱。经络和腧穴理论部分,疑难问题最为集中,如果不能正确理解认识,概念表述就难以清晰准确,理论的本义、蕴含的规律认识也就不能揭示出来,势必影响其临床指导意义。对完善表达针灸效应基础和原理所需的一些内容,如阴阳五行、气血营卫等,也应予以充分研究,合理地纳入针灸理论体系的基本范畴。

理论体系基于概念体系,概念体系是根据概念间相互关系建立的结构化的概念集合,概念间关系一般分为层级关系和非层级关系。针灸概念间的关系,以层级关系为多。研究针灸理论框架结构,需要在明确理论体系的基本范畴、搞清概念关系结构基础上,确定所选概念范畴的层级。

从《针灸学》的概念范畴层级来看,各版不尽相同。除去穴名和病名,第1版只有4级,多是5级,少数达6级。这里需要讨论两方面问题。其一,《针灸学》中对一些内容的分类分级表达,虽然表示了理论内容的不同性质类别或范围,但还不是概念术语形式,如"十二经脉在体表分布的规律"、"常见病症治疗"等,这种情况在各版、各级内容中都有,第2、3级则更多些。其原因,表层的是上文所说的教材性质,乃一般表述方式。此外,"经络输穴总论"、"经络输穴各论"、"经络学说概述"、"针灸理论"、"针灸技术"、"针灸应用"之类的表达,不能算是针灸理论内容本体的概念术语,也就不应作为针灸理论体系的概念范畴及其层级划分。深层原因是由于概念提炼不够,理论化不足,反映了针灸理论建设的薄弱,非《针灸学》教材之责。所以,针灸理论体系概念范畴研究的一项任务,是要对一些理论内容进行凝练概括,提炼概念,形成规范的术语表达。其二,理论框架结构的研究,虽然关涉、基于理论内容的整体,而重点是构成体系之骨架,主要落在核心概念、关键结构位置的理论概念,为理论体系的纲目。这个纲目的疏密程度,当然不可能是巨细无遗、详尽备至地网罗所有理论内容,而应以能完整涵盖针灸理论的精髓,能够指导基本临床应用为宜。也就是说,针灸理论框架概念范畴层级的界定,要体现、满足、适合理论体系纲目的范围与要求。根据赵京生对针灸理论关键概念术语的初步研究,结合对统编教材《针灸学》1~9版、《针灸学》教参及上海《针灸学》等有关概念范畴划分的初步分析,针灸理论框架的概念范畴层级,应基本至4级,多为3~4级,少数可至5级。

针灸理论体系的概念范畴,涉及面广,既是针灸理论体系研究的对象,也是进一步研究的基础,就研究来说,实际是贯穿于整个研究过程、需要反复认识的重要基本问题,上述所及仅是对几方面要点的阶段认识思考,在今后的展开和深化研究中,需要强调和牢固把握的宗旨,仍然是尊重、遵循、体现针灸学科自身特性及其发展规律。

三、针灸处方学研究

针灸处方是针灸理论与针灸临床的桥梁。它体现着针灸治疗的理、法、方、穴、术全部内容,即针灸临床治疗的实施方案,直接体现了针灸理论对临床治疗的指导作用,决定着针灸治疗疾病的临床疗效。

古代针灸治病处方经验大多散见于古医籍之中。现存最早记载针灸腧穴配伍的古籍是《黄帝内经》,《难经》《伤寒论》等著作亦记载了与针灸处方有关的内容,为针灸处方的发展奠定了基础。皇甫谧的《针灸甲乙经》是现存最早的针灸学专著,记载了众多的针灸处方。宋金元时期是针灸学创新发展的时期,针灸配穴处方开始兴起,丰富了针灸配穴理论,对后世针灸配穴处方产生了深远的影响。罗天益所撰的《卫生宝鉴》针灸处方颇多,且选穴时重在补益脾胃,并对其中所载的处方方义予以明确阐述,这在针灸处方发展史上尚属首创,为后世完整的针灸处方理、法、方、穴、术体系的形成奠定了基础。历代针灸家都特别重视针灸处方的研究和运用,现今临床治疗各科疾病有效的针灸处方更是层出不穷。有研究认为目前针灸处方缺乏系统和规范,更缺乏关于针灸处方统方模式的思考。

如何挖掘和整理这份宝贵的遗产,是摆在我们每一位针灸医师面前的首要任务。针灸处方的内容,有人认为选穴至关重要,也有人认为足够的刺激量是决定疗效的关键之一。然而,完整的针灸处方应当包括腧穴、疗法、操作、时间四大要素。只有恰当优选和组合应用这四大要素,才能最大限度地发挥针灸治疗的作用和并体现其优势。

(一) 腧穴是处方的第一要素

《席弘赋》中说"凡欲行针须审穴"。即如何选取穴位和合理组配是处方的第一要素。在众多的处方用穴中,如何发掘继承整理前人的经验,总结出一套行之有效的处方用穴规律,寻求治疗各种病症的最佳、高效穴位组合,一直是针灸研究领域中的一个重要课题。针灸处方用穴的基本规律探讨,古人已经做了大量工作,总结出不少带有临床指导意义的原则和方法。

《黄帝内经》《难经》《伤寒论》的针灸处方具有四个特点:循经取穴为主,单穴为主,注重应用特定穴及出现了针灸处方配穴方法。《针灸甲乙经》中有两个及两个以上明确穴位配伍的条文101条,针灸处方大量选取特定穴配伍,尤以五输穴相配为多;并运用前后配穴法、表里配穴法、上下配穴法、远近配穴法等多种配穴法;其取穴有先后、处方有加减,操作有刺、灸之别,有补、泻、刺血等不同,并有选穴方法、治疗效果的记载。晋代王叔和的《脉经》记载了100多首针灸处方,其中有4首处方用了俞募配穴法,书中完整地叙述了俞募配穴理论,提倡"五输穴"和"俞募穴"配伍应用。晋隋唐时期针灸处方配穴具有以下特点:针灸处方以单穴为主,多穴处方开始大量出现;针灸处方中出现了大量的灸方和补泻手法;处方记载配穴原则及方法,如俞募配穴、近道法与远道法等。明清时期是针灸处方及其理论成熟完善时期,针灸处方有以下特点:配穴处方成为主流,针灸处方已近成熟;配穴理论极其丰富,配穴方法层出不穷;出现针灸处方配穴的"君臣佐使";提出透穴刺法,指出透穴的特点是针刺数量少、刺激穴位多、疗效高,具有调和阴阳、协调表里、激发经气、改善症状之作用。清代李学川编撰的《针灸逢源》一书中载临床各科约124种疾病、162个病证的处方配穴。

黄涛在搜集整理大量古代针灸处方的基础上总结归纳出了不同时期针灸方的选穴特点:在宋以前,针灸方主要是单穴或少量穴位成方,选穴首要选阿是穴,其次多选相应的经脉穴或五输穴,也就是以局部穴位为主,配伍相应的远端穴位;宋以后,针灸方以多穴方为主,多用循经选穴和辨证选穴方法进行推导组方。杨静雯等研究古代针灸处方配穴原则,认为具有以下特点:邻近配穴(如局部配穴法、前后配穴法)、远隔取穴(如本经配穴法、表里配穴法、上下配穴法、左右配穴法)和特殊取穴(如补母泻子配穴法、交经八会配穴法、担截配穴法、刚柔配穴法、按时取穴法等)。张莉等认为古代针灸治疗歌赋中针灸处方具有以下特点:

用穴精练、辨证细致、穴重先后、治分补泻、重视治法、标明"剂量"、说明宜忌。从上可知,针灸治疗歌斌中的针灸处方内容丰富,具有很多特点,是古代医家实践的结晶,值得后学者深思。

对于腧穴配伍模式的研究,范越等认为应用关联规则挖掘方法,能够获取针灸处方中腧穴之间的配伍模式,为针灸配穴规律研究提供有效、可行的数据分析途径。临证时应避免医者从简的思想,在选穴配伍时做到"把握主治、重视辨证、灵活选择、与时俱进",以确保选穴配伍精当,最大程度发挥针灸的临床疗效。

选择穴位固然重要,而取穴方法也同样重要。历代医家均重视针灸取穴的方法。清末针灸大家程兴阳在《针灸灵法》一书中指出:"尝阅各家图书,关于取穴,有云阳经取骨侧陷处,按之酸麻者为真,阴经有动脉应手等等,某某相去几寸几分。此数说又言其大概,总难取得丝毫不差,尝考验针灸之不去病者,皆因取穴非真,如得真穴,即有立起沉疴之效,取真穴之法,总须临症审穴……先以本经井荥俞原经合诸穴审查,何穴病势稍减,此为主穴,再行或前或后,或左或右,再掐再审,如病势全消,此为丝毫不差之穴也,如病势未退,即舍此而寻他穴,总以掐穴应病为主,除去患处为真。此乃活法中之活法,立传仙医未录之秘诀也。"黄龙祥教授于2007年编著出版了《实验针灸表面解剖学——针灸学与表面解剖学影像学的结合》一书,创立了"实验针灸表面解剖学"这一新的学科,对于针灸临床具有重要的价值。他在"表面解剖学、影像学、人体测量学方法在针灸腧穴定位标准化研究中的综合应用"一文中认为:①表面解剖学,解剖学中最古老和最年轻的学科——虽在最新的国家标准、国际标准解剖学术语中还见不到"表面解剖学"或 surface anatomy 的标准术语,但早在 2000~3000 年前中国针灸腧穴定位就在非常广泛地应用了;②影像学,表面解剖学的补充与延伸——不仅促进了现代解剖学向"活体"、"动态"转向,也为新生的表面解剖学插上腾飞的翅膀,二者的结合将诞生出一个新的解剖学分支学科——人体活体解剖学;③需求,一门新学科发展的最大动力——表面解剖学的最早应用与最大需求是针灸学的腧穴定位,针灸学是最有希望为这门新学科的发展做出最大贡献的学科。而伴随着这一学科的发展,针灸腧穴定位也将实现质的飞跃;④这次探索性研究开启了标准化研究的一种全新思路,体现出在研究思路、方法上的示范作用。但它的实际意义已经超出了针灸标准化的本身,更多的是展示了针灸学新的飞跃发展的前景以及对现代解剖学的促进作用。关于书名,黄教授认为本书的书名为《实验针灸表面解剖学》,其实除了表面解剖学之外,还包括了大体解剖学、影像解剖学和人体测量学的内容,按照西方最新的解剖学概念,应当属于 Integrated Anatomy(综合解剖学)的范畴,全书的书名可用"用于针灸腧穴定位的综合解剖学基础",但这有点不像中文书名,最后直接突出全书的重点而选用了现在的这个书名。他认为:这是一本以实验和实践支撑的书!这是一本用躯体和精神托举的书!这是一本承载着发现历史与开拓未来双重使命的书!我们也深有同感,有兴趣的学生可以进一步深入地阅读这部书。

(二) 刺灸方法是处方的第二要素

针灸处方以穴位和刺灸法为主要内容,正确取定腧穴是针灸施术的基础,针灸感应的获得是提高临床疗效的关键,不同的针灸方法可影响腧穴的主治功用。刺法灸法学是以各种针灸技术的操作方法、临床应用及作用原理为主要内容的针灸分支学科,是针灸学的重要组成部分。其内容主要包括针法、灸法以及在此基础发展起来的各种腧穴特种治疗技术方法,如耳针、头皮针、腕踝针法技术、腧穴特种治疗技术等,这些不同的技术方法在刺激方法、作用性质和主治范围上各有特点,在临床上应分别选择应用。

刺灸法包括了几十种不同刺激方法、刺激强度、刺激部位的腧穴治疗技术,作为临床应用的每一种针灸技术都有各自不同的操作步骤和实施过程,其应用正确与否,不仅直接影响其安全程度和作用性质,而且与疗效直接相关。针刺技术是各种不同针具的操作技术方法,简称针法。其中有毫针、三棱针、皮肤针、皮内针、锓针、火针、芒针等临床操作技术。灸法是用艾绒或其他非艾灸材烧灼、熏熨腧穴和病变部位的技术方法。艾灸法是以艾绒为灸材施灸的方法,包括艾炷灸、艾条灸、温针灸、温灸器灸等内容;非艾灸法是用艾绒以外的灸材进行施灸的方法,包括灯火灸、药线灸、药笔灸等。耳针、头皮针、腕踝针技术是通过现代针灸实践发现,在人体的某些特定部位,如耳廓、头皮、腕踝等分布有与全身各部相对应的穴位系统,在临床上可选取相应的穴位或反应点,如耳穴、头皮针穴、腕踝针进针点等进行针刺治疗,获取治疗效果。因此其针法大多也应采用相应的浅刺或沿皮刺。除此之外还有手针、足针、眼针、舌针、腹针等,统称为微针系统刺法。随着多学科的交叉,采用电、光、声、磁、热和药物刺激腧穴以防治疾病的针灸技术被称为腧穴特种治疗技术。由于这些方法是在传统针灸技术基础上发展而成的,都通过经络腧穴刺激来达到扶正祛邪、通调经脉作用。目前仍归属于刺灸法的内容范畴,如电针、腧穴药物贴敷、腧穴药物注射(水针)等。尽管各种针灸技术都是通过经络腧穴刺激作用来达到治疗效果,发挥其机体功能状态调整作用的治疗方法。但在作用部位、刺激性质、强度、感应性质和起效原理等方面又有所不同,如针刺以机械刺激为主,适于临床大多病症;艾灸以温热刺激及药性作用为主,主要用于寒证、虚证;三棱针放血刺激强,作用于浅表血络,适于青壮年、实热证;而皮肤针叩刺刺激较弱,作用于十二皮部,尤宜于老人、小儿、体弱者。因此,应认真掌握刺灸诸法的作用性质、适应范围和选穴配方原则,以便于在临床上选择应用。

(三) 操作是决定疗效的第三因素

《灵枢·九针十二原》曰:"刺之而气至,乃去之,勿复针……刺之要,气至而有效。"首次提出"气至"一词,认为针刺达到"气至"的状态即针到病除,针刺起效的关键在于气至。《灵枢·终始》曰:"令志在针,浅而留之,微而浮之,以移其神,气至乃休。男内女外,坚拒勿出,谨守勿内,是谓得气。"说明了古人对针刺操作的基本要求。华佗治病"若用针亦不过一两处,下针言当引(行)某(处)许,若至语人,病者言已到,应便拔针,病亦应差"(《三国志·华佗传》)。《医宗金鉴·刺灸心法要诀》曰:"凡灸诸病,必(艾)火足,(经)气到,始能求愈。"凡此都说明采取适当的得气法和行气法,应用火力足、壮数多的连续灸,可产生针感和灸感循经传导,甚而气至病所的效应,从而提高临床疗效。因此,针刺得气的来至和传导,是提高针灸疗效的关键。采用不同的刺灸方法、针刺深浅、刺激强度和刺激时间等,对同一腧穴的功效主治会产生较大的影响。

针刺不仅要求得气,而且针刺顺序也是针灸处方中的重要组成部分,也是针灸取效的关键因素之一。针灸施术先上后下,先阳后阴是其一般规律,但在很多情况下还需要根据具体病情具体分析。姜硕在总结符文彬临床经验以及阅读古籍的基础上提出针刺顺序的五条原则:穴有主次,治有先后;先针病所从生者;先标后本;先安未受邪之地;先升清后降浊。此外,灵龟八法、子午流注等时间医学的内容,也是针刺顺序先后有别的重要依据。当然,临床中还需视具体病种、病情、病位、病势及腧穴主治功能等的不同,具体问题具体分析。

石学敏院士提出了针刺的量学规范和捻转补泻手法量学的几大要素:①作用力的方向

是决定补和泻的重要因素之一:即捻转补泻手法第一定义。十二经脉以任督二脉为中心,两手拇指开始捻转时作用力切线的方向为标准,医生采用面向患者的体位,规定作用力的方向向心者为补,离心者为泻。②捻转的补泻与作用力的大小有直接关系:捻转时,小幅度、高频率,幅度小于90°,频率为每分钟120次以上为补,在施行补法时,术者手指轻轻地捻转,然后自然退回,形成一个有节奏的捻转频率,以达到徐徐地激发经气的作用。捻转时,大幅度、低频率,幅度大于180°,频率在每分钟50~60次为泻,在施行捻转泻法时,术者手指、腕及全臂协调用力,其作用力较大,能迅速激发经气,以达到气至病所的目的。③施行捻转补泻手法持续时间的最佳参数:在手法中施术所持续的时间与治疗效果有着至关重要的意义。亦是手法量学中的核心。究竟施术多长时间为最佳治疗参数,在古典医籍中如《甲乙经》只提到某穴在施术手法时所留一呼一吸或两呼两吸的记载,按照这种量学规定是远远达不到治疗作用的。石学敏院士认为:捻转补泻手法最佳施术时间参数,为每个穴位操作1~3分钟,只有找出和确定每一个证或病的最佳治疗参数,才能使针灸的临床疗效提高。④施行捻转补泻手法后其治疗作用持续时间的最佳参数:即两次施术间隔时间的最佳参数。临床上嘱患者每天针灸一次或隔日一次或每周两次,往往缺乏科学根据,应有大量的临床试验支持。临床上应根据以上四大要素来决定针刺手法的"剂量"。

（四）时间是针灸处方的第四要素

古代文献中有对针刺时机的论述,即认为四时之气的变化与人体发病关系密切,因而针刺治疗必须顺应四时,根据不同的气候和发病的时令,选取适当的穴位和不同的刺法。如《灵枢·四时气第十九》中说:"四时之气,各有所在,灸刺之道,得气穴为定。故春取……冬取井荥,必深以留之。"这种时间医学观念在现代针灸临床的应用主要是子午流注、灵龟八法、飞腾八法等。而专门针对针灸间隔时间的记载则很少。如在《灵枢·逆顺肥瘦》中说:"婴儿者,其肉脆血少气弱,刺此者,以毫针,浅刺而疾发针,日再可也。"认为临床治疗小儿疾病时,只能用毫针浅刺疾出之快针法,不宜留针。为防浅刺疾出泻之力量不足于驱除病气,故每日可针2次,这样可达到满意的疗效。关于针刺疗程的论述,《灵枢·寿夭刚柔》指出:"病九日者,三刺而已;病一月者,十刺而已;多少远近,以此衰之……形先病而未入脏者,刺之半其日。脏先病而形乃应者,刺之倍其日。此月内难易之应也。"指出在疾病的发生、发展过程中,病程不同、病位不同,治疗的疗程也不同。

随着医学界对针灸疗法研究的不断深入与细化,以及针灸国际化的出现,要求从业者对针灸临床各方面都要进行科学的分析,而从已有的文献来看,有关针灸间隔时间的研究严重欠缺。到了21世纪,针灸研究的重点已经发生了转变,从最初的对经络实质、针灸效应物质基础等的研究逐渐趋向于更具临床实用价值的对针灸治疗规律的探索,近期的研究重点之一就是对量效规律的研究,其中包括时间、强度、方向等量的规律。以往对针刺时间因素的研究多集中在子午流注,择时针刺等方面。实际上作为针灸处方四大要素之一的时间要素包括六个方面:一是总的治疗时间,即总疗程;二是每疗程的间隔时间;三是选择施术的时间;四是每次治疗的间隔时间;五是所需留针的时间;六是巩固疗程的治疗时间。掌握时间要素的重要性,正如《灵枢·卫气行》所说:"谨候其时,病可与期,失时反候者,百病不治。"时间因素往往关系到整个治疗过程中针灸总刺激量的大小,从而影响针灸的疗效。而以往对于这些时间因素的把握远远不够,国内医生大多数根据经验或习惯,选择每日或隔日1次,没有深入地分析研究,缺乏理论依据。实际上,每种疾病都有其发生发展的规律,机体对治疗的反应也不尽相同,所以对不同疾病应该使用包含不同时间要素的个性化针灸处方。近年来,随着社会的发展和针灸国际化的趋势,针灸在国内外的推广运用遇到了许多现实性的问题,时间相关问题是重要的问题之一。

因此,刺激的部位(腧穴)、刺灸法、手法、时机与疗程等,都有其各自的相对特异性,这是针灸处方中相辅相成不可缺少的组成部分。虽然疗效的取得,有时可能某种要素起主导作用,但在许多情况下,乃是这些要素综合协同作用的结果。故在应用时要兼顾而不偏废。把影响针灸疗效的因素综合起来研究,对针灸处方大有裨益,对临床工作更有意义。只有恰当地对针灸疗法的各个环节进行优选和组合,才能最大限度地发挥针灸的作用,这是提高疗效的真正关键所在。

第二节　针灸临床研究

一、针灸适宜病症研究

中国古代的医疗技术分为内治法和外治法两大类,针灸就是最主要的外治技术。针灸技术主要包括传统疗法和现代疗法。传统疗法包括毫针刺法、灸法、拔罐法、刮痧法、穴位贴敷法及特殊针具刺法中的三棱针法、皮肤针法、火针法等;现代疗法是随着科学技术的发展所研制的诸如电针法、激光针法、穴位埋线法、磁疗法等。除此之外还有运用于人体特定部位治疗全身疾病的头针法、耳针法等。如此繁多的治疗手法都以针灸经络理论为指导,以针灸为手段,通过疏通经络、调和阴阳、扶正祛邪达到治疗疾病、防病保健、针刺麻醉、美容养颜、术后恢复等作用。

对于针灸适宜病症,我们引入针灸疾病谱这一概念进行表述。杜元灏教授于《现代针灸病谱》中指出:"针灸疾病谱是指针灸疗法适宜的病症范围,即采用针灸治疗可达到治愈、临床治愈或缓解症状、或改善生活质量的病症。"

(一)针灸疾病谱的发展历史

现代针灸疾病谱的发展历时3个阶段,分别是临床经验总结与探索阶段、专家意见咨询与初步形成阶段、全面科学总结与理论发展阶段。

1. 临床经验总结与探索阶段(1949年—1978年)　早在中华人民共和国成立初期,对于针灸能治疗哪些疾病就有研究,主要体现在针灸临床专著上。于1957年出版的日本著名针灸家代田文志的《针灸临床治疗学》,收录了其从1927年—1942年数万疗效显著的患者病例,并且采用现代医学的病名和诊断方法,按照循环系统、呼吸系统、消化系统、泌尿系统、妇科疾病、外科疾病、中枢神经性疾病、末梢神经性疾病进行分类。由著名针灸专家朱琏于1951年出版的《新针灸学》根据临床一手资料,总结出基于作者针灸治疗8063名患者的资料,列出213种病症的针灸治疗方案及疗效,该书翻译成多国文字,影响较为深远。这一阶段主要根据临床病例的总结并结合医者的个人经验,以针灸临床专著为其主要表现形式。

2. 专家意见咨询与初步形成阶段(1979年—2001年)　这一阶段,针灸适宜病症的探讨研究从几个国家逐渐走向了世界。1979年,世界卫生组织(World Health Organization,WHO)正式向全世界推荐43种针灸适应证(suitable diseases),并在其机关刊物《世界卫生》

刊登。这标志着针灸的治疗效果在世界范围内达成了初步共识,针灸疾病谱的概念基本形成,并有力地推动了针灸在国外的普及与发展。尽管 43 种适应证存在一定的局限性,但这并不影响其在学术界的地位和作用。

此后,针灸疾病谱不断扩大,WHO 面对 43 种针灸适应证的局限性和临床试验日益增多的现状,于 2002 年正式发表报告,根据临床对照试验,包括随机对照和非随机对照的研究资料,总结出 107 个针灸治疗病症。

3. 全面科学总结与理论发展阶段(2002 年至今) 2002 年,杜元灏教授在《中国针灸》上发表了名为"现代针灸临床病谱的初步探讨"的论文,在国内首次明确提出现代针灸疾病谱的概念及其分级思想,引起了学术界的广泛关注。此次研究形成了两项重要成果:第一,选择 20 世纪具有代表性的 5 部针灸临床著作和世界卫生组织在《世界卫生》上刊登的针灸治疗 43 种病等 6 部文献,汇总出针灸能治疗的 414 个病症,可以说是现代针灸疾病谱研究的第一次大规模的系统总结。第二,提出针灸等级病谱概念。在此研究的基础上,大批专家学者投入研究,如黄琴峰进行了消化系统针灸疾病谱现代文献计算分析与评价、邹蓓蕾进行了针灸治疗精神行为障碍类疾病的文献研究等。

(二) 针灸疾病谱的划分标准

杜元灏教授提出的"针灸等级病谱概念"将病谱分为两个类型,一是效能针灸等级病谱,二是循证等级针灸病谱。

效能针灸等级病谱分四级:Ⅰ级病谱系指可以独立采用针灸治疗并可获得治愈或临床治愈的疾病。针灸能使本类疾病得到本质性治疗,治疗具有实质性意义,即针灸的作用性质和作用量足以对疾病发病环节进行良性干预和消除,实现疾病的痊愈或临床治愈,如周围性面瘫、瘾症等。Ⅱ级病谱系指可以针灸治疗为主,对其主要症状和体征能产生较好治疗作用的疾病。针灸对本类疾病的本质治疗有明显作用,治疗具有实质性意义,难以对疾病的关键环节给予完全消除,仅用针灸疗效有限,有结合其他疗法的必要性,如轻中度的胃下垂,针灸可增加胃平滑肌和韧带的张力,但必须配合戴胃托带、腹肌锻炼和少食多餐。或本类疾病发病环节复杂,针灸仅对主要环节之一具有确切的治疗意义,治疗有必要结合能针对疾病其他环节的本质性疗法,如脑血管病,高血脂、高血压、高血糖、高黏血症等都常关系着本病的疗效,而且自主的肢体功能锻炼也直接关系着康复,因此,应配合针对性的药物和功能锻炼进行综合治疗。Ⅲ级病谱系指针灸治疗对于疾病本质缺乏确切的实质性意义,而只能对其所派生的部分症状起到缓解的疾病。针灸的作用性质和作用量难以实现对本类疾病的实质性治疗,而仅仅对疾病的某一环节或阶段的症状起到缓解作用,如胆石症、消化性溃疡、萎缩性胃炎、急性阑尾炎,针灸只能起到缓解部分症状的作用。Ⅳ级病谱系指针灸疗效不确切或其治疗已有明确的高效手段,很少再用针灸治疗的疾病,如各种癌症、肺结核、淋病、疟疾等。

循证等级针灸病谱分为以下三级:肯定有效病谱,为极力推荐应用针灸治疗的病谱,指强证据表明针灸治疗本病疗效确切;很可能有效病谱,为推荐病谱,指中等强度证据表明针灸治疗本病有效;可能有效病谱,为试用病谱,指弱证据表明针灸治疗本病有效。其分类的依据是循证医学的等级证据。

(三) 针灸临床优势病种研究

目前资料表明针灸能够治疗的疾病为 414 种,但是临床上针灸科收治的病种却远远少于 414 种,主要是因为针灸治疗某些疾病的疗效研究还没有确切的结论或某些疾病已有除了针灸以外的其他高效手段。

据 2008 年门诊调查统计显示,针灸优势病症系统聚集度高。门诊首诊患者主要集中在肌肉骨骼系统(33.77%)和结缔组织、神经系统(38.94%)疾病;而在单系统中,优势病种又相对单一,如神经系统中的脑血管病(33.13%)、面神经麻痹(27.67%),肌肉骨骼系统和结缔组织疾病中的颈椎病(38.18%)、腰椎间盘突出症(16.43%),循环系统的高血压(95.05%),精神行为障碍的睡眠障碍(57.88%),都在本系统中占据了相当大的比例。

最常见针灸门诊适宜病症有 57 种。神经系统有周围性面神经麻痹、脑血管病、血管神经性头痛、面肌痉挛、假性延髓麻痹、三叉神经痛、紧张性头痛、头痛、坐骨神经痛、眩晕、小儿脑瘫等 11 种。肌肉骨骼系统与结缔组织病有颈椎病、腰椎间盘突出症、膝关节骨性关节炎、风湿病、肩关节周围炎、肱骨外上髁炎、风湿性关节炎、肌肉劳损、腰痛、类风湿关节炎、腱鞘炎、肌筋膜炎、第 3 腰椎横突综合征、小关节紊乱症、痹证、未特指的良性关节痛等 16 种。精神和行为障碍疾病有睡眠障碍、神经衰弱、抑郁症、焦虑症等 4 种。泌尿生殖系统疾病有月经不调、痛经、遗尿症、功能失调性子宫出血等 4 种。消化系统疾病有慢性胃炎、胃脘痛、便秘等 3 种。呼吸系统疾病有支气管哮喘、慢性支气管炎、慢性单纯性鼻炎、膈肌痉挛、过敏性鼻炎、咳嗽等 6 种。循环系统疾病为高血压。内分泌营养代谢障碍疾病有糖尿病及并发症、高脂血症、肥胖症等 3 种。损伤中毒和外因的某些后果类疾病有急性腰扭伤、落枕、软组织损伤、踝关节扭伤等 4 种。耳和乳突病有耳鸣、耳聋 2 种。特定感染性疾病为带状疱疹;眼和附器病为近视(假性);皮肤和皮下组织病为寻常痤疮。

(四) 国内与国外疾病谱的比较

据相关研究表明,国外针灸临床文献共涉及 16 个系统 130 个病症,其中论文一致认为针灸有效者 110 种,大部分论文认为有效者 16 种,疗效肯定与否定文献数对等的病症 1 种,大部分文献认为无效的病症有 1 种,文献完全认为无效的病症有 2 种。

肌肉骨骼组织系统和结缔组织、泌尿生殖系统、神经系统、精神和行为障碍、消化系统、呼吸系统及损伤中毒和外因的某些后果病症成为国外针灸病谱的主要范围,这和国内的针灸病谱分布情况大致相同,尤其是肌肉骨骼组织系统和结缔组织病症居首位,与国内情况完全相同。不同的是国内针灸治疗皮肤病、眼病、感染性疾病的病谱明显多于国外报道,说明国外在这 3 个系统的病症针灸治疗方面没有引起重视,有进一步拓展的空间。

从文献质量的角度来看,国外针灸文献总体质量明显高于国内,说明国外临床研究比较重视设计中的规范问题,如随机化、对照组设立、质量控制等问题。由于针灸是一种操作技术,与药物研究不同,因此过分强调盲法是不现实的,国外文献在盲法方面也处于探索阶段。国外文献与国内不同的是疗效评价有阳性结果,也有阴性结果,这在一定程度上扭转了国内针灸文献结果全为阳性的巨大偏倚性,因此结论更为客观些。

需要指出的是针灸治疗疾病的范围是随着人们对针灸医学本质认识的发展而发展的。早期的针灸是作为外治法,是治疗身体表面疾病、针对体表疾病病灶的"外治法";随着医疗实践及经脉理论的建立,针灸变成了从外治内、可以治疗全身疾病的"外治法",这两个"外治法"的含义是不完全相同的。目前,在中国针灸是与其他医疗措施处于同一地位的医疗措施,所以治疗的范围广,不同系统的疾病均可用或尝试用针灸治疗,是一种主流的医疗方法;而在西方则不同,针灸治疗的主要病种是疼痛相关疾病或症状,是一种辅助健康干预方法,是众多的补充或替代医学治疗方法之一,处于非主流的地位,尽管针灸的地位一直处于上升之中。

二、针灸服务模式研究

(一) 医学模式与医疗服务模式

医学模式是医疗服务模式的指导,医疗服务模式是医学模式的临床表现形式。医学不仅仅是诊断和治疗疾病的技术和方法,更重要的还在于它是一个系统的思想理论体系。医学模式与医学思想密切相关,它是一定时期医学的基本观点、概念框架、思维方式与发展规范的总和。医学模式反映着人们用什么观点和方法研究和处理健康和疾病问题,是对健康和疾病的总体观,它扼要地勾画出医学科学的总特征和指导思想。医学模式规范着医学的对象、内容、方式、方法、手段、范围和评价的标准。医疗服务包括在伴随疾病的预防、诊断、治疗、康复、预后等医疗活动过程中,医院及医务人员以实物和非实物形式满足患者需要的一系列行为。它具有两重性,即一方面包含了疾病诊断、治疗等职业技术过程;另一方面又包含满足人类生理和心理需要的服务过程。可见,医学模式表现为特定的理念,在理念的影响下形成特定的卫生服务管理思路和模式,而在卫生服务管理思路和模式的引导下,呈现相应的卫生服务提供模式。医学模式指导着人们的医学研究和医疗实践。在一定时代的医学模式指导下,形成与之相适应的医学理论阐释模式、医学科研模式、医学教育模式和医疗实践模式——即医疗服务模式。

医疗服务模式是有文化差异的。医疗服务模式会受到不同国家、民族和地区文化传统的制约。例如西医学注重对疾病的病因、病理、形态的研究,其医疗服务偏重于在此基础上对疾病的诊断和治疗。中医学注重在人的整体中看待疾病,其医疗服务着重于寻求人内在的健康动力,通过健康动力和人的心身、外界自然社会的协调作用来实现人的自我调节作用。

医学模式与医疗服务模式在不同的历史时期是不同的。在古代神灵主义医学模式(又称巫医模式)下,人类把疾病看成是鬼神作祟、天谴神罚,其医疗服务表现为有限的药物治疗与巫术混杂交错;到了奴隶制和封建制时期,出现了中医的阴阳五行学说和古希腊的四体液学说的朴素辩证整体医学观——自然哲学医学模式,医学与巫术分离,其基本的医学思想是朴素唯物主义和自发辩证法,医疗服务表现为治疗疾病为主。同时也注意到了心理和社会因素对疾病的影响,但都是零星、分散的,由于对人体结构和功能、健康和疾病的许多细节认识不清,其医疗服务也是比较落后和不科学的,在一定程度上给宗教神学留下了可乘之隙;欧洲文艺复兴时期形成了机械论医学模式,拉美特利提出"人是机器"的观点,把人当作自己发动自己的机器,而疾病是机器出现故障和失灵,因此需要修补和完善;15世纪后半期,医学采取了近代自然科学的研究方法和实验手段,探讨人体生命活动的基本规律,这种认识、研究医学的方法和形式,被称为生物医学模式,生物医学及生物医学模式大大地推动了医学的发展,使人类卫生保健事业真正地进入了科学时代,以上两种医疗服务模式主要是以生物医学为基础的,以疾病为中心,着重于疾病的诊断与治疗,而不将患者视为完整的个体,忽视心理和社会环境因素对疾病的影响,这种医疗服务对疾病问题的解释过于简单,常无法完全符合与满足实际的医疗保健需求。

2012年,陈凯先院士指出,当代医学面临着两方面的严峻挑战。第一方面的挑战,主要表现在当前人类所面临的全球性健康威胁已转变为非传染性的慢性病（NCD），如心脑血管疾病、神经退行性疾病、代谢障碍性疾病等。这些疾病多是病原体不明确，多因素导致的复杂疾病。寻找治疗多基因疾病（如肿瘤、神经退行性疾病、代谢性疾病等）和病毒感染性疾病（如艾滋病、肝炎等）的有效药物至今仍很困难。这些疾病涉及多基因、多靶点通路和网络调控，存在病毒与人体基因组/蛋白质组之间复杂的相互作用关系，传统的、针对单一靶点的研究方法已难以适用于相关治疗药物的研究。第二方面的挑战是医学模式面临的困境。21世纪，医学正经历着重大的变革。根本性的变革来自两个方面：一是以征服心脑血管、癌症等非传染性慢病为目标的第二次卫生革命受阻，启发了人们对现代医学模式——生物（治疗）医学的反思。美国对1岁以上人群死亡率居前10位疾病的致病因素大样本流行病学调查结果表明，对于NCD的发生而言，生活方式和行为的作用远大于生物学因素。二是医疗费用恶性膨胀引发的全球医疗危机，迫使人们对医学的目的（GOM）、医学的核心价值进行深刻反思。以人均卫生投入最高的美国为例，1950年—1976年人均医疗费用上涨了302.6%，而平均寿命无明显提高。1980年—2005年，其医疗费用从GDP的1.2%升至17%。按这一趋势，到2028年美国医保体系将无钱可用。导致这场迫在眉睫危机的根源是医学的目的，而不是手段出了问题。错误的医学目的，必然导致医学知识和技术的误用。要扭转这场全球性的医疗危机，必须对医学的目的作根本性的调整，把医学发展的战略优先从以治愈疾病为目的的高技术追求，转向预防疾病和损伤，维持和促进健康。

陈院士认为当代科学和医学发展的趋势，是整体与局部并重、综合与分析并重、经验与实验并重，正在由实验医学时代向整体医学时代逐步过渡。其对象正由疾病扩展为人类的健康与疾病，其模式为生物医学-心理-社会-环境-工程医学模式，目标为3P医学——预测（prediction）、预防（prevention）、个体化（personalization）。

他认为对于当代面临的健康问题，现代医学的思路必须调整，必须有系统性的思考。在这样的情况下，中医整体的、多靶点的、多层次的作用和调节，就显示出重要的价值和意义。不仅如此，传统中医药学对于医学的目的和模式有着非常深刻的思考。《黄帝内经·素问》指出："圣人不治已病治未病，不治已乱治未乱。"显然，中国传统医学的核心理念——"上工治未病"和21世纪医学目的调整的方向完全一致，集中体现了医学目的调整和医学模式转变的核心价值。

他指出中国传统医学的基础是身心统一的生命整体观，人与社会、人与自然统一的天人合一论，是生理-心理-社会-环境相结合的新医学模式，经过了数千年亿万人实践的检验。显而易见，治未病的医学，正是关于健康的科学。我们可以清楚地看到，未来的医学，将是东西方医学汇聚的新医学。

（二）针灸服务模式存在的问题

尽管中医学的医学模式蕴含了合理的理念，但并不等于目前的中医医学模式及服务模式就非常适合临床的需要。

2015年刘保延教授在《中国针灸》发表了"改变服务模式，走出针灸科，让针灸发挥更大的作用"的论文，倡导针灸服务模式的变革。

根据公开发表的临床研究文献显示，国内针灸能够治疗人体多个系统414类疾病，其中有70多种疾病单用针灸就可以取得可靠的疗效。35个临床单位的调研显示，针灸涉及的病症种类为368种，但在针灸科有80%的患者集中在20余种病症上，也就是说大量针灸可以治疗的病症并没有得到针灸的治疗，"一些已经被循证医学所验证的如焦虑症、慢性荨麻疹、神经性皮炎、分娩痛、肿瘤放化疗后副反应等一系列针灸疗效显著的病症就诊比例过低，甚者是针灸门诊的少见病症"。也就是说，大量针灸适宜的病症并没有在第一时间得到针灸治疗，针灸服务的潜力远远没有得到发挥。

究其原因，"针灸科"为特征的服务模式，可能是重要制约因素之一。目前，我国中医医院基本上都是以内、外、妇、儿、耳鼻喉、眼、皮肤、肛肠、骨伤等病症来进行临床分科的，这种分科形式决定了医院以"疾病"为核心的服务模式，患者到医院就诊首先去寻找或分配到相关疾病科室，而这些科室（除外科）又基本上是以药物内服治疗为主，尽管许多疾病早期可能不用吃药只用针灸就可以取得很好效果，但现有的服务模式无形中阻止了患者到以治疗方法分科的针灸科的诊治。这样实际上使就诊者药害的风险大大提升。据世界卫生组织统计，全球死亡的患者中有 1/3 是死于不合理用药。据国家卫生部门的报道，中国每年约有19.2 万人死于药源性疾病。这又更加体现出我国古代"一针二灸三吃药"传统理念的重要性。而这种重要性，在越来越多的"治未病"中，显得更加突出，"未病之人"第一要务是将干预的风险降到最低，"治未病"效果不显著是常态，但首先要"不致病"。所以，改变服务模式，走出针灸科，让针灸走进各科，为临床各科适宜病种服务，已经成为针灸发展中的当务之急。

（三）变革针灸服务模式的策略

刘保延认为，"走出针灸科"，需要观念的转变、资源的重新分配、医院流程的再造、适宜的政策措施，还需要针灸人才队伍的壮大、结构的调整，其中针灸技师队伍的阙如也是不可忽视的重要方面。当然，针灸科普工作也是重要的措施，要让广大的适宜人群知道"针灸能治什么病、针灸的效果如何、针灸为什么能起效"等，对于患者选择针灸也尤为重要；尽管针灸已经有了数千年的历史，但缺乏高质量、可靠程度高的针灸临床研究证据，也是制约针灸发挥作用的重要因素之一，根据证据来决策，不光对于医生，对于患者也是越来越重要的方法。所以按照国际通行的方法，开展有组织、质量有保障的针灸临床研究，也成为针灸发展的紧迫任务之一。建立真实世界临床研究方法，利用临床实际数据开展临床研究，也是不可忽视的重要任务，尤其在大数据时代，新的临床研究范式产生之际，此项工作尤显重要。在医改大环境的基础上，针灸人走出针灸科，让更多适宜人群得到针灸诊治，是针灸同仁的历史责任，也是对中医针灸世界非物质文化遗产的最好保护。随着社会发展、科技进步，人类生活方式的变化、生活水平不断提升，老龄化社会悄然到来，与生活行为密切相关的慢性非传染性疾病、精神心理疾患已经成为威胁人类生命、影响生存质量的主要疾病谱。实践与研究均证明，这些疾病一旦形成往往需要终身治疗，而长期药物治疗以及不合理的药物使用所产生的药物不良反应，又给人体健康带来不可忽视的伤害。以针灸为代表的"体表医学"对慢性非传染性疾病治疗的优势越来越显著，如何在传统理论基础上，基于临床、吸纳现代研究成果，完善与创新理论内涵，构建以人为核心的"体表医学"体系，让针灸这一"生生之具"在人类健康中发挥更大作用，必将成为中医针灸人的神圣使命！

三、针灸方案与疗效评价研究

（一）针灸临床方案的研究

针灸临床方案主要包括临床治疗方案和临床研究设计方案两个方面。其中临床治疗方案是针灸临床研究的根本。而临床研究设计方案是保障临床研究水平和质量的关键所在。针灸临床方案的选择和确立必须根据针灸临床实践,并且为针灸临床技术及学术发展服务。医学临床研究是以人为研究对象,解析疾病的病因,分析疾病的演变过程,摸索出疾病有效的治疗手段,最终的目的是提高人群健康水平。针灸治疗方案制定要围绕着针灸临床治疗的有效性开展,临床有效性是针灸学术存在和发展的基础,WHO 的《针灸临床研究方法指南》已经明确指出:"在世界范围内针灸被认为是一种有效而可行的卫生保健资源。"所以,针灸临床方案研究的首要目标就是提高临床针灸的疗效。目前,针灸疗效的研究有三个主要的内容:

1. 明确疗效的研究　根据历史数据,结合现代临床研究所取得的经验成果,制定严格的临床设计方案进行针灸疗效评价的研究。其目标是确定具体病症的规范化针灸治疗方案,包括操作方法的规范及针灸适宜病症范围。

2. 明确针灸治疗的优势的研究　针灸的临床疗效一直是临床医生关注的焦点,疗效的提高关系到整个针灸学科的发展。人们之所以选择针灸治疗是因为针灸本身的疗效优于其他的治疗方法。只有研究并阐明了针灸治疗的优势,才能使针灸在临床上保持活力。

3. 拓展针灸的应用范围的研究　针灸是经过长期实践证明、基本无毒副作用的临床技术,针灸方法与腧穴的重新组合立即可以产生另一种新的治疗方案,相较于新药的创新需消耗大量的时间和精力去进行临床前期研究,针灸临床治疗优势更加突出。从某种意义来说,任何疾病只要出现适宜针灸治疗的阶段,针灸均可介入治疗。针灸与其他治疗手段结合的多样性和灵活性使得针灸临床应用范围的拓展具有巨大的潜力。建立在严格科学设计基础上的针灸临床研究,其成果对于建立我国新的医疗保健模式具有重大的意义。

(二) 针灸的临床疗效评价

临床疗效评价的研究主要包括针灸效应、药物效应、人文效应、社会效应、生物学效应等独立或综合效应的系统研究。临床疗效评价具有广阔的前景和发展空间,作为学术探讨有可能成为科学的分支,填补生命科学领域的空白,运用其技术和方法所产生的成果将对人类认识疾病与健康保健事业发挥巨大推动作用。针灸临床疗效评价研究是对针灸生物学效应、人文效应、社会效应等独立或综合效应的系统研究。目前,针灸临床疗效评价研究虽已经取得了一定的进展,但还存在以经验为主的评价、套用西医评价指标和评价体系、评价研究质量不高、主要评价生物学效应等问题。目前急需建立一套符合针灸理论和临床特点与优势的针灸临床疗效评价体系,完善针灸临床疗效评价方法,提高临床疗效评价质量,促进针灸临床的可持续发展。目前,临床研究作为一个独立的学科,不断出现新的思想、观点、概念、方法和技术,针灸学术界也提出了借鉴现代临床研究的新方法和模式,建立针灸临床疗效评价体系的观点,这里介绍一些相关概念。相关具体内容在本系列教材《针灸学临床研究》中有详细介绍。

临床研究:是医学研究和卫生研究的一部分,其目的在于建立关于人类疾病机理、疾病防治和促进健康的基础理论。

临床疗效:是不同医学手段和措施作用于人体所产生的生物、心理、社会等属性的独立或者综合效应。

疗效评价:是对临床治疗效应所产生的效能和效力,按照已经确定的标准进行定性、定量和综合判断的过程。

疗效评价体系:是对临床效应、效能、效力衡量和判定中的概念、范畴、基本原理、技术方法等系列内容的综合概括。

系统评价:是指使用系统的、明确的方法针对某一特定的临床问题,对相关的研究进行鉴定、选择和严格评价,从符合纳入标准的研究中提取并分析资料,进行定性或者定量分析,得出综合性结论的研究方法。

中医临床疗效评价体系:适用于中医药发展的需要,包括中医证候、生存质量评价在内的综合临床疗效系统评价的方法、指标体系和标准,有利于显示中医临床疗效的优势,科学评价中医药临床疗效的体系。

针灸临床疗效评价体系:符合针灸临床特点的临床研究方法、衡量指标体系和评价方法构成的体系。

(三) 针灸疗效评价研究的思路和方法

近年来,随着针灸临床应用和研究的学术发展,研究者拓展了临床疗效评价的思路,创新了研究方法并提出了很多颇有价值的观点,对于促进针灸临床疗效评价的研究具有重要的指导意义。针灸治疗疾病与中医服药治病的理论有相同的历史背景和实践基础,中医的基本理论和基本诊疗方法一直有效地指导着针灸临床实践,但是,针灸治病又与内服中药有完全不同的作用方式、作用途径和作用特点,探讨针灸治病的自身规律和作用特点是构建针灸疗效评价体系的前提。

1. 构建针灸疗效评价体系　中医针灸对疾病的诊断思维模式日益受到国际医学界的重视。中医基本理论、整体观念和辨证论治是长期指导着针灸临床的理论基础,这些独特的观念体现了针灸对疾病病理规律的认识及临床治疗水平。美国国立卫生研究院 1997 年指出:"针刺强调整体观和以气为基础的方法,而不是以病为定位的诊断、治疗模式。"由于指导针灸临床的理论核心是经络学说,在辨证时以经络辨证为主,同时穴位的选择与配伍、针刺方法、刺激量、留针时间以及患者所处状态均与临床疗效有着密切关系。与针灸这些特点相对应,针灸辨证诊断应有其自身的规律,简单套用中医现行的辨证诊断方法是不合适的,更何况目前中医病症诊断标准也很不规范。因此,当务之急就是本着集成的原则,应用多学科交叉的方法建立一套符合针灸学自身特色的临床病症诊治标准。

2. 寻找适合针灸临床研究的方法　针灸疗法不同于西药,西药是一种化学物质,它通过与人体内的特定靶分子相互作用,以达到改变疾病状态的目的。然而针灸是一种特殊的治疗手段,它对人体的作用是多系统、多通路的。同样的治疗手法,作用于不同个体的不同疾病状态,可以激发人体内的自主调节系统,对处于疾病状态的众多系统起到多向调节作用,因此评价针灸疗效的适合模式不会像测试西药那么简单。当然,我们可以采取中医的传统做法,把针灸对不同个体调节系统的作用机制先忽略不计,集中调查针刺效应与临床客观指征变化的相互关系。

3. 结合循证医学及量表评价方法建立临床疗效评价体系　在中医针灸基本理论的指导下,从针灸学的临床特点和优势出发,应用包括临床流行病学、循证医学及信息技术在内的方法和技术,借鉴西医学临床结局研究评价的方法学和成果,建立系统评价所依托的协作网络组织,开展能够充分反映针灸临床疗效优势的综合针灸临床研究评价方法、指标体系和标准技术的研究是一条可行的道路。同时,开展针灸临床评价中心和数据库的建设以及专业人员的培训,选择有代表性的重大疾病、疑难疾病及其相关证候作为样板,系统、科学地开展针灸临床评价体系的研究也可起到示范作用。在疗效评价上，针灸学本身方法丰富，在完成有效性评价后，还须对各种有效方案、方法进行规律性评价，即通过比较研究，建立起针灸临床不同方案的分级运用指南。这也可以采用两种方式：运用 RCT 设计理念、技术，前瞻性地进行针灸临床疗效的规律性评价；运用数据挖掘技术，对相关临床疗效研究文献进行挖掘，发掘出不同针灸方法的临床疗效规律，为建立针灸方法临床分级运用指南奠定基础。

4. 个体与群体评价相结合的针灸临床疗效 传统针灸临床疗效评价以个体评价为主，重复性差，甚至不可复制。已经逐步开展的前瞻性 RCT 评价和循证医学的系统评价主要都是侧重于标准化的群体评价，与针灸学个体化诊疗特点不相一致。真实世界研究方法可能是一种可借鉴的方法。

第三节 中医学与针灸研究

针灸学是中医学的重要组成部分，它是以中医理论为指导，研究经络、腧穴和刺灸方法，探讨运用针灸防治疾病规律的一门学科。在漫长的历史长河中，针灸学不断地充实发展，形成了比较完整、相对独立的医学体系。

一、辨证论治与经络辨证

辨证论治是中医学的基本特点之一，在数千年的发展过程中，形成了许多独特的辨证方法，如脏腑辨证、六经辨证、卫气营血辨证、三焦辨证、经络辨证等等。不同的辨证方法，其适应范围也有一定的差异：脏腑辨证主要适用于内伤杂病；六经辨证多用于外感病证；卫气营血辨证和三焦辨证都是温病主要的辨证方法；经络辨证则是针灸临床核心的辨证方法。

（一）辨证论治

所谓辨证，就是将四诊（望、闻、问、切）所收集的资料、症状和体征，通过分析、综合，辨清楚疾病的原因、性质、部位和邪正之间的关系，概括、判断为某证型。所谓论治，则是根据辨证的结果，确定相应的治疗方法。辨证准确才能论治恰当，故辨证是关键，论治是目的。辨证和论治，是诊疗疾病过程中，相互联系不可分割的两个方面。辨证论治就是理性思维、综合分析所有能够反映疾病存在和变化的证据，得出疾病某阶段的基本病机，然后根据此病机给予恰当的治疗。简而言之，可以概括为"辨证据，得病机，拟治法，定方药"。它主要运用望、闻、问、切四诊对患者进行仔细的临床观察，然后将人体在致病因素作用下反映出来的一系列症状和体征按八纲（阴阳、表里、寒热、虚实）进行辨证，在此基础上结合六经辨证、三焦辨证、卫气营血辨证及脏腑经络辨证等确定病证类型，再根据证候特征进行"审证求因"的推理，从而判断其发病原因，或为六淫疫疠，或为七情劳倦，或为饮食痰虫等等。根据上述判断再结合地方、时令气候，及患者的体质、年龄、性别、职业等情况进行具体分析，从而找出疾病的本质，得出辨证结论，最后确定治疗法则，选方遣药进行治病。这是中医临床辨证论治的基本过程。

"辨证论治"一词，蕴育久远。东汉张仲景创立"六经辨证"，并有"平脉辨证"和"随证治之"等具体论述。其"平脉辨证"成为后来"辨证论治"一词中"辨证"的辞源。元代滑寿《读素问钞》列有"论治"章节，殆即首用"论治"一词的医家。"辨证论治"作为一个完整词组，最早见于清代医家章虚谷所著的《医门棒喝》"论景岳书"篇。但"辨证论治"在全书仅出现一次,并未成为固定词组。"辨证论治"作为现代中医学固定术语出现在1955年,任应秋先生在《中医杂志》上发表了"中医的辨证论治体系"一文,以五苓散证治为例把中医临床诊治称为"辨证论治体系"。任应秋第一次提出了"辨证论治是中医临床上不可缺少的基本知识",并认为"中医的辨证论治是注意于生体病变的全身证候,务使生体的生活功能恢复正常状态,也就是说要把病体整个病理机制转变为生理机制"。任应秋是从中医学整体的高度来认识辨证论治意义的,并明确提出了"了解和掌握辨证论治这一方法,是继承和发扬祖国医药学遗产的一个非常重要的问题",自此"辨证论治"才成为描述中医特征的固定术语。

辨证论治的过程,就是"理、法、方、药"运用于临床的过程。早在春秋战国时期,《黄帝内经》即确立了中医学的独特理论体系,成为中医辨证论治的理论基础。《难经》是一部对《内经》理论作进一步充实和发挥的典籍,对中医学的发展起到了很大的推动作用。这两部著作以丰富的内容和系统的框架奠定了中医辨证论治的理论基础,成为"理"、"法"之源。《神农本草经》是我国现存最早的药物学专著,汇集了远古至汉代以前的药物学知识,为后世药物学的发展奠定了基础,为辨证论治用"药"之源。据刘渡舟考证,"方"是从殷商时期伊尹所撰写的《汤液经法》发展而来。东汉张仲景的《伤寒杂病论》是在上述典籍的基础上,熔理、法、方、药于一炉,确立了辨证论治的理论体系和治疗原则,是辨证论治的第一部专书。

晋唐时期以脏腑经络的辨证论治为中心。宋金元时期,医家们在长期的理论探索和临床实践中,对辨证论治有了深刻的理解,形成了以李东垣、刘完素、张从正、朱丹溪为代表的补土派、寒凉派、攻下派、滋阴派等学术流派。清代叶天士创立了"卫气营血辨证",强调了辨证在疾病不同阶段治疗过程中的重要性,对温病的诊治起到了纲领性的作用,使治病的水平大大提高。

近代,中医处境艰难,发展缓慢。到了现代,随着人们对疾病本质的认识不断深入,临床四诊的经验日益丰富,辨证方法亦有了新的发展。如整体辨证与局部辨证相结合、宏观辨证与微观辨证相结合以及综合辨证方法等。同时,现代科学的进步,各种先进技术手段在临床上的运用,又给中医辨证论治提出了很多新的课题。比如:关于四诊的客观化问题、关于无证可辨的问题、关于中医辨证与西医辨病相结合的问题、关于证动物模型研究的问题、关于辨证论治研究的归属问题等等。这些课题的解决,有赖于广大中医工作者不断的努力探索。

(二) 经络辨证

经络学说是经络辨证的基础。所谓经络辨证,是指依据经脉的循行分布及其所联系的脏腑,对患者的症状和体征进行分析、归纳,从而判断其为某经或某经所联系脏腑的病证,从而指导针灸治疗方案制订的过程。以经络辨证为核心理论体系的针灸学,历经数千年而不衰,主要在于经络辨证指导下的针灸医疗有神奇的临床疗效和独特的治疗优势。大家耳熟能详的《四总穴歌》"肚腹三里留,腰背委中求,头项寻列缺,面口合谷收",就是以经络辨证指导临床取穴的一个典范。

有关经络辨证的内容在马王堆医学文献中就有记载,而在各朝各代的著作,如《黄帝内经》《针灸甲乙经》《针灸大成》中,经络辨证理论更是得以不断发展和完善。帛书《足臂十一脉灸经》和《阴阳十一脉灸经》中就有关于十一经脉循行、主病及应用灸法进行治病的记载,这可以说是经络辨证理论的雏形。《内经》和《难经》的问世,标志着经络辨证理论的形成。《内经》以脏腑经络为核心,提出"经脉者,所以能决死生,处百病,调虚实,不可不通"。明确指出每条经脉所产生的病证,都与其循行及所属脏腑有关,每经腧穴都有治疗本经及相关经脉病证的作用。书中关于"是主某所生病者"及"是动则病"的论述,反映了经络辨证的思维模式,是用经络辨证指导临床施治的重要理论基础。《难经》则进一步阐述和发挥了《内经》的学术思想,并提出了完整的奇经八脉起止循行和病候,明确了奇经八脉的作用,完善了经络辨证的内容。

张仲景的《伤寒杂病论》,把经络辨证与临床实践紧密结合起来。晋代王叔和的《脉经》详细记载了辨十二经脉、奇经八脉病证的脉象诊断。隋代巢元方的《诸病源候论》则以脏腑经络学说阐述病因病机,明确提出了经脉病、脏腑病,对经络辨证有了新的发挥。宋代名医朱肱十分推崇经络辨证,他发挥《内经》理论及仲景学说,进一步论述六经病与经络的关系。他的"据经络,依脉证而辨病"的见解,给后人很大启发。金元时期中医学在理论和临床上都有新的突破和发展。张元素在《珍珠囊》一书中创立药物归经理论,认为制方必须"引经报使",才能使药物专入其经而更好发挥效用。他的观点拓宽了经络辨证应用范畴。其后,李杲的《用药法象》、王好古的《汤液本草》,在此基础上均有发展。朱震亨则在《丹溪心法》中补充了十二经脉病候,滑寿在《十四经发挥》中将任督二脉与十二经并论,补充完善了任督二脉病候,进一步充实了经络辨证的内容。明代李时珍在《奇经八脉考》中整理和阐发了奇经八脉的循行、腧穴及病候理论。他对奇经阴阳失调和虚实证的详细论述,至今仍广泛应用于临床。杨继洲的《针灸大成》总结了16世纪以前的针灸经验,对经络辨证的发展也做出了重要贡献。清代叶天士对奇经八脉辨证结合临床经验进行了发挥,提出"初病气结在经,久病则血伤入络",为后世从络脉论治久病顽疾提供了理论指导。

近现代,管遵惠在针灸临床中尤其重视经络辨证,临证诊疗强调以循经辨证为经,病候辨证为纬,兼及奇经辨证及十二皮部、经筋理论的应用。认为循经辨证偏重于局部,多用于外经病证;十二经病候辨证,偏重于整体,常用于内脏病证。经纬交织,循经、病候合参,是经络辨证临床应用之要点。承淡安从一个中医教育家的角度提出:学习针灸和使用针灸疗法治疗疾病,必须首先学习和理解经络理论。关于经络理论在诊断方面的价值,承淡安认为,经络的末端或起始部的井穴和背部的腧穴与其同经脉和同名脏腑有联系,因此这些腧穴具有诊断疾病的作用;经络理论在针灸治疗方面的价值在于认清发病的根源是哪条经络,就在它的经络上选择与它病候性质有关的穴位予以刺激进而发生调整作用,简单地说就是帮助人体的自然良能而发挥它的修补作用。李蕙等认为,经络辨证在针灸临床诊治中起着三方面的指导作用,分别是:辨证归经以平面定位;根据病在皮部、经筋、经脉等深浅的不同区分层次以立体定位;分辨经络的寒热虚实以定病性。

然而,在针灸学日益发展的同时,传统针灸的辨证论治特色正日趋淡薄。当今中国针灸临床治疗病症有逐步呈现固定配穴处方的"套餐"模式的倾向,几乎看不到辨证论治的过程。更有甚者,认为针灸治疗与中药治疗不同,不需辨证论治。针灸临床越来越朝着格式化、经验化的方向发展。针灸教材所阐述的针灸治疗理论对临床实践缺乏有效的指导,用教材中的方法治病往往不能取得最佳的疗效,其原因就是因为现有的针灸教材主要是套用内科方药的辨证论治体系,不能很好地体现针灸疗法自身的特性,因而不能发挥出针灸治病的特长。梁繁荣教授认为:"针灸辨证有不同于中医内科的特点,简单地套用中医内科的辨证体系,难以体现针灸理论的核心和治疗的特色,还会导致'学非所用,用非所学'的结果,与临床实践脱节。"他还认为:"针灸疗法的经络学说是核心理论,针灸辨证体系绝不等同于中医内科辨证体系,而应该以经络辨证为主体,以部位辨证为重点,以八纲辨证为指导,以脏腑辨证为补充,并在临证时重视腧穴特异性的运用,这样才能体现针灸理论和临床治疗的特色和优势,提高临床疗效。"

二、穴性与药性

腧穴与中药是中医药治疗疾病的两个基本要素。中药有药性,腧穴有穴性。掌握了药性,可据此处方遣药;同样,掌握了穴性,在随证取穴时,就有了依据。

(一) 穴性

穴性是指腧穴对人体某些病证具有相应治疗作用的特性和性能,主要研究的是腧穴与机体之间的相互作用和规律,以及腧穴对疾病的疗效和对机体的内在影响。

穴性理论并非空穴来风。与穴性相关的内容最早出现在《黄帝内经》《难经》中,如《素问·气穴论》云:"热俞五十九穴、水俞五十七穴。"《素问·水热穴论》云:"帝曰:夫子言治热病五十九俞……大杼、膺俞、缺盆、背俞,此八者,以泻胸中之热也;气街、三里、巨虚上下廉,此八者,以泻胃中之热也;云门、髃骨、委中、髓空,此八者,以泻四肢之热也;五脏俞傍五,此十者,以泻五藏之热也。凡此五十九穴者,皆热之左右也。"以特定穴最为多见。"水俞"、"热俞"是从病因病机方面论穴性,"原穴"、"背俞穴"是从脏腑方面论述穴性,"五脏俞"、"六腑俞"以及"络穴"是从经络学方面论述穴性。诸如此类,其共性在于都是用腧穴效应特性为一群腧穴分类,揭示了腧穴群之间的差异。虽当时仅以用穴之义,用方之义,阐述腧穴的治疗作用机理,但已是现代针灸处方、治法、穴性的渊源和萌芽。

后世从《针灸甲乙经》到《针灸大成》等宗《内经》的著作中,关于腧穴群共性的内容则渐渐鲜见,单个腧穴的定位和主治功效以及针灸手法对穴位功能的影响成为了关注的重点。此外,有文献认为,在《内经》时代,对于穴性的认识多与经络相联系,而从《针灸甲乙经》开始,尤其是在《备急千金要方》之后,经与穴之间的联系则渐渐瓦解,单个腧穴的定位和主治慢慢成为了主流,以致改变了后人对针灸腧穴的描述和研究方法。清代岳含珍的《经穴解》一书是最早最完整地解释腧穴功能作用和性能的专著,书中运用中医的阴阳、五行、脏腑、经络、病因、病机学说,结合自己的经验,对腧穴的主治作用机理进行了系统地分析、归纳、分类阐述。如"中府穴,此穴主泄胸中之热,以实肺气"。岳含珍对腧穴的这种分析归纳的方法,在历代针灸诸书中独具特色。但后世由于重汤药而轻针灸,没有像"药性"那样去重视"穴性"整理而致湮没不彰,一直仅以"主治病证"作为腧穴的治疗作用的表述方式。

随着中医基础理论的完善及长期的临床实践,对腧穴与脏腑相应特异性的认识也逐步增加。民国时期,罗兆琚在其《实用针灸指要》一文中首先提出"穴性"概念,认为"药性穴性,其义一也,凡研究药剂者,莫不谙熟药性,针灸家对于穴性之研究,实未之前闻也"。该书还示范性的将262穴进行了穴性归类,共分为气、血、虚、实、寒、热、风、湿八大类。如"气类"中的"中府,理肺利气"、"大椎,调和卫气"等等。穴性理论一经提出,就迅速得到针灸界的认同。以后许多针灸学者沿着这种思路,做了多方面的努力。概括起来可以分为两类:一种是对单个腧穴的"穴性"进行描述,如"天枢穴功用:健脾理气,和胃通畅,调经导滞";另一种是以功效统穴的归类法,如"解表类"、"清热类"等,其中如解表类又分"发散风寒类"、"发散风热类"等等。

正如中药处方学建立的基础是药物功能那样,针灸处方学建立的基础,是"穴性"理论。

孙震寰在《针灸心悟》中说道:"穴性喻药性,处方不识药性,何以调燮寒热虚实,针灸不明穴性,焉起诸病之机。""穴性"理论的提出,为建立类似中医的针灸处方学,提供了理论基础。1986年肖少卿编撰了中华人民共和国成立后第一本以"针灸处方学"命名的专著《中国针灸处方学》,他在书中写道:"腧穴和药物在性质上虽然不同,但从其主治疾病的作用方面来看,却起着异曲同工、殊途同归的效果。"

由北京、南京、上海、天津、广州等中医学院编写的《针灸学》《腧穴学》等都对穴性作了进一步的整理、记述,比过去版本更加完善。其他如郑魁山的《针灸集锦》、陆瘦燕的《医案选》、国家标准《经穴部位》、邱茂良的《中国针灸治学》、王岱《针灸处方学》及期刊杂志中都有大量的有关穴性、功能、功用、作用、穴义等单独条目,并都进行了精辟分析,高度概括,分类归纳。其中有不少新的补充、见解,从而使"穴性"更趋完善起来,在学术上也逐步形成了"穴性派"。他们在重视腧穴穴性的基础上,辨证立法,依穴性选配穴位,组方治疗。

穴性的临床意义主要体现在配穴组方上。针灸治病以中医基础理论为指导,以脏腑、经络学说为基础,依据病因病机合理的选取穴位。选穴既要有因证立法、据法取穴的原则性,又要有根据不同疾病的病因病机灵活应变。因此不可以局限于局部,应从病因病机处着眼整体选穴。切不可机械的"头项循列缺,腰背委中求"。正如《针灸大成》云:"不得其要,虽取穴之多,亦无以济人;苟得其要,则虽会通之简,亦足以成功。"可见掌握不到真正的穴性,取穴再多也无用。对于穴性的配伍既要严格又要灵活。在充分掌握穴性的基础上,合理组方配穴,通过穴与穴的相互配合,才能提高疗效。

然而,穴性的研究大多只是理论上的探讨,至今仍没有完整统一的概念,也没有一个完整的理论体系。在对穴性研究方法的选择上,多数学者都不约而同地提到按研究药性的方法研究穴性,并按描述药性的方法描述穴性,如言某穴清热解毒、活血化瘀、疏经活络等等。有人认为,把腧穴简单地等同于中药,借用中药功效的描述方法归纳腧穴的作用,容易产生逻辑混淆,有失针灸科学的严谨性。在"发挥作用的途径"、"治疗手段的选择"、"治病原则的运用"等诸多方面,穴性和药性是有着明显不同的。

(二) 药性

药性是药物性质与功能的高度概括,包括药物发挥疗效的物质基础和治疗作用。中药药性理论就是研究药性形成的机制及其运用规律的理论。有广义与狭义之分:狭义的药性指药物的寒、热、温、凉四种性质;广义的药性包括中药的四气、五味、归经、升降浮沉、有毒无毒及配伍法度、妊娠禁忌、十八反、十九畏等。其中又以四气、五味为中药药性理论的核心内容。

"药性"一词最早见于《神农本草经》:"药性有宜丸者,宜散者,宜水煮者,宜酒渍者,宜膏煎者,亦有一物兼宜者,亦有不可入汤酒者,并随药性,不得违越。"这里主要指的是药物制剂种类的性质。此后,陶弘景在《本草经集注》中提出:"案今药性,一物兼主十余病者,取其偏长为本。"把药性与药物的功效和主治病证结合起来。后世专以药性命名之本草书籍很多,如《药性赋》《药性切用》《药性通考》《药性要略大全》《医方药性》等,涉及性味、毒性、配伍、用量等。高晓山教授主编的《中药药性论》对中药药性的历史文献和现代研究资料进行了系统的梳理,并认为药性理论有抽象药性、形性药性、功能药性、向位药性、配伍药性、方剂药性、综合药性、修制理论、采收理论等。可以说,历代本草所称之药性,对于中药学的理论而言,无一不可包容,无一不可指代。

中药药性理论的形成和发展始终离不开中医理论的形成与发展,同时,还应注意中医的哲学属性及中医是一种实践与经验的学科。中医的哲学属性是我国古代智者对当时自然科学与社会科学的一种高度概括,并用以说明人的生老病死及其生理、病理变化的一门学科。以阴阳五行来阐释世间万物的起源及变化规律,配以脏腑、经络、气血营卫来说明人体各部分及人体与周围环境之间的关系,用以揭示人体生理、病理变化情况并指导对疾病的防治。中药作为中医防治疾病的物质基础,将这些理论用于归纳中药的作用特点及规律就形成和发展了中药药性理论。

在长期的临床实践中,人们对某种药物的反复应用而观察到了其疗效,逐步认识到它的性质,再通过各种不同性质的概括,总结出药性理论。如"四气"的药性,就是人们在长期的临床实践中观察到,有的药物具有清热泻火之功,对火热之证有较好疗效;有的药物则具有祛散寒邪之效,对寒冷之证有明显作用,从而分别总结出了具有温热之性和寒凉之性的药物。又如五味、升降浮沉、归经等理论的形成,也均来自于临床实践的总结。因此,中药药性理论的形成是以其临床实践为基础的。

中药药性理论经历了多次实践—认识—再实践—再认识的循环往复过程,由抽象到具体、由简单到复杂、由片面到全面,才使之逐步臻于完善。如《神农本草经》中只有"四气",后又加上平性而称为五气,而后又在五气的基础上添加了"微"与"大",使之进一步有了微温、大热、微寒、大寒等程度上的差异。五味也是如此,《神农本草经》只有五味,后人在长期的临床实践中又总结出了淡味、涩味等。而《神农本草经》中只有四气、五味、毒性及配伍等简单的药性理论,论述也较为简略,但随着临床实践的不断总结,不仅原有的药性理论内容得到了进一步的深化与完善,而且又逐步补充完善了升降浮沉、归经等理论。

中医对药物归经的认识是从长期的临床实践中总结出来的,即药物的归经最终是通过临床疗效确定的。因此,药物的归经必然会随着中医药学家各自临床经验的不同而有所差异。古代的中医学家就认为中药能入某些相应的脏腑、经络、气血营卫,中药作用定位、定向的概念也就随之而产生了。这种概念早在先秦的一些文献中就有论述,如《左传》云:"疾不可为也,在肓之上,膏之下,攻之不可,达之不及,药不至焉。"至秦汉时期相关论述更多更具体,如《素问·至真要大论》云:"酸入肝、苦入心、甘入脾、辛入肺、咸入肾。"《神农本草经》中则直接将药物的功效与脏腑的名称相连,如大黄"荡涤肠胃"、沙参"补中益气"。到唐、宋时期,已把中药的定位、定向作用独立论述,如《梦溪笔谈》中的"所谓某物入肝,某物入肾之类,但所味到彼耳"等。金、元时期,系统的归经理论已经形成,该时期的大量著作中记载了药物归经的内容,其中《洁古珍珠囊》首先把归经概念作为药性记载。及至清代,沈金鳌《要药分剂》第一次把"归经"作为一个药性名词提出来,并总结了历代本草书中有关论述归经的内容,把"引经"、"响导"、"行经"、"入"、"走"、"归"等名词统称"归经"。1958年由南京中医学院主编的《中医学概论》首次将归经理论进行综合概括并作为中药基本理论进行论述。

近50年来学者们围绕中药药性理论在理论探讨、实验研究、临床应用等方而开展了一系列的研究工作,建立了很多研究中药药性理论的技术方法,取得了一定的进展。张冰等提出中药药性构成"三要素"的新研究理念,将现代中药化学、病理学、药理学、生物信息学等多学科技术手段应用于中药药性研究。李石生等提出了中药的"分子药性假说",将传统中药药性理论中的性味与归经之间的关系上升到分子水平。李爱华提出"药效团药性假说",将药物微观的三维分子结构特征与其医疗作用的分子机制一一对应起来。

　　然而,中药药性理论研究尚存在一些问题。由于受传统思维观念的影响,加之中医基础理论研究缺乏实质性突破,使中药药性理论研究一直缺乏现代科学的阐述。目前传统中药药性理论文献研究重点仍停留在古代本草文献的整理及前人经验的观察和描述上,并没有取得新的突破,传统药性理论与临床实践存在不一致性。每味药物的各种性能,从不同层次概括了药物的作用特性,而研究大多侧重于一种性能的研究,较少将四气、五味、归经、升降浮沉、功效看作一个整体综合分析归纳,忽视了药性之间的关联性。由于中医基础理论研究中证候模型研究进展缓慢,使得"证-药效-药性"这一研究设想举步维艰。

　　因此,发展中药药性理论的基础在于对传统中医药基础理论的继承。继承不是拘泥于先人的文字、语言等外在形式,而是继承中医特色的思维方式。传统中医药理论急需与现代科学理论相互渗透与融合,逐步实现中医药现代化和国际化。药性理论的形成与建立既不是来源于药物化学层面,亦不是依靠现代实验手段得出的,而是紧密结合临床实践得出的。

　　总之,未来中药药性理论的研究,将是在中医药理论指导下的多层次、多学科交叉、多因素、多靶点、动态的研究,宏观与微观相结合、定性与定量相结合,从本质上揭示中药药性理论的科学内涵,建立符合现代科学认知规律的中药药性表征体系及其规范标准,实现对传统中药药性理论的超越,并使中药药性理论更有效地指导临床实践,从而推进中药现代化的发展进程。

三、针药诊疗体系的异同研究

　　中医的"针"是指以针刺为代表的各种通过体表刺激产生治疗作用的方法,包括艾灸、拔罐、刺血等;"药"指中药。针灸治疗和中药治疗都是建立在辨证论治基础之上的具体治疗手段。

(一) 针与药的联系

　　1. 中药与针灸的处方均确立于辨证论治　　首先,一张完整的中药处方,必须要理、法、方、药融为一炉;而一张针灸处方,也必须具理、法、方、穴融为一体。针灸与中药虽然是两种不同的治疗手段,但其治病机理都建立在阴阳五行、卫气营血、脏腑经络等基础理论之中,都必须运用辨证论治来达到治疗的目的。其次,药物通过人体组织吸收,以气血输布来调整阴阳平衡和改善脏腑气血生理功能;针灸是通过刺激体表穴位,激发经气感应来调整阴阳,改善脏腑。两者所起的治疗作用是一致的。此外,中药与针灸应用于临床,万变不离其阴阳、寒热、虚实、表里八纲辨证。因此,中医医生在治疗疾病的过程中,无论是用针灸,还是用中药,同样都要通过四诊的方法去查病因,将表现的症状归纳成症候群,结合脏腑、经络、气血等理论学说,去分析病机,作出诊断,确立治则,决定治疗原则和选择治疗手段。由此可见,无论是汤药治病,还是针灸治病,首先都是通过辨证,得出正确的诊断,而后决定治疗方针。

　　2. 穴、药治疗作用相仿　　首先,中药用四气、五味的性能来纠正人体阴阳偏盛失衡,对脏腑功能盛衰起调节作用。腧穴本身虽没有四气、五味性能之分,但针灸可以运用其独特的针刺手法,以及施用各种灸法,使腧穴产生相应的治疗性能。其次,大多数腧穴的主治和功效的发挥,与针灸操作手法密切相关,就如中药的药性与加工炮制有关一样。如烧山火针法可以除寒,透天凉针法可以清热,留针多灸有温补之效,浅刺疾出或刺络放血有清泻之效,相应的补法、泻法、平补平泻等针刺手法,在行针导气的过程中也可起到补虚泻实、温经散寒、升清降浊等祛邪除疾的治疗作用。此外,中药临证用药之妙贵在于配伍有法,针灸施治其理亦同,其妙贵在于手法和配穴。如手阳明大肠经原穴合谷穴,提则能升能宣,插则能降能通;配足三里穴能调理肠胃,导浊降逆;配阳陵泉穴能除肝胆之热;配风池穴、曲池穴可清解表热;配三阴交穴能通经调经。有些腧穴,只要施术得法,亦可直接替代中药作用,如关元穴为强壮要穴,可起人参的补益元气之功;中脘穴祛痰理气降逆,可替代干姜治虚寒呕吐等。临床常用的水沟穴可以醒神开窍苏厥,太冲穴可清肝泻火,至阴穴可矫正胎位,足三里穴灸可保健,等等。针灸和药物对人体的作用机理虽然不同,但所起的治疗作用却无本质上的区别。

(二)针与药的区别

早在《素问·汤液醪醴论》中就有"当今之世,必齐毒药攻其中,镵石针艾治其外"的论述,在理论上从人体"内外"的角度,阐述了药物、针灸两种治疗方法的差异:药物为内治法,针灸为外治法。

1. 药性与穴性不同 中药之药性主要表现为四气、五味、升降浮沉、归经、毒性和中药的功能等。腧穴之穴性/穴效可表现为升降浮沉、寒热、针感、经络脏腑属络、功能性、动态性、疲劳性、良性双向调节性等方面。

2. 药物和腧穴来源不同 相对于人体本身来说,中药是外源性的,而腧穴是机体本身的;药物的性质可以通过体外分析来进行测定,而腧穴却不能;药物本身具有其特殊性质,而腧穴必须通过经络系统、针灸手法才起作用。

3. 中药与针灸治病原理不同 中药治病是针对疾病的性质,以药物的偏性纠正疾病的阴阳偏盛,是"以偏纠偏",所以,中药治病都以明辨疾病寒热虚实为重等。而针灸则不同,针灸是通过腧穴接受刺激,激发经络以运行气血,调节阴阳,其腧穴本身并不具有某种特定偏性,不存在药物那样的"四气五味"。针灸对疾病的治疗取决于机体的功能状态、腧穴性质、针刺手法等。

4. 中药与针灸对寒热虚实病性的处理不同 "虚者实之,实者泻之,寒者热之,热者寒之"是药物对于寒热虚实病性处理的基本原则;"盛则泻之,虚则补之,热则疾之,寒则留之,陷下则灸之,不盛不虚,以经取之"则是针灸对于寒热虚实病性处理的基本原则。可见,药物针对的是病性,处理原则是根据病情,选取性质相反的方药来治疗;而针灸则是通过变换针刺手法进行调整。

5. 中药和针灸处方原则不同 "君、臣、佐、使"是中药的处方原则。在遣药组方时,并没有一定的程式,每一方剂的具体药味多少以及君臣佐使是否俱备,全视病证性质与治疗要求的不同以及所选药物的功用来决定。针灸处方中的腧穴选取,是以脏腑经络学说为指导,以循经取穴为主,并根据不同证候选取不同腧穴。取穴原则主要包括近部取穴、远部取穴、随证取穴。因此,针灸治疗疾病的处方原则,是根据病位来取穴配穴的。只有确定病位,明辨病变经络所在,才能进行选穴治疗。对于寒热虚实病性的处理,只是在针刺手法方才体现。而针灸处方在变化时有补泻操作的变化,有针刺深浅的变化、针与灸的变化、腧穴加减的变化等。

四、针药结合研究

一般认为现代针灸疗法起源于古代直接触及病灶的"针砭"、"灸焫"等"外治"手段,随着经脉学说的形成和完善,至《内经》时代才逐渐演变为从外治内的治疗方法。中医历史上,一直有针药并用、杂合以治的观点。然而,随着药物治疗的发展,明代医家发出了"《内经》治病,汤液醪醴为甚少,所载服饵之法才一二,而灸者四五,其他则明针法,无虑十八九。厥后方药之说肆行,而针灸之法仅而获存者,何也"的疑问及"针灸宜于古而不宜于今"的感叹。

目前,尽管有研究者认为针灸治疗的病症达到414种,但针灸临床治疗基地和病种却日益萎缩,临床上单独运用针灸治疗的病种相对较少。在针灸发展思路上,有研究者提出了"分子针灸"的概念,试图"通过对针灸治疗有效及无效患者的基因差异研究,结合针灸和人类基因组图谱的最新研究成果,研制出一种模拟针刺效应的药物",即"变针为药",这一思路的最终结果可能终结传统针灸的存在形式,使针灸成为药物研发的工具,当然,到目前为止还没有成功的实例。

另一方面,近年来,针药结合(不仅是结合中药更多的是结合西药)的研究论文逐渐增加,中国知网中主题为"针药结合"的研究论文从1997的34篇上升到2014年的250篇(735%),这是否表明在药物治疗为主流的现代临床,针药结合的治疗思想和方式会成为针灸学术发展的一个新的方向? 如果是,针灸界又应如何主动适应这一变化。目前主要的相关学术观点有以下三个方面:

1. 针灸与药物治疗性质和作用途径的差异是针药结合的基础 针灸、药物作为治疗疾病的两种人工措施,均是机体平衡的调节方法,但在治疗性质、作用途径等方面各有特点:针灸是以中医整体观为指导,以物理刺激作用于体表穴位,激发机体自身整体调节功能,纠正病变部位功能,达到由整体纠正局部恢复机体平衡的目的,具有整体性强但调节能力有限的特点;药物尤其西药以还原论为指导,以化学刺激作用于病变靶点或病原体,依赖药物特定性质,调节病变部位功能,纠正机体失衡状态,具有针对性强但易损伤正常功能(毒副作用)的特点。

针灸是指以针刺、艾灸及其他物理方法作用于体表特定部位(腧穴)用以防治疾病的一种方法,作为物理性刺激是依赖于机体自身调节功能发挥作用的,对于这一作用的特点,承淡安先生有过精辟的论述,他认为,针术"但在体力未至十分衰弱时有效。针术对于各种急性病症之有效,大都如是。及体力已衰,针术即不发生效用",这一观点有两个方面的含义:一是针灸是依赖于机体自身的调节机制发挥作用的,只有在机体尚有调节能力或潜力的前提下,针灸才能发挥其治疗作用;二是针灸的作用是有限的,只能在机体可能的范围内进行调节。

药物,主要是化学物质,是一种以药物自身的化学性质作用于特定靶点发挥对机体调节作用的物质。药物治疗基于还原论,现代医学认为任何疾病的发生均可找到解剖学上的病变,小到分子、细胞,大到组织、器官,药物治疗就是改善这些病变,根据2000年《科学》杂志一篇综述的报道,过去几千年来人类利用化学物对疾病进行治疗所涉及的靶点只有483个,其中接近一半是受体,四分之一是酶类,还有其他各种离子通道和核受体等等。这些靶点在正常生理状态下具有分布广、作用途径多、效应差异大的特点,药物针对病变靶点的调节作用,并不仅仅在病变部位起作用,而是整体发挥效应,这是药物治疗在作用针对性强的同时而又难以避免个体差异大和毒副作用多的根本所在。

既然针灸与药物的共同作用目标均是恢复机体的生理平衡,那么它们是否可以结合,结合以后能否产生更好的调节作用呢?

以往的研究已经表明,针药结合是可以实现这一目的的。有研究者在综述了近10年文献的基础上提出:①针灸配合适当的药物治疗,可弥补单纯针灸调节的不足;②针药结合可以减少药物的毒副作用,它的机理可能包括两个方面,一是针灸可以改善因副作用引起的症状体征,二是针灸的效应可以减少药物的用量,从而达到减轻药物副作用的目的。

也有研究者对针药结合的机理提出了新的观点:首先,针灸能增强体质,提高机体的抗病功能,使机体以最佳的状态,积极的配合药物清除和消灭机体内的病原物质,达到针药协同增效的治疗目的;其次,针灸可能通过改善药物的代谢过程,增加药物有效成分的作用时间,从而提高疗效;第三,针灸特异性地调整靶器官的功能,增加器官对药物的亲和力,增加了药物在机体的靶向效应。因此,可以推断,针药结合之所以能够增加疗效可能有以下两个途径:第一,可能是通过神经内分泌等对体内脏器产生良性调整,特异性的增加靶器官的兴奋性,扩张其微血管循环,使单位时间内灌流靶器官的药量增加;第二,可能是从分子基因水平影响相应器官细胞表面上受体,使其与药物相适应的受体表达增多,从而增加病变器官细胞与药物之间的亲和力,这一过程很可能是影响针灸与药物协同增效的主要因素。

不过,目前,"针药结合增效减毒"似乎只是针灸、中医药界的观点,且更多的是从临床疗效上来论述这一思想的,那么,这一思想是否符合当前医学、药学发展的主流思想呢? 是否只是中医药、针灸学在独立治疗疾病病源不广、疗效不显的状态下提出的权宜之计呢?

2. 系统医学生物学、系统药物学的形成和发展为针药结合提供了基础　2005年2月《中华医学杂志》发表了"迎接系统医学生物学新时代"的述评,认为"21世纪的生命科学将从传统的描述性科学,走向综合分析表述性科学;将从局部走向整体;将从单一因素的研究走向综合、系统研究的大科学。系统医学生物学是21世纪医学生命科学发展的方向","系统医学生物学主要研究的对象是人体、疾病和防治措施,它不仅包括医学的基础研究,更包括临床实践和观察的资料、数据和分析。它主要的目的是揭示人体组织、器官、结构、功能、发育、调控的本质,阐明和预测疾病发病的机理,达到有效诊断、防治疾病和增进人类健康生活的目的。人体的一个基因、一种蛋白、一种细胞、一种生命现象和一种疾病都是不同层次复杂的体系,包含着各种因素、组分和复杂的内在和外在的时间和空间的相互关联。我们只有将局部的、分散的、无序的、凝固和枯燥、单一和个别的无数的医学生物学庞杂的数据、资源整合,成为系统的,可以扩展、利用和再生的知识,才更具有意义和生命力,才能更好为人类所应用,达到认识生命,防治疾病,增进健康的目的。这将是新世纪系统医学生物学的任务"。

2006年4月,《世界科技研究与发展》发表了"系统药物学"一文,提出了系统药物学的概念。系统药物学——在系统水平理解药物,它研究药物系统及其对机体的作用。药物系统包括药物之间的关系和药物的信息特征。药物对机体的作用包括:①药物对机体作用的网络性、系统性;②药物与机体的信息调节动力学;③多药物对机体作用的时间动力学。研究者认为,系统药物学,与系统生物学、系统医学一起,构成生命科学领域的系统科学研究和知识发现体系。系统生物学是从生物系统出发,研究生命规律。系统医学与系统生物学相同,但注重的是生物系统故障的排除、平衡的重建、动力学的恢复。系统药物学则是从药物出发,研究药物系统及其作用机理,即药物系统对生物系统结构和动力学的影响,并通过对生物系统的扰动,加深对生命现象的理解。同时,由于信息与控制是系统动力学的主要特征,系统药物学将药物看作信息分子或信息系统。系统药物学在系统水平认识药物对机体的作用,在治疗上就表现为药物的系统运用,即系统药物治疗学——反映多药物治疗时的程序性或时序性。

系统医学的研究者已经关注到中医药学与系统医学的关系,陈竺院士指出:有着悠久历史的中国传统医学虽然在理论体系和治疗方法方面,与兴起于西方的现代医学有很大的不同,但却蕴藏着许多朴素的辨证分析思想及系统论的观念。中医在治病用药过程中强调整体平衡和阴阳平衡,而不局限于一个疾病、一个细胞或一个分子。如对传染病治疗的指导思想是在强调祛邪的同时更强调扶正;在中药的使用上重视配伍,讲究不同手段和不同用药方法的结合,所提出的"君、臣、佐、使"的概念则是一个完整的系统论的思想。在治疗上也十分注重个体的差异,以及人与环境间的关系。因人而异的辨证用药,体现了先进的个性化治疗思想。中国传统医学的深厚积淀,为发展系统生物学,并将其与现代医学紧密结合提供了十分有利的客观条件。

系统药物学的研究者指出:在中药现代化中经常提到中药西化。系统药物学将显示,中药西化是必要的,而更为重要的是西药中化。所谓西药中化,是指将西药进行性味归经,从而可在中医药理论指导下用药。随着系统药物学的发展,对中医药理论体系的重新认识将奠基在现代生物学和现代医学基础之上,因此西药中化将不再是"化"为原来意义上的中药,而是在新的医药理论框架下的系统药物。中药西化与西药中化,将成为系统药物学的重要组成部分,构建起现代药物理论体系。一般认为中药属于天然药物,因此较西药的副作用小。这很可能是一种误解,中药的副作用更小应归功于中医中药理论对用药的指导,即精确辨证论治、合理配伍用药。由于西药具有更可靠的药效学和药代学基础,可以预期,西药如果能够像中药一样性味归经、可以在现代系统医药理论指导下使用,其副作用会更小、疗效会更好。

系统医学、系统药物学等新兴学科均关注到中医药学,认为中医药学的基于人体功能特点的治疗学思想是符合系统医学、药学的科学思想。针药结合则可能是更能体现这一学术思想的具体形式:①系统医学关注生物系统故障的排除、平衡的重建、动力学的恢复,而不是如现代医学的传统模式那样只关注疾病的病原体清除、病变组织故障的排除,针灸的根本作用就在于"调节平衡",它可能在促进病变机体的平衡重建和动力学恢复方面发挥关键性作用;②系统药物学关注药物系统对生物系统结构和动力学的影响,而不是如传统药物学那样以关注药物的特性为主,针灸可通过对病变生物系统功能的扰动而促进药物作用的发挥;③药物对生物系统的扰动也可能为针灸发挥进一步的调节平衡作用提供物质基础。

所以,针药结合思想,是中医针灸学以积极的态度应对现代医药学新发展的一个重要思想,而不是被动的权宜之计。

3. 针药结合,内外同治 一般认为针药结合是指在同一患者身上,针对某一病症同时施以针灸和药物等治疗措施,以达到防病治病的目的的一种方法,这是对针药结合临床形式的描述,并未能揭示针药结合的本质特征。我们认为,针药结合应是指以针灸学、药学理论为指导,根据针灸及或穴位、药物作用的特点,形成并实施针灸与药物同时治疗疾病及或穴位给药治疗疾病的临床方案的科学过程。

针药结合并不仅仅是两种治疗方法的简单相加,而是在治疗理念上的结合。穴位刺激与药物作用存在作用形式、作用机制上的本质差异,针灸从体表刺激穴位以调节机体功能是一种从外治内的治疗方法,体表穴位是治疗的一个主要因素;药物无论是通过注射、口服、静脉滴注均是以机体内的病原体或病变部位为作用目标的,是一种从内治内的方法,经皮给药尽管也是从体表治疗内部疾病,但从治疗理念上说它仍是一种以内在目标为作用靶点的治疗方法,因为经皮给药并未将体表给药部位作为一个治疗因素,只是将其作为一种更有利于药物进入体内的因素。针药结合,从治疗理念上说就是同时发挥体表穴位刺激的外治作用和药物内部刺激的内治作用的一种新的治疗方式,从治疗途径上说针药结合具有内外同治的新特性。

　　针药结合之所以能发挥针灸、药物单独治疗所无法达到的作用,还可能是因为两者结合后产生了新的更有利于各自作用发挥的因素。针灸作用的本质在于它可能调动机体内所有的因素参加机体平衡的恢复过程,也就是说针灸是以调动"内因"参与机体平衡恢复的,这一"内因"的作用可以为药物的作用提供较好的基础状态(增加靶向性、提高药物与靶器官的亲和力);药物尽管是作用于体内靶点的,但对于机体来说,仍是一种"外因",这一外因可以强化机体衰减或抑制亢进的某种能力,但一般一类药物产生一个方面的作用,对机体的平衡恢复来说,可能产生过与不及的现象,而针灸可以抑制这种现象(针灸抑制毒副作用),同时"外因"的加入也可能强化针灸调动"内因"的能力。所以,从调动的治疗作用因素上说,针药结合有利于"内因"与"外因"协同发挥机体平衡的恢复作用,这是内外同治的另一个含义。

　　穴位给药则是另一种形式的"针药结合,内外同治"。穴位注射的研究表明,不同穴位注射同一药物,血药浓度无差异,但药效不同,选穴适当效果显著,"穴位药效"具有穴位相对特异性、高效性和速效性。有研究表明穴位药效与血药浓度不完全相关,其机制可能与不同穴位的离子构成和类半导体属性有关。穴位的基础研究证实:①人体穴位具有血流量高、血流速度相对较慢、局部微血管同步舒缩、不同穴位血管舒缩频率不同的特点;②穴位处的表皮中缝隙连接数量明显多于对照皮肤,表皮细胞间丰富的缝隙连接导致该处皮肤导电量增加;③穴位下有血管-神经束通过体浅表筋膜的孔道;④在体测试发现,经穴处的 Ca^{2+} 浓度高于非经穴处,针刺本经穴位可使本经其他穴位处的 Ca^{2+} 浓度升高,当脏腑发生病变时,相应外周经穴处的 Ca^{2+} 浓度存在特异性变化,当络合针刺穴位处及相应经脉线上的 Ca^{2+}、或阻断穴位经脉线上的 Ca^{2+} 通道、或拮抗经穴处的钙调素活性,针刺效应均消失,提示 Ca^{2+} 是经脉活动的重要化学基础之一,也是经脉活动的关键因素之一。躯体-内脏反射的研究工作显示,躯体刺激可以通过一定的机制影响内脏器官的反应性,提示穴位注射等针药结合使用时,穴位刺激有可能通过增加内脏器官对药物的反应性而提高药物的效应。这一"内外同治"是对针灸学腧穴理论的新发展,它提示:穴位不仅具有对物理刺激产生特异反应的特性,而且具有特异性放大药物作用的特性,这一特性将随着"穴位药理学"、"穴位药效学"研究的深入而逐步得到阐明。

　　随着生命科学、医学、药学在"系统医学生物信息"下的逐渐统一,疾病治疗将更多地关注机体与治疗措施的相互作用,"针药结合、内外同治"的治疗理念必将得到更多的认同,如何及时吸收、借鉴现代生命科学的相关理念和方法、掌握针药结合的临床规律、并在此基础上阐明针药结合的物质基础及机制原理,将是这一领域能否发展的关键所在。

第四节 西医学与针灸研究

承淡安先生在论述针灸的学理时认为,针灸能治好病,在我们祖国医学上的看法是"疏通经络,宣导气血",包括了它的一切治疗作用。在近代医学上的看法是"调整神经机能",即掌握节制各组织器官的功能活动的统一与平衡。这两种看法,实际是完全接近的。祖国医学很重视气血,而气血的凭借就是经络。经络与神经,分布状况并不相同,不能说经络就是神经,但两者治疗意义上是有着共通性的。

用西医研究和发展中医,也是中华人民共和国"中西医结合"政策的出发点和归宿,自明末西方医学知识传入中国以来,其对中国传统医学的渗透与改造一直在进行中,分析这种影响,对于针灸学术研究具有重要意义。

一、西医学对针灸医学目标的影响

针灸医学的目标在《灵枢·九针十二原》中有明确的表述:"余子万民,养百姓而收其租税;余哀其不给而属有疾病。余欲勿使被毒药,无用砭石,欲以微针通其经脉,调其血气,荣其逆顺出入之会。"即"微针"是较"被毒药"、"用砭石"有明确差异的一种治疗方法,它是以"通其经脉、调其血气"为特征的防治疾病的医学方法。历史及现实中,中外医家对中医、西医的医学目标差异有多种认识,但主要集中在两个观点:"中医治本、西医治标"、"中医治人、西医治病"。但实际上,医学尤其是临床医学,其根本目标均是一致的——即祛除疾病、促进健康,之所以有"治人"、"治病"的区分,主要是由于"疾病观"的差异,而不在于是否"治病",有些研究者过分强调了针灸的"治未病"及康复作用,这对于全面认识针灸的医学价值是不利的。针灸作为医学的一部分,当然也是以治疗疾病为主要目标的。中医针灸学认为"正气存内,邪不可干"(《素问·刺法论》)、"邪之所凑,其气必虚"(《素问·评热病论》)、"故邪之所在,皆为不足(《灵枢·口问》)",对疾病发生的认识主要是从人的"正气"切入的,认为只要人的正气正常疾病就不会发生,即使发生,通过调节正气也能治疗疾病。而西医学认为疾病是机体在一定的条件下,受病因损害作用后,因自稳调节紊乱而发生的异常生命活动过程,在其早期甚至认为疾病是一种独立于人体的存在,其重点在于"病因"。因此,针灸治疗在于"通、调"人,而西医治疗在于"治病"。但是,随着西医知识的渗透,针灸学也更重视"治病"了,但针灸如果追求从病因治疗疾病,可能会造成其医学目标的迷失。

近代以来的西医学,以还原论为指导,以对抗性消除病因为目标进行医学实践,这一医学范式是近现代科学范式在医学上的体现。由于近现代科学的巨大成功,西医学遵循现代科学原则的知识体系也取得了卓越的临床成就,从而成为世界主流的、科学的医学,它的范式也成为改造中医针灸的范式——针灸科学化成为针灸临床目标以外的重要目标。然而,到目前为止,针灸科学化的进程并未促成针灸医学范式的根本改变,"腧穴-经络"范式依然是针灸医学的基本范式。随着西医学范式的当代发展,其自身的范式也正在剧烈的变革中,"循证医学"、"融合医学"、"转化医学"、"系统医学"、"精准医学"、"P4医学"等新概念的出现与发展必将促进新的西医学范式的出现。针灸医学可能不必完全参照西医学的当前范式进行改造,如果能够与当前生命科学更紧密地结合,则有可能创新自己的范式。"体表医学"、"系统针灸学"等就是很好的尝试。

二、西医学对针灸研究手段的影响

传统针灸学的知识产生于基于中国传统科学模式的临床实践,临床观察与经验归纳是其知识产生的主要手段。近现代西医学则注重基于实验理念的临床和基础研究,这一知识发展模式也对当代针灸学的发展产生了重大影响。《实验针灸学》就是这一影响的具体呈现。在理论研究方面,要遵循当前科学哲学、生物学哲学的基本原则,理论观点必须有实验或临床试验事实的支撑,要符合当前生命科学的基本原则和规律,这方面存在的问题是传统理论还不能完全以现代科学语言表达、概念体系与当代科学概念体系还无法转化;在基础研究方面,动物实验成为基本的手段,尽管这方面的研究很多,但针灸动物实验研究的技术体系还不完备;在临床研究方面,要遵循当前医学研究的基本原则,尤其要有充分的量化研究,但针灸临床研究的方法学还未建立。尽管针灸界在努力进行西医学范式下的研究,但是也有研究者认为,两种医学范式存在"不可通约性",可能无法进行融合,或表述为针灸医学不能建立在西医范式下。

尽管如此,研究者们还是在西医学或生物学范式下对针灸的一些理论观点进行了研究,新近的一些研究也取得了可能带有积极意义的进展。

1. 经脉与神经、血管的关系 在当前科学技术水平上,从解剖的角度思考,经脉的实质最大的可能性就是神经与血管,而神经途径与血管途径是针灸调整和调节人体生理病理状态的基本途径。

(1)血管途径:"病在脉,调之血;病在血,调之络"(《素问·调经论》)的基本科学内涵提示干预血管及血液的途径对机体具有调节作用。在以抗生素的发明为标志的西方现代医学体系形成之前,西方医学与中医针灸医学均大范围运用放血疗法——通过血液、血管途径治疗疾病的方法,西方医学运用放血治疗疾病,希克波拉底和盖伦是倡导者和推广者。这种疗法涵盖了希腊-罗马时代的医学。正如19世纪法国最优秀的解剖学家、外科医生兼著名医史学家 Malgaigne 曾说过:纵观全局,放血疗法史几乎构成了整个医学理念的历史。

同样,放血疗法也是针灸学的重要方法之一,《黄帝内经》162篇文章中,有46篇(其中《素问》20篇,《灵枢》26篇)涉及刺血疗法。与西方医学已经摒弃放血疗法不同,迄今放血疗法仍然是针灸医学治疗手段的重要组成部分之一,在临床上也取得了卓越的疗效。

由于经脉与腧穴所揭示的人体特定脏腑-体表、体表-体表之间基本联系的特征,即使是放血,针灸医学也通过经脉和腧穴的概念强调了放血部位的特异性,如十宣的急救作用,井穴放血的清热与消炎作用。脉法有助于监测放血量和判断疗效,对放血疗法临床应用具有明确的指导作用,这就避免了类似乔治·华盛顿被大剂量放血所造成的低容量血症致死亡的医疗悲剧的发生。

在放血疗法的机制方面,有学者认为血管和血液的互动过程及引起的整体变化是刺络放血取得疗效的核心机制。放血引发的血管系统的血流动力学变化这种物理学因素同样可以激活各种生物酶等物质,产生生化反应,从而发生一系列的生理功能的调整。具体内容可参照第一章第六节。

(2)神经途径:部分经穴具有沿神经节段分布的特征,全身大部经穴的主治病症都具有神经节段性的特征。通过对躯干、四肢和头面部经穴主治病症规律的分析,可以发现全身各部的经穴的主治病症,虽然各部位表现形式有所不同,但都有明显的神经节段性特征:即以神经节段为中心,实现经穴对脏腑功能的调整作用,即对与经穴处于同一或邻近神经节段的脏腑病变,有更好的调整作用。有研究者对《针灸大成》及《腧穴学》教材所记载的全部经穴的主治病症进行了系统分析,发现这两部文献所记载的各经穴主治病症有三分之二是与穴位处于同一神经节段或邻近节段。这表明从古至今在针灸治疗中,按神经节段取穴的规律,实际上一直起着支配作用,尽管是不自觉的。分析《腧穴学》中从颈2到骶5神经节段范围内的315个穴位所记载的主治病症,60%以上的病症,是处在与穴位神经节段相同或邻近内脏或体表的局部病症。一半以上的主治病症位于穴位的相同神经节段或邻近节段。其中局部病症(与穴位同神经节段或邻近节段)占56.56%,全身病症占25.4%。有研究发现腧穴所处节段相同,即使经脉不同其主治亦相同或接近,如同节段的六个穴位(膻中、步廊、乳根、食窦、天池和厥阴俞),分属于胸4~5段的任脉、肾经、胃经、脾经、心包经和膀胱经,其主治病症基本相同,即各经的本节段穴位都主治胸胁满闷、咳嗽呕吐、胸痛、乳痛、乳少、噎病等病症。不同节段的穴位其主治则不同,如分析肾经不同神经节段的5个穴,其主治病症也不相同,域中处于胸髓节段(胸1),主治咳嗽、喘息、胸胁支满;腰髓节段的太溪(腰4~5)则主治大便难,遗精、阳痿、月经不调、腰脊痛、腹胁痛等。肢体穴同样具有节段性。利用神经示踪技术研究发现:"合谷"穴区传入神经元的节段性分布,与上肢由C4~T1神经分布的区域完全吻合,与其主治规律相符。对于"少海"的研究也同样证明了这一点。

2. 腧穴的特异性、敏感性、动态性研究

(1)阿是穴乃是穴位特异性的典型体现:腧穴特异性的基本要点可以理解为不同的穴位对某一或某些内脏或躯体的功能或病痛具有有别于其他穴位的反映和调整功能。如阿是穴针对某个具体疾病病理而言具备特异性,所以阿是穴乃是穴位特异性的典型体现。而且穴位的这种对于内脏功能状态的反映和调整功能是具有各自特异性的。病症的细微征象表现在不同的经穴之中。在疾病状态下,体表相关部位会出现病理反应,这种病理反应伴随疾病的发生而产生,随病情的改善而减轻或消失。阿是穴即是典型意义上的疾病反应点,经穴同样具有反映疾病病理的基本属性。因而,腧穴具有诊断疾病的功能。同样,腧穴的特异性是针灸治疗取得疗效的保证,正是由于敏化态腧穴对于疾病病理的特异性,所以重视腧穴状态可以提高针灸疗效。

(2)腧穴的敏化态:敏化态是指腧穴是疾病在体表的反映部位,也是治疗疾病的最佳针灸部位,具有治疗特定疾病的特殊功能。审视《黄帝内经》中腧穴概念的原始内涵可知,腧穴是个体化的、动态的、敏化态的体表反映部位。有相当多的学者认为,生理状态时腧穴处于"静默相",或称之为"静息态";病理状态下,腧穴处于"激活相"即敏化态。其关键在于与病理相关,病变时腧穴处于功能"敏化态",腧穴敏化态的产生与机体的疾病过程相关,即敏化态的腧穴部位是疾病在体表的反映部位。

敏化腧穴具有可探查性。腧穴的最本质概念是作为针灸等体表刺激的部位而存在的。特异性程度越高,腧穴反映机体状态的特性越强,作为治疗部位的特异性越高,疗效越好。因此,寻找特异性程度高的腧穴是临床提高疗效的直接方法。临床把握腧穴敏化状态的方式是触觉探查。对触压敏感是腧穴敏化的最常见反应。概括为力敏(对反应点的探查历来是揣穴的主要内容),触诊反应部位可探查到硬结、条索等阳性反应特征,同时伴患者感觉的异常"压痛"阿是穴,即腧穴反应为触压后疼痛,呈现"痛觉过敏"、压敏。近年来,灸疗中发现了腧穴的热敏现象,认为临床以灸疗探查对灸热敏感的部位(热敏化)是腧穴敏化的一种类型。施灸部位的功能状态处于"敏化态",对外界相关刺激呈现"小刺激大反应"。力敏与热敏是目前针灸临床最常见的两种腧穴的敏化表现。

(3)神经源性炎症反应——腧穴敏化机制:腧穴敏化的机制研究表明,痛敏化是穴位反映疾病的最常见形式。躯体和内脏传入纤维的汇聚是其神经解剖学基础;轴突反射理论是痛觉过敏的重要机制之一。内脏病变通过轴突反射影响体表,导致体表神经源性炎性反应,局部致痛物质增加,血管扩张,渗出增加,出现痛觉敏化。肥大细胞和P物质在穴位对机体病变的应答反应中发挥了重要的作用。新近的研究表明,腧穴敏化的机制与伤害性感觉器的敏感性增强亦相关。热敏点是腧穴敏化的另一种表现形式,表现为局部温度觉感觉器敏感性增强,温热觉伤害感觉器可以被多种炎症介质敏化,如其激活阈值在酸性环境下向低温方向移动。神经源性炎症反应是指逆向刺激感觉神经,在外周组织中出现由神经活动引起的充血、水肿等炎症反应现象。刺激某部分皮肤所产生的痛觉并不只是向中枢神经系统传导,同时也沿传入纤维(如皮肤的C-类纤维)的周围分支逆向传递而引起皮肤发红、肿及周围小动脉扩张,这种现象称为神经源性炎症反应。逆向刺激感觉神经可在相应的感觉神经支配区域引起血管扩张、血浆外渗,称之为轴突反射性神经源性炎症反应。

轴突反射是指感受器传入的神经冲动向中枢传导的同时,可在轴突分叉处沿其他分支传出,继而引起分支所支配的有关效应器的反应。形态学研究已经证明,背根神经节(DRG)神经元的外周轴突具有分支,这些神经元多为发出细纤维的小型及中小型细胞。这些分支可分别行走于不同的躯体神经或内脏神经,也可一支行走于躯体神经,一支行走于内脏神经。大量实验证明轴突反射作为一种沿轴突分支逆向传出的冲动,可以引起该神经支配区P物质等神经递质释放并诱发神经源性炎症反应。根据轴突分叉处的高低可分为局部轴突反射和长轴突反射。通过DRG神经元高位分支的长轴突反射引起的神经源性炎症反应亦得到证实。因DRG神经元分支支配区属同一脊髓节段,故经轴突反射引起的神经源性炎症反应呈现节段性。

国外的研究者同样意识到轴突反射是针灸镇痛等效应的基本机制。背根反射(异节段神经源性炎症反应)——细纤维背根反射作为一种逆向传出的冲动,同轴突反射相似,可以引起神经源性炎症反应,并且能跨节段进行。

研究表明神经源性炎症与辣椒素敏感神经元相关。神经源件炎症的过程被认为是由对辣椒素敏感的感觉神经元激活来调节的、尤其是在无髓的C类纤维和薄髓的Aδ纤维中。这些感觉神经元既充当传入神经纤维,同时也具有传出神经纤维的功能,其激活既向中枢神经系统传递信号,也能在外周神经中释放神经多肽,当组织或器官受至伤害性刺激时,激活C类纤维上的TRPV1,触发神经末梢轴突反射。感觉神经末梢可能通过轴突反射和背根反射机制使轴索神经反射范围内的其他神经元也会发生激活、并将自身的神经肽释放于细胞外组织,从而引起神经源性炎症,并进而激发瀑布式炎症反应。

(4)腧穴的多层次多方向的效应特征:研究表明在针灸治疗临床的各类疾病中,腧穴的效应呈现不同疾病病理的针对性。针灸治疗躯体疾病、内脏病、中风偏瘫、月经不调的性激素调整作用,其腧穴在治疗中的效应特征都是不同的。换言之,即使是同一个穴位,在以上例举的疾病类型中所起到的功效是不同的,具有各自的效应特征。如中风偏瘫的治疗中,穴位对于神经肌肉功能的促进效应是推动高级中枢形成功能重塑与代偿从而调节运动模式的基础,此效应特征与内脏病和躯体病症的针灸治疗时腧穴的效应方向迥然不同,其取穴的原则与方法相应地也存在差异。区别腧穴的效应特征,厘清腧穴依据疾病病理的效应途径差异是针灸治疗更具针对性的基础,可能也是针灸医学理论体系的基本框架组成部分。

以上研究是建立在现代生物学研究、现代医学研究的观点或实验基础上的,尽管部分阐明了针灸医学的生物学合理性,但距离建立基于现代生物学范式的针灸医学还有很长的路要走。

三、西医学对针灸临床评价的影响

2004 年,刘保延教授认为:"较高安全性和显著效果是针灸疗法流传数千年并已经国际化的基础和保证。如何将基本处于经验水平的针灸安全性、有效性,变成一种国际社会、学术界可以普遍认可,有充分科学数据支撑的安全性、有效性,是关乎针灸是否能够持续发展的又一重大临床研究问题。科学、客观的临床评价,是任何一门临床医学学科发展的基础,围绕着这一问题国际上学术界已经建立了一整套相应的规范、技术平台、专业化人才队伍与研究网络组织体系,这些将是针灸临床评价研究的重要参考以及在临床研究中与国际接轨的最主要内容。"他还认为:"目前,要两条腿走路,一方面要选择一些临床诊断明确、容易找到同质研究人群、与对照组疗效差异显著的病症,严格按照通行的国际规范进行临床设计,开展有关的临床研究,产生高质量的研究报告。近年,国际上已经有一些类似的研究报道,为针灸的应用推广起到了较好的作用。同时,我们要积极深入理解和研究针灸自身的特点,组织多学科的专家共同建立符合这些特点的设计方法、衡量指标和评价方法,包括统计学新方法。"

2008 年,梁繁荣教授认为:"标准化的群体评价是目前临床疗效评价的主流,甚至被誉为'金标准',而针灸学本身又不能忽略个体化诊疗特色的评价。鉴于此,我们提出,可以尝试将两者有机结合起来建立一种新的评价方法,暂称之为'循证-目标成就评量法'。该法既融入了循证医学评价理念,又能较好地体现个体化评价的特色和优势,应用于针灸临床疗效评价,可能将更容易为人们所接受,从而加快针灸走向国际的步伐。"

以上观点表明,西医学的临床评价方法和体系是目前针灸临床评价实践和研究的主要参考物,也可能是唯一的参照体系;但针灸研究者认为不可照搬西医学的体系,必须建立符合针灸自身特点的评价方法。可是,西方的研究者并不完全同意这一观点,正如美国针刺研究会的白皮书指出:"目前,在针灸界有一个普遍的共同观点'运用随机对照试验来研究针刺并不合适'。我们严重不同意这一观点。反之,我们鼓励临床医师和科学家需要认识到,在我们完全了解到该怎么样最优化地使用目前的研究手段或开发新的研究方法去研究针刺这种复杂的治疗方式之前,我们需要更多的耐心,进行更多的研究。"他们提出了临床与基础双向转化的研究思路。

建立适合针灸医学特点的临床评价体系,重点在于对针灸医学独特性的认识,没有对这种特征的具体认识及对特征的可操作的测量方法的建立,针灸医学的评价体系是无法建立的,关于这方面的内容可参考第三章、第五章的相关内容。

第五节 生命科学与针灸研究

一、生命科学与系统生物学

生命科学即生物学,生命科学是研究生命现象、生命活动的本质、特征和发生、发展规律,以及各种生物之间和生物与环境之间相互关系的科学。其目标是用于有效地控制生命活动,能动地改造生物界,造福人类。生命科学与人类生存、人民健康、经济建设和社会发展有着密切关系,是当今在全球范围内最受关注的基础性自然科学。

系统生物学是世纪之交在生命科学领域诞生的一门交叉学科。系统生物学是在用生物、基因、化学等方法系统干涉机体情况下,研究机体基因、蛋白、信息通路等所有组成成分的构成及其相互关系,构建机体及机体对干涉反应的数学模型的科学,或在系统水平理解包括细胞和生物体在内的生物系统的新的生物学研究领域。

系统生物学采用系统科学的方法,将生物不是作为孤立的很多部分组装而成的机器,而是作为整体系统来定量研究。它借助多学科交叉的新技术方法,研究功能生命系统中所有组成成分的系统行为、相互联系以及动力学特性,进而揭示生命系统设计与控制的基本规律。系统生物学将不仅使我们全息地了解复杂生命系统中所有成分以及它们之间的动态关系,还可以预测如果这个系统一旦受到了刺激和外界的干扰,系统未来的行为是什么。

系统生物学的研究内容主要从以下不同的层面展开:①理解系统的结构,如基因调控及生化网络,以及实体构造;②理解系统的行为,定性、定量地分析系统动力学,并具备创建理论或模型的能力,可用来进行预测;③理解如何控制系统,研究系统控制细胞状态的机制;④理解如何设计系统,根据明确了的理论,设计、改进和重建生物系统。

系统生物学有四个方面的特点:①从整体水平开展研究。系统生物学将生物系统的所有元素(如基因、mRNA、蛋白质、蛋白质相互作用等)一起研究,研究这些元素之间在响应生物或者基因结构扰动时的关系。这样就可以将不同层次上的信息整合在一起,最终可以在任何给定的条件下描述生物系统的行为。将来我们可以通过生物修饰或者药物设计出具有全新性质的生物系统。②注重对信息方法的利用。系统生物学利用面向信号和系统的方法研究细胞内、细胞与细胞之间的动态过程。③系统生物学和过去几十年的传统生物学的区别就是:传统生物学一次只研究一个元素如基因或者蛋白,而系统生物学则一次研究很多基因或者蛋白等元素,并且关注这些元素之间的关系。④采用建模分析的方法。系统生物学中的"系统"一词指"系统科学"、"系统和控制理论",在实际应用过程中的意义通常是数学建模和模拟。生物不同层次的信息都是很重要的,如序列、多样性、基因表达、蛋白质组、生物回路等。我们能够收集大量的各种信息,但是我们能够处理它们吗?系统水平的理解需要大量的新的分析技术、测量技术、实验方法、软件工具,以及理解生物学系统的新观点新思路。

20世纪是分子生物学的世纪,在分子生物学研究范式的指引下,生命科学取得了巨大的进展。然而,自20世纪末以来,生命科学领域开始经历一场深刻的革命。基因组学、蛋白质组学、代谢组学、生物信息学相继兴起,在此基础上,系统生物学应运而生。一些生物学家认为，"系统生物学将是21世纪医学和生物学的核心驱动力"，"生物学也将由分子生物学时代进入系统生物学时代"。与分子生物学相比，系统生物学的研究信念、思维方式、中心问题和研究模式都具有全新的特点，从还原论走向整体论是这次范式革命的重要内容。整体论的研究理念与方式开始渗透到生命科学研究的各个领域，并对整个生命科学的发展起着重要的推动作用。

系统生物学认为生命系统是一个分级信息流的过程，从 DNA→mRNA→蛋白质→蛋白质相互作用→信息通路→信息网络→细胞→组织或细胞网络→生物体→群体→生态，系统生物学就是要研究并揭示这种信息的运行规律，这种信息主要包括编码生物蛋白质基因的信息和控制行为调控网络的信息。系统生物学使生命科学由描述式的科学转变为定量描述和预测的科学，每个信息传输层次均对理解生命系统的运行提供有用的视角。

从总体上来看，系统生物学的思维方式从还原论转向整体论。整体论的基本观点是：整体的各组成部分具有紧密的内在联系，整体不等于部分之和，任何分割都会损害这些联系；我们不能根据对部分的研究获得对整体的完全解释，因为任何分割都会损害到整体，分割后的整体已不再是原来的整体；对整体的研究应从整体水平着眼，以整体为对象，使用一套整体性的研究方法。系统生物学认为，单靠生物的分子结构无法解释生物的所有属性和行为，因为在一个整体内，各种组分间的相互作用会涌现出组分本身所不具有的新的属性和功能，出现了整体本身所独有的运动规律。一个整体虽然是由各个组成部分构成的，但各个组成部分只有在作为整体的一部分时才有意义。即使把各个组成成分高纯度地分离出来，在可控条件下运用高精度的理化仪器和技术弄清其属性和功能，也无法阐明由这些成分构成的整体的属性和功能。所以，对生命现象的研究必须从系统整体的水平展开。

以整体论为指导的生物学与以还原论为指导的生物学具有本质的不同和明显的优势。在还原论指导下的生物研究是从单个基因或蛋白质入手，但生命活动是整个生物大分子系统协同作用的结果，孤立、零散的单个分子是无从发挥作用的。而整体论研究就是要把孤立的在基因水平和蛋白质水平的各种相互作用、各种代谢途径及调控途径等融合起来，用以说明生物整体。在还原论指导下，生物体被假定为一个可以分割为许多独立子系统的复杂系统，认为只要将子系统研究清楚，就能了解复杂系统的行为。如果子系统仍然很复杂，就用同样的策略在子系统中再继续分割，一一击破。可是在使用层次分解方法的研究过程中，我们也发现子系统并非完全独立，而是具有交叉性。整体论充分考虑研究对象的系统具有交叉性，系统地收集这些交叉信息，能更加客观地研究生物对象的本身。关于系统生物学如何看待还原论和整体论的问题，《科学》杂志编辑部通过一个非常巧妙的命题予以回答：面对一只死猫和一只活猫有什么区别？系统生物学的回答是，死猫是其各种组成成分的一个集合体，活猫则是由整合了这些组成成分的一个系统所涌现出的行为。这个回答也表现出了整体论的系统生物学与还原论的分子生物学的本质区别。

二、系统生物学与医学

美国西雅图系统生物学研究所创办人、系统生物学的创始人之一李·胡德(L. Hood)博士因推动系统生物学进入医学实践的丰富战略眼光而闻名遐迩。他与俄亥俄州立大学联合创办了 P4 医学研究所，旨在将系统生物学应用于医疗保健，以推动疾病预防和健康维护方法的创新。

胡德认为："P4 医学是以预测、预防、个性化和参与性（predictive，preventive，personalized & participatory）为特点的医学的简称。"它真正集中了三大医学趋势：系统医学（系统医学就是将系统生物学的方法策略应用到医学概念、研究和实践之中）、大数据及其分析和患者活跃的社会网络。它的基本思想是以一种信息（及其管理）的视角来审视医学。P4 医学与循证医学的区别在于其积极主动性而非被动反应性。P4 医学关注于个体，并越来越多地关注于健康。以创新作为主要目的，通过云数据让我们更加深刻了解每位患者，从而整合成具有预测性和可行性的健康与疾病模式。最为重要的事，P4 医学证明了现行临床试验系统完全不可行。

他认为，在今后十年中，为患者诊治疾病的医生们要面对数以十亿计的由数据点组成的"虚拟云"，为此，他们将运用信息技术来减少这些数据的多维复杂程度并将其转换成关于健康和疾病的简单假设。我们已经认识到人与人之间的基因组平均差异为 600 万核苷酸，这些基因组一直暴露于不同的环境刺激物中。一些旧的基于群体的方法（及其得到的结果）已经为人们所熟悉，其性状分布呈现一种钟形的曲线——不管您的性状处于曲线的哪一个末端，您都处于一种疾病的状态。与之相反的是 P4 医学是单独面对并治疗每一个患者而不是针对某一群体。

通俗地讲，生物学信息存在着两种类型，即基因组的数据信息和来自基因组外部的环境信号。这两种信息类型在与健康和疾病表型之间起连接作用的结构是基于一些生物学网络，它们可以捕捉、整合和调节信息，然后将其传递到执行这些信息的分子机器上。这些网络的疾病扰乱动力学是理解疾病机理的本质所在。例如，在对小鼠朊病毒病的研究中，胡德团队克隆了大约 300 种疾病扰乱基因，发现它们分别与四种主要的和六种次要的生物学网络有关。这些网络的动力学机制实际上解释了这种神经退行性疾病的每个方面问题（这些网络以一种序贯的方式变成疾病扰乱状态）。

如果你想考虑早期的诊断和治疗就应该把重点放在疾病扰乱网络上，这既是为了鉴定那些分泌进入血液的生物学相关分子用于诊断，同时也是为了从中发现一些新的药物，以便可以对疾病扰乱网络进行再工程化，使这些网络恢复正常行为并因此结束疾病的进程。研究者还鉴定了器官特异性的血液标记，这使得血液成为了研究者可以用来区分健康与疾病的窗口——所有的器官都有一些特定的标记分泌物进入血液，构成了一种通过浓度变化来报告从正常转入疾病扰乱状态的变化的分子指纹。

他认为，在 10~15 年内，健康产业将从医疗产业剥离出来，其市场价值将远远超过医疗产业。现在想想，研究者们正在创造健康产业的谷歌和微软公司，是多么令人兴奋。这真的是一个难得的令人激动的机会。他同时指出，P4 医学何时得以全面实现尚难以预测。不过，研究者的探索非常独特，前无古人，正在探寻多种不同人类疾病而非一种疾病的动态过程。

在今后十年中，卫生护理的核心将从疾病转移到身心健康上。研究者们正在开发一些度量指标来评估某个个人的身心健康状况，包括以后的健康产业规模将使目前的卫生护理产业相形见绌。未来的医学将完全集中于关注个人，研究者将拥有类似苹果牌随身听（iPod）那样的先进资讯工具，以实现对庞大数量的个人数据进行记录，并将其传递到服务器中进行分析。这将能够监控你的身心健康状况，并随时发送"请慢点吃"类似的信号来报告你的健康状况。

三、系统生物学与针灸研究

针灸学与系统生物学有相似的地方,但也有不同之处。首先,从某种意义上说,针灸学对人体的看法及对其复杂性的认识与系统生物学相似。针灸学视人体为以脏腑为核心、经络为联系通路、穴位为信息交换场所的整体,并强调内外环境的统一和谐,追求"天人合一"的整体观,认为经气循行是"终而复始"、"如环无端"的动态观念,以及其"辨经络、脏腑、局部反应"等的整合思想均与系统生物学的研究思路不谋而合。其次,针灸学对疾病的看法和对疾病的防治方式与系统生物学在有些方面类似。中医及针灸学认为疾病是人体受到内外环境的影响发生了相对于正常状态的一种偏离,即所谓的"阴阳失衡"。系统生物学认为疾病是对人体系统正常的基因与蛋白质网络等功能网络的扰动。因此,针灸学与系统生物学两者都是从整体与系统的观点看待疾病的发生与发展。另外在系统生物学研究中,为了研究系统的功能与行为要有目的地系统改变研究对象的内部组成成分或外部生长条件,即对系统进行所谓的"干涉"(perturbation),然后观测在干涉情况下系统发生的所有表型上的变化,并把得到的相关信息进行整合。同样,针灸是通过对体表经穴有目的的物理性刺激,对人体系统进行定向"干扰",使机体产生内源性的生物效应,从而整体调节人体的失衡状态起到防治疾病的目的。针灸这种通过测定和改变系统的输入和输出,"知外揣内"的调节机体状态的方式与系统生物学研究中的"干涉"手段非常类似,而且同样具有系统性与高通量性的系统研究特征。另外,针灸治疗时强调"三因制宜"、辨证论治的个性化治疗方式与系统生物学认为疾病是由遗传、环境、心理等多种因素共同造成的观念也同样有着异曲同工之处。最后,针灸效应也具有系统生物学中系统的特征。针灸效应的特点表现为多层次(涉及多个组织器官、多种细胞类型)、多水平(基因、RNA、蛋白质、代谢物等物质水平)、多途径(多条信号通路或代谢途径)、多靶点(一个或多个信号通路或代谢途径中的多个分子),类似于人体系统是受多基因控制的复杂性状表型的整体表现。针灸效应还具有"非线性",表现为穴位的组合效应并非单个穴位效应的累加,以及针刺最佳效应并非为无序的治疗次数的简单加和。整体之所以不等于部分之和,就在于部分之间存在相互作用。这种在经络信息通道上的单个穴位,在针灸信号和疾病信息的传递过程中,通过组合与相互作用产生了更为广泛、宏大的效应或新的效应,即整体效应,类似于系统的部分之和大于整体的"涌现性"。所以针灸效应具有典型的整体性与涌现性的系统特性,适合运用系统生物学的方法对其进行研究。

针灸学与系统生物学的区别主要表现在:首先,系统生物学先是对生物系统的组成成分及其相互作用关系进行分析研究,然后在此基础上再进行从基因到细胞、组织、个体等各个层次的关联信息的整合。也就是说系统生物学是在明确了生物系统各要素及其相互关系的基础上对系统整体的特性给予描述。但是从现代生理和生物学的角度看,针灸研究中的生物知识体系是建立在中医理论基础之上的以经络为联系通路、脏腑为中心的"虚拟"体系,它勾勒出一个人的"模糊的整体"而缺乏对局部构成的准确性和清晰化的认识。其次,系统生物学主要的工作任务之一是要研究人体系统受到扰动(如疾病)后系统内部所有的物质组分、相互作用关系的变化,以及这些变化的动力学特征,以更好地认识、预防和治疗疾病。虽然传统针灸学的研究重点也是要明确人体在受到针灸刺激后的反应及其规律,但由于经络和腧穴目前还缺乏当代生命科学所认可的具体物质结构基础,所以传统针灸学不仅对针灸作用的生理途径缺乏科学的了解,而且对针灸调节的人体内源性的物质变化、生理过程以及它们的动力学特征更不可能有具体清晰的认识,针灸的治疗实际上属于一种"黑箱操作",目前的针灸学本身并不能科学解释针灸效应的生物学机制。

系统生物学与针灸研究的相似之处是两者结合研究的前提基础与必要条件,同时系统生物学与针灸研究的不同点也正是两者结合研究、科学阐释针灸作用原理的意义所在。

作为一种以整体性研究为特色的综合性学科,系统生物学在针灸研究方面的可能应用主要有以下 7 个方面:

1. 有助于阐明针灸调节的整体性与双向性效应的物质基础与分子机制　针灸的作用总体上是对机体的一种整体调节效应。但是调节过程涉及多个组织器官及多个分子靶点,机制十分复杂。以往那种用西医还原式的方法零敲碎打地对一个或是少数几个分子靶点的研究是不可能全面揭示针灸效应的物质基础以及分子机制的。利用系统生物学中高通量的组学技术研究针灸作用的靶器官及相关组织器官中与针灸效应可能相关的所有基因、RNA、蛋白质与代谢物等分子以及它们之间的相互作用关系,以探寻与针灸效应可能相关的所有物质基础,明确与针灸效应相关的重要调控分子,主要信号通路与代谢途径,以及相关的功能网络变化等分子机制。最终说明针灸效应的多层次(涉及多个组织器官、多种细胞类型),多水平(在基因、RNA、蛋白质、代谢物等多种物质水平),多途径(多条信号通路与代谢途径),多靶点(可能涉及一条或多条信号通路或代谢途径中的多个分子)的整体性调节特点。在系统生物学研究中,疾病可以看作对人体正常基因或蛋白质网络等功能网络的一种扰动,针灸恰恰可以通过体表刺激整体调节人体内源性的物质变化,对系统"网络性"损伤进行整体性修复,恢复该受损功能网络的正常功能,从而达到治疗疾病(甚至是相反的疾病)的效果,完成对机体整体性的调节,或者是在此基础上的双向调节,事实上,针灸的双向调节效应也是其整体性调节效应的一种反应形式。

2. 有助于揭示针灸调节效应的量效关系规律与分子机制　针灸效应的量效关系是指在对特定穴位不同的刺激时间、刺激强度、刺激手法或刺激次数及刺激时间间隔等情况下针灸的效应有所不同。利用系统生物学研究中高通量的组学技术,可以通过在上述不同针灸刺激情况下,对针灸效应靶器官内基因、蛋白质等物质含量及它们之间相互作用关系的变化进行比较分析,以揭示针灸效应量效关系的物质基础与分子机制,特别是对于多次针灸刺激,通过对不同时间点所对应的不同刺激次数(即不同的累积刺激量)状态下机体内整体的物质含量及相互作用关系的变化分析,可以分辨出多次针灸的效应是单次效应的简单重复、线性或非线性叠加还是涌现出新的不同的效应。这有助于对针灸效应量效关系规律与其相应分子机制的理解,同时也有助于指导临床上针灸手法或是治疗方案的优化、提高针灸的疗效。

3. 有助于对针灸的穴位效应特性规律及其机制研究　针灸的穴位效应特性是针灸经络与腧穴的理论基础与临床运用的主要依据之一,但国内外的研究对穴位与非穴位效应是否存在差异有着很大的争议。运用系统生物学研究中高通量的组学技术,通过观测生理或病理状态下针灸经穴与非经穴、针灸同一经脉不同穴位或针灸不同经脉不同穴位时引起相关靶器官或组织中 mRNA、蛋白质、小分子代谢物等物质含量与它们之间相互作用关系的变化,筛选出与穴位效应特性相关的物质或相互作用,总结其规律,并阐明其与机体生理病理功能调节相关的穴位效应分子机制。

4. 有助于说明针灸效应个体化差异的科学基础 个体化诊疗是针灸辨证论治的精髓。针灸诊疗特别强调"三因制宜",也就是说要根据诊治对象的体质、病因、病机不同以及环境的不同采取个体化的治疗方案,因此同病异治、异病同治是针灸诊治中经常出现的情况。近年来系统生物学对于疾病的研究进展表明很多疾病,特别是多基因复杂疾病的发生往往是遗传因素和环境因素的相互作用的结果,而且可能存在多种致病因素与机制,从这一点看针灸个体化诊疗原理是完全有可能从系统生物学研究方面找到其内在依据的。利用基因组的复杂性、多态性,转录组、蛋白质组、代谢组及相互作用组等的差异研究可能会解释为什么不同体质、不同遗传背景或不同环境所患相同疾病的人对相同的针灸治疗会有不同的响应,而对不同的针灸治疗方案又可能产生相似的治疗效果,利用系统生物学研究也许能从整体的基因、蛋白质、代谢物及其相互作用网络调控层面阐释针灸效应存在个体差异的物质基础与分子机制。

5. 有助于对针灸疗效的评价 系统生物学中的代谢组、表型组等数据能在一定程度上反映机体整体的表型表现,针灸对机体的调节作用,有时很难用明确的生理指征或少数几个具体的分子指标给予准确的疗效评价,而利用代谢组学方法对针灸治疗前后机体血液、尿液等体液中代谢物谱的整体变化进行分析,或是通过表型组学研究中的细胞芯片或组织芯片等技术对针灸治疗前后机体相关组织器官进行生理病理状态的综合辨别,其结果可以辅助用于对基础研究或临床应用中的针灸疗效给予整体或是综合的评价。

6. 通过对上述系统生物学方法研究得来的整体的能够反映针灸的穴位效应特性和量效关系等规律的针灸效应相关的基因组、转录组、蛋白质组、代谢组以及相互作用组等数据进行整合,建立综合的针灸效应物质基础数据库,并与生命科学与医学研究中人体生理病理功能或状态相关的系统生物学数据库进行衔接与整合。然后充分利用这些数据库,借鉴系统生物学中理论计算与数学建模的方法,结合传统针灸学的临床诊治理论,建立虚拟的各种生理与病理状态下针灸对人体调节的效应模型,在计算机上进行数字化试验,对其结果进行预测,并以此指导实际中的针灸效应机制与作用原理研究,做到系统生物学在针灸研究中方法学上的"干"、"湿"实验研究技术相结合,加快针灸研究的进程。

7. 最后,系统生物学也是一个需要不断丰富和发展的新兴学科,针灸研究将为系统生物学提供一个独特的研究体系与良好的研究平台,补充发展系统生物学。虽然系统生物学采用系统整体的观念和方法刻画人体复杂系统的生理、病理状态及动态规律,具有无可比拟的科学性,但是现有系统生物学还局限于对生物体内部系统(应答系统)信息的刻画,而对外部扰动信息缺乏表征。而针灸作用原理研究的重点就是要明确针灸刺激这种外部扰动(相当于对人体系统的干涉)在人体中引起的内源性生物学效应,用系统生物学的方法研究人体系统在针灸刺激下整体的内源性生物学过程与生物学反应有望开辟系统生物学研究的一个新兴领域,为系统生物学提供绝好的研究与评价模式。

第五章　针灸医学

据马继兴先生《针灸学通史》的资料及相关文献,最早冠以"针灸学"名称的著作可能是1931年日本延命山针灸学院编的教材《延命山针灸学讲义》,包括《解剖学》《生理学》《病理学》《诊断学、消毒学》《经穴学、孔穴学》《针治学、灸治学》共6册,此书后来由张世镰(俊义)、缪召予、陈景歧译成中文,书名为《高等针灸学讲义》共5册(将病理学、诊断学、消毒学合为一册),于1931年—1937年由宁波东方书局印行(具体出版情况不详)。1931年日本还出版了《针灸学泛论》(辰井文隆著,内容不详)。将针灸称为"医学"的最早的文献是1931年出版的"灸法医学研究",由日本原名兔太郎编(主要是关于灸法的动物实验研究成果,这里的"医学"更重在"医学研究"可能还不是指灸法医学)。1933年,日本坂本贡所著《针灸医学精义》一书,可能是首次以"针灸医学"指称"针灸学"的著作,该书基本模仿西医教材编排内容,卷首附"针灸医学小史",上、中二卷为解剖学、生理学、经穴学、针科学、灸科学,下卷为病理学、诊断学、微生物学、消毒学。国内直接用"针灸医学"指称针灸的出版物,可能是1951年的承淡安复刊"针灸杂志"后,1952年改的刊物名《针灸医学》。日本于1956年出版的国分壮编的《最新针灸医学》,可能是最早的"针灸医学"专著,共分7篇,第一篇为沿革,为针灸简史,第二篇为证候学;第三篇为经穴学,记述经络、经穴和奇穴,第四篇为针术之奥义,记述针法,第五篇为针灸学,分论针学和灸学,第六篇病理学,分述各类病的针灸法,第七篇为临床各系统疾病的针灸法。当然,在民国时期有"东方针灸学社"(1930年前后,宁波)、"中国针灸学研究社"(1930年,无锡)、"中国针灸医学专门学校"(1937年,无锡)等,也使用了"针灸学"及"针灸医学"的名词,但从现有的资料分析,"针灸学"和"针灸医学"两个词最早应该源于日本,这与日本针灸学界较中国更早地接受西方医学及科学,并用之于研究、发展针灸学术的历史进程具有必然的联系。从两部最早使用此类名词的著作的内容分析,也是在结合现代医学知识的基础上编写的。民国时期我国的针灸学或针灸医学及其学者,均不同程度地接受了这些观点,并在相关著作中引入了很多日本针灸学者的观点。在西方,早期的针灸传播一般称为"针术"和"灸术",未以"学"或"医学"称呼针灸,当代多以"针刺"(acupuncture)代指针灸,最近有"针刺医学"的提法。西方的针灸医学,对传统针灸学的内容不太感兴趣、或对其主体质疑大于接受,一些专家则依据自己的科学文化及医学背景建立了基于生理学尤其是神经科学的"西方针灸学"。

由此,我们是否可以认为,近现代针灸医学的发展已经成为一个全球共同的事业,在当代尤其更是如此。及时发现针灸医学发展中的主要问题,剖析其关键所在,可能已经成为我国针灸学术界的迫切任务。

　　2015年8月在上海举行的中国针灸学会年会上,国家卫生和计划生育委员会副主任、国家中医药管理局局长王国强就针灸发展提出四点建议:第一,坚持针灸原创思维,重视中医理论对针灸的指导作用;第二,发挥针灸独特优势,创新中医针灸服务模式;第三,掌握前沿科研方法,引领针灸国际发展;第四,坚持以针灸为突破口,推动中医"走出去"。

　　那么,针灸医学的特点是什么? 针灸医学的学科定位如何? 构建针灸医学的原则有哪些? 针灸医学的基础内容又是什么? 本章将进行系统的探讨,为针灸医学今后的发展提供一些可能的思路与框架。

第一节　针灸医学的基本观点

　　针灸原创思维是什么? 对这个问题有明确的答案吗? 我们认为针灸医学的最根本的特点应该是来自于"针灸"这一原创性实践、并基于这一实践的理性思考构建的"针灸医学模式",这种模式反映在它独特的生命观、生命调节观以及具体实现这些特点的技术观上。

一、针灸医学的生命观

　　"天人合一"是经常用来描述中国哲学、中国科学、中医学、针灸学特点的术语。具体表述的时候,常常用"整体观"一词。但用来具体指称针灸医学的特点时,这个术语过于宏观,从医学的角度而言,应该是"形神合一、常病合一"。

　　"形神合一",这里我们并不讨论《内经》中具体的"形"、"神"及其具体关系,而是讨论结构与功能的关系,即相对于现代或者是西医的解剖与功能的关系来分析针灸医学的认识特点。西方解剖学引入中国后,人们对针灸学中经脉理论的最大诟病是它不是一个可解剖的实体结构,或者说为什么现代或当代的解剖方法无法找到具体物质结构的存在,却在针灸学中有这么重要的意义。根本的原因在于中国传统哲学或科学的范式指导下的人体认识并不要求结构与功能的分离,或者说在中医针灸学看来它本身就不应该分离,而是追求两者的合一。但西医范式的引入导致我们似乎首先必须回答这一问题,即结构是什么? 结构的功能是什么? 然而,西方生物学与医学发展到分子层次的时候,这种结构与功能分离的模式还有意义吗? 因为,很多功能并不能在完全的结构上得到答案,系统生物学的提出不就是一个明证吗? 中国的先哲已经发现,结构是无法解析到最后的:"一尺之棰,日取其半,万世不竭。"(《庄子·天下》)既然物质是无限可分的,那么以有限的生命是无法认识无限的细节的,因此,人只能做人能做的事,我们不能追求到最终的真理——"道可道,非常道;名可名,非常名!"(帛书:道,可道也,非恒道也;名,可名也,非恒名也。无名,万物之始也;有名,万物之母也)程朱的"理一分殊",阳明的"心学",熊十力的"体用不二"等观点均是这一思想在不同时代的表现。这些思想应用在对生命的认识和调节的医学上,就形成了不深入追求结构功能两分的范式,结构即是功能,功能也是结构。这就是中西医学理论"不可通约"的根本所在。

　　"常病合一",《素问·上古天真论》云:"上古之人,其知道者,法于阴阳,和于术数,食饮有节,起居有常,不妄作劳,故能形与神俱,而尽终其天年,度百岁乃去。今时之人不然也,以酒为浆,以妄为常,醉以入房,以欲竭其精,以耗散其真,不知持满,不时御神,务快其心,逆于生乐,起居无节,故半百而衰也。夫上古圣人之教下也,皆谓之虚邪贼风,避之有时,恬憺虚无,真气从之,精神内守,病安从来。是以志闲而少欲,心安而不惧,形劳而不倦,气以顺,各从其欲,皆得所愿。故美其食,任其服,乐其俗,高下不相慕,其民故曰朴。是以嗜欲不能劳其目,淫邪不能惑其心,愚智贤不肖,不惧于物,故合于道。所以能年皆度百岁而动作不衰者,以其德全不危也。"这一大段论述的是中医针灸学根本的"疾病观"——疾病是人过度使用人体导致的,生病的关键不在于外来的病因,根本的病因在于人自己对自己身体的掌握与使用,因此,疾病的治疗是向人本身内部的,是以调为主,从由常向病向由病向常的转化就是针灸医学的根本目标,它以向内为特征。西方医学则不同,曾经甚至认为疾病是一种独立于人体的存在,因此,向外寻找病因并消除之成为西医"对抗"范式的根本所在,以向外为特征。这一区别是导致中西医学、甚至针、药医学鸿沟的根本所在。

针灸医学是更能体现这种内向探索的生命观及与之相伴的疾病观的医学,所以它的调节生命的观点也是特殊的。

二、针灸医学的调节观

《素问·调经论》在详细论述了针灸调神、调气、调血、调形、调志后,总结道:"五藏者,故得六府为表里,经络支节,各生虚实,其病所居,随而调之。病在脉,调之血;病在血,调之络;病在气,调之卫;病在肉,调之分肉;病在筋,调之筋;病在骨,调之骨;燔针劫刺其下及与急者;病在骨,焠针药熨;病不知所痛,两跻为上;身形有痛,九候莫病,则缪刺之;痛在于左而右脉病者,巨刺之。必谨察其九候,针道备矣。"

"随而调之"应该是针灸医学的最高境界,也可能是人类医学追求的最高境界之一。针灸医学之所以能如此,关键在于它是建立在体表刺激调节人体功能的范式上的,更重要的是中国针灸学所特有的"腧穴-经络"医学范式上的。正如我们在第二章中"针灸经典知识体现的医学特征"所分析的,传统针灸学是通过建立"腧穴-经络"模式,明确了针灸从体表调节人体的合理性——"经络联络全身、传输病邪的观点奠定了针灸全身整体调节的可能性"、"腧穴'脉气所发'明确了腧穴借经脉调节全身的合理性"。这种合理性较之由实验确立的合理性,在生物学机制上因缺少细节而饱受质难,但在实际应用上却更为灵活,正如汪机所言:"治病无定穴也。邪客于人,与正周流上下,或在气分,或在血分,无有定止。故喻用针,守某穴主某病之说,执中无权,按谱施治,譬之狂澡泛溢,欲塞下流而获安者,亦偶然耳。夫病变无穷,灸刺之法亦无穷,或在上,下取之,或在下,上取之,或正取之,或直取之,审经与络,分血与气。病随经所在,穴随经而取,庶得随机应变之理,岂可执以某穴主某病哉。"这种调节观点是其他医学体系所缺少的。

"随而调之"也是体表医学建立的根本所在,正如我们在第一章中介绍的,不拘于经络理论的所有体表干预调节健康的方法均在不同时期对维持人类的健康发挥了重要作用,甚至在动物界也是如此!当代的多种不拘于腧穴经络理论的新针灸疗法或西方针灸学也同样有效,就在于它们均是以"体表刺激"为特征的!无论经络腧穴学说今后的发展如何,它所建立的基础——体表干预维系健康的生物学或医学事实是不会改变的,只是,"腧穴-经络"模式应该是到目前为止最合理的指导应用体表干预调节健康的完整理论形式!

三、针灸医学的技术观

1757年,徐灵胎《医学源流论·治法》中的《针灸失传论》可能是对针灸技术对于疾病治疗意义最深刻而全面的论述,它揭示了针灸相关技术的本质特征,是不可多得的针灸技术思想专论。其主要观点对于今天的临床仍然有重要意义。我们借此剖析针灸医学的技术观。

"《灵》《素》两经,其详论脏腑经穴疾病等说,为针法言者,十之七八。为方药言者,十之二三。上古之重针法如此。然针道(难)(诸版本在此均缺字,编者加)而方药易,病者亦乐于服药,而苦于针。所以后世方药盛行,而针法不讲。今之为针者,其显然之失有十,而精微尚不与焉。"这一段重点讲述了针、药的临床现状,并认为针法精义没有得到应用是针道之失的主因。

"两经所言,十二经之出入起止,浅深左右,交错不齐;其穴随经上下,亦参差无定。今人只执同身寸,根据左右一直竖量,并不根据经曲折,则经非经而穴非穴,此一失也。"这里强调了取穴技术的重要性,黄龙祥教授经穴标准化研究中的感受应该与此类同,也可能是他创立《实验针灸表面解剖学》的动机之一。

"两经治病,云某病取某穴者固多,其余则指经而不指穴。如《灵枢·终始》篇云:人迎一盛,泻足少阳,补足厥阴;《厥病》篇云:厥头痛,或取足阳明、太阴,或取手少阳、足少阴;耳聋取手阳明,嗌干取足少阴。皆不言其穴,其中又有泻子补母等义。今则每病指定几穴,此二失也。"这里强调取经不取穴的意义,可能是指,《内经》等只是指明了可能的经脉与疾病的联系,而具体用穴则要依赖医者根据患者某经上穴位的具体情况才能确定实际用穴,并不是古人不想指明穴位,而是具体疾病患者的状态差异太大,循经只是线索而不是只能用某经穴,定到经就有了一定的方向,是否用某经的某穴可根据实际裁量,这样使医者的自由裁量权更大,从而使治疗更具针对性和个性化。

"两经论治,井、荥、输、经、合最重。冬刺井,春刺荥,夏刺输,长夏刺经,秋刺合。凡只言某经,而不言某穴者,大者皆指井荥五者为言。今则皆不讲矣,此三失也。"这与本书前述"经脉穴"及当代相关专家的观点也是一致的。

"补泻之法,《内经》云:吸侧内针,无令气忤;静以久留,无令邪布。吸则转针,以得气为故;候呼引针,呼尽乃去,大气皆出为泻。呼尽内针,静以久留,以气至为故;候吸引针,气不得出,各在其处,推阖其门,令神气存,大气留止为补。又必迎其经气,疾内而徐出,不按其为泻;随其经气,徐内而疾出,即按其为补。其法多端。今则转针之时,以大指出为泻,搓入为补,此四失也。""纳针之后,必候其气。刺实者,阴气隆至乃去针;刺虚者,阳气隆至乃出针。气不至,无问其数,气至即去之,勿复针。《难经》云:先以左手压按所针之处,弹而努之,爪而下之。其气来如动脉之状,顺而刺之。得气因推内之,是谓补。动而伸之,是谓泻。今则时时转动,俟针下宽转,而后出针,不问气之至与不至,此五失也。"这里强调了《内经》从脉候气的重要性,当代只强调针下之"得气",可能也是不适当的。

"凡针之深浅,随时不同。春气在毛,夏气在皮肤,秋气在肌肉,冬气在筋骨,故春夏刺浅,秋冬制深,反此有害。今则不论四时,分寸各有定数,此六失也。"四时与针刺的关系一直是"天人合一"的重要内容,人气随自然之气而动,所以针刺亦应遵循这一规律。我们现在以穴所在的解剖定深浅,所以,并不完全符合针灸医学的"天人合一"的观点,但我们依然自认为我们是天人合一的,不知依据何在?

"古之用针,凡疟疾、伤寒、寒热咳嗽,一切脏腑七窍等病,无所不治。今则只治经脉形体痿痹屈伸等病而已,此七失也。"这里指出,对针灸医学技术原则的不遵守可能是针灸治疗范围缩小的关键,我们目前关于"针灸科"、"针灸科病的"讨论与其是呼应的。

"古人刺法,取血甚多,《灵枢》血络论言之最详。而头痛腰痛,尤必大泻其血,凡血络有邪者,必尽去之。若血射出而黑,必令变色,见赤血而止,否则病不除而反有害。今人则偶尔见血,病者医者已惶恐失据,病何由除? 此八失也。"

"《内经》刺法,有九变十二节。九变者,输刺、远道刺、经刺、络刺、分刺、大写刺、毛刺、巨刺、焠刺。十二节者,偶刺、报刺、恢刺、齐刺、扬刺、直针刺、输刺、短刺、浮刺、阴刺、傍刺、赞刺。以上二十一法,视病所宜,不可更易,一法不备,则一病不愈。今则只直刺一法,此九失也。"

"古之针制有九:镵针、员针、鍉针、锋针、铍针、员利针、毫针、长针、大针,亦随病所宜而用,一失其制,则病不应。今则大者如员针,小者如毫针而已,岂能治痼疾暴气? 此十失也。"

"其大端之失已如引,而其成尤要者,更在神志专一,手法精严。经云:神在秋毫,属意病者,审视血脉,刺之无殆。又云:经气已至,慎守勿失,深浅在志,远近若一,如临深渊,手如握虎,神无营于众物。又云:伏如横弩,起如发机。其专精敏妙如此。今之医者,随手下针,漫不经意,即使针法如古,志不凝而机不达,犹恐无效,况乎全与古法相背乎? 其外更有先后之序,迎随之异,贵贱之殊,劳逸之分,肥瘦之度,多少之数,更仆难穷。果能潜心体察,以合圣度,必有神功。其如人之畏难就易,尽违古法,所以世之视针甚轻,而其术亦不甚行也。若灸之一法,则较之针所治之病,不过十之一二。知针之理,则灸又易易耳。"

259 年过去了,先贤阐明了的诸多针灸技术的本质内容有多少人能恪守? 用了电针仪以后又有多少针灸医生能够去体会"针下"的感觉及针后脉的变化? 目前临床上多数可能是"刺了",如同给药一样,"开了"就完事了,把针灸医学仅仅当成"刺"体表或躯体,可能是针灸疗效不彰的根本原因之一。针灸医学的技术不仅仅是操作层面的技术,而是理论指导下的刺或灸,是从独特的视角注视人并基于长期临床试验有效而获得的,是明确了疗效与操作部位、方法、流程的关系的规范技术,舍本求末的只对"刺-得气"关系的认识与把握绝不是针灸技术的核心。理工思维标准的对物操作是不可能在医学临床上完全实现的,除非"人"真的变成了"机器"!

针灸医学的技术观的主要特征在于它是基于针灸医学理论或思维范式的具有一定病症(证)针对性的、规程式的、综合的、动态的技术。仅守"刺"与"得气"是无法掌握好这一技术的。

第二节　针灸医学的学科定位

从上面的分析,我们可以发现,针灸医学由于其独到的生命观、疾病观、调节观及技术观,与其他医学体系,尤其是以药物治疗为主的医学、以去除病灶为主的外科学均有显著的不同。目前中国的学科分类中针灸学属于医学类中医学一级学科下的二级学科,针灸从业者是医师(中医师),与西医医师有相同的地位;然而在许多发达国家,针灸是补充替代医学的主体,针灸师并不具有医师资格或完全的医师资格,尽管有的国家对持有特别证书的针灸师也给予全科医生的地位(如法国,获得医师公会认可的大学校际针灸文凭,可以用针灸医师或全科医师针灸方向),但大多数依然属于辅助地位,这仅是由于政策的原因、文化的原因吗? 实际上在中国,尽管法律地位是一致的,但针灸医师的社会心理定位可能也是排在西医师、中医师之后的第三位。临床上也经常出现其他科看不好的病再到针灸科试试的现象，有些地方，针灸科甚至成为医院诊疗的最后选择，这好像意味着针灸并不是临床诸多适宜病症治疗的首选措施，前面的相关资料也表明了这一点。当然，反过来，我们是否也可以这样想，许多其他科治疗效果不显的病症却在针灸科获得了一定的疗效，这是否意味着针灸比其他医学治疗更有效呢？这些现象是否与针灸医学的本质特征相关呢？从而也决定了它的学科地位的特殊性呢？

一、医学与科学

医学是什么？古今中外有过多种定义，人民卫生出版社2008年出版的《医学导论》的分析较为全面。较早给医学下定义的是中世纪阿拉伯医学家阿维森纳，他在《医典》中给医学下的著名定义是："医学是科学，我们从中学到：人体的种种状态，在健康时，在不健康时；通过什么方式：健康易于丧失，丧失健康时使之恢复健康。换言之，医学就是如何维护健康的技艺和健康丧失时使之恢复健康的技艺。"这个定义的意义在于：明确指出医学是科学，使医学彻底摆脱了中世纪盛行的宗教影响；既指出了医学的科学性，又指出了医学的实践性（技艺），使医学理论与实践紧密结合；立足于"健康"而不是立足于"疾病"来阐明医学的内涵；在基础医学和预防医学尚未形成之前，这个定义已经包含了属于基础医学与预防医学的内容，孕育着基础医学、临床医学、预防医学和康复医学的结构体系。近代，英国《简明大不列颠百科全书》的医学定义是："医学是研究如何维持健康及预防、减轻、治疗疾病的科学，以及为上述目的而采用的技术。"中国《科学技术辞典》给医学的定义是："医学是旨在保护和加强人类健康、预防和治疗疾病的科学知识体系和实践活动。医学与自然科学（生物学、物理学、化学）和社会科学有密切联系，因为医学所研究的是与自然和社会相互联系着的人。"这一定义既概括了阿维森纳的医学定义的基本内容，又表述了医学的本质属性，更充分地体现了现代医学模式的转变，反映了当今医学领域的内涵与发展。

医学是科学，这是近现代知识界及社会的共识，多年来国内外对"中医、针灸是否是科学"争论的根本原因是由于将科学的社会价值定位与科学本身混为一谈，是将"科学"作为"正确"、"真理"、"永远正确"的代名词，讨论了诸多与医学或中医学本身无关的问题，我们在这里强调的是，医学是科学，针灸医学也是具有科学属性的医学之一部分，以是否科学评判医学、中医学或针灸医学其本身就是不科学的！

因此，本教材所在讨论的问题也均限定在科学范围、医学范围，本教材之所以以"针灸医学导论"为名，其目的也在于本教材讨论科学、医学范围内可以讨论的问题，对于诸多与针灸相关的其他问题不是本教材讨论的范围，也就是说，我们并不是讨论所有与针灸相关的问题。

二、针灸医学与临床医学

针灸医学是临床医学，但又不是完全意义上的临床医学，因为它还不能完全以目前主流医学的基础医学为指导，发展其临床应用。

目前，根据医学科学研究的性质可以把医学分为基础医学、临床医学和转化医学。

基础医学是研究生命和疾病本质及其规律的科学。基础医学的主要任务是为应用医学提供理论指导，引导应用医学的发展，促进医学技术的进步，它是整个医学发展的基础。根据研究性质不同,基础医学大致可以分为形态学、功能学和病原生物学 3 类,此外,基础医学还包括医学遗传学等。

临床医学是对疾病进行诊断和治疗的科学。属于应用医学的范畴,从这个意义上讲,临床医学和基础医学的关系类似基础科学和应用科学的关系。但是在诊断、治疗患者的同时,临床医学也和基础医学一样,肩负着认识人体生命活动本质与疾病本质的任务。人们对一切疾病的认识过程似乎都存在着这样的规律:先由临床医学发现新的疾病,再由基础医学去深入研究其本质。因为人们对疾病临床表现的认识,总是先行于对疾病病因和发病机制的认识。

临床医学的学科分类:按治疗手段建立的学科包括内科学和外科学;按治疗对象建立的学科包括妇产科学、儿科学、老年病学、围生期医学、危重医学等学科;按人体解剖学的系统或器官建立的学科包括口腔科学、皮肤科学、眼科学、神经科学、耳鼻咽喉科学、内分泌科学等学科。这些学科研究的疾病以一定的部位或系统为主,往往需要特殊的检查、治疗技术和设备。内科学与外科学在不断地按照人体的解剖生理系统形成专门化的分支学科,如血液病学、骨科学、肾脏病学等。按病种建立的学科包括传染病学、结核病学、肿瘤学、精神病学。这些疾病常常涉及多个系统,诊断与治疗,往往需要综合利用内、外、妇、儿各科的知识,以及预防医学的知识与技术。由于这些疾病的社会危害很大,所以需要专业化的队伍来对其进行诊断治疗、研究和预防。研究疾病诊断的学科称为辅助学科。这类科室的主要任务是协助完成患者的诊断,包括临床病理科、检验科和超声科等。

转化医学是把医学基础研究的最新成果快速有效地转化为临床技术的过程,即从实验室至病床再从病床到实验室的连续过程。主要目标是为了打破基础研究与临床研究之间的屏障,努力缩短从基础研究到临床应用的时间,把基础研究获得的科研成果快速有效地转化为临床治疗新技术。随着科学研究复杂性的增加,临床和基础研究的间隔也在增大,这使得新知识向临床渗透以及临床向基础研究反馈都更为困难。因而,转化性研究的重要性愈加突出。转化性研究可填补基础研发与临床应用之间的鸿沟,加速了医学与理工技术的紧密结合和知识产权的商业化。同时还刺激了新教育模式的产生,将以往独立的各学科整合到同一基础研究和临床各科中去,促进多学科交叉研究策略和教育平台的建立,有助于培养新一代具有转化医学理念和能力的研究工作者和医疗工作者,培养能从事科学研究的临床医生和懂得临床治疗的医学研究工作者。

按照以上的分类标准及原则,从临床医学的角度针灸医学是一种以特定治疗手段——针灸为特征的医学学科,应该将其作为与内科学、外科学并列的一个医学分支学科。然而,从基础医学角度,由于针灸医学生命观与治疗观与西医学存在的鸿沟,还不能完全用基础医学的知识来指导其临床应用,因为在西医学的知识体系中,对皮肤、肌肉、血管、神经、结缔组织等的认识均是从生理学、病理学角度获得的,并未从治疗学角度认识其对机体整体内稳态调节的意义,尤其是对内脏疾病或整体的系统性疾病的治疗学意义。因为,就针灸对躯体疾病,尤其是躯体疼痛的治疗学意义,相对而言可以理解,它就是一种直接针对病灶的治疗,这也是当前的西方针灸学以扳机点等为基础以肌筋膜疾病等病症为主要治疗对象的重要原因之一,也可能是针灸科目前主要治疗躯体相关疾病的重要原因之一。

因此,针灸医学还必须建立自己的基础医学,尤其是应用基础学科。目前,基础医学研究分为两个方面,一个是纯基础研究,即理论研究,指没有预定目的的纯理论研究,医学纯基础研究的主要任务是认识生命和疾病现象,揭示生命和疾病的本质,探索健康与疾病相互转化的规律,增加新的医学科学知识;二是应用基础研究,指事先赋予一定应用目的的基础研究,医学应用基础研究主要任务是认识人体生理变化和病理变化规律,探索疾病的发病机制,为建立有效的疾病诊断、预防、治疗、疾病方法等提供理论依据。针灸医学的应用基础学科研究的目标就是:针灸等类似方法干预体表为什么能治疗疾病? 能治疗哪些疾病? 治疗疾病的具体机制是什么? 不解决这些问题,针灸医学的发展就会举步维艰。这或许也是朱兵教授在1998年出版《针灸的科学基础》而到2015年则出版《系统针灸学——复兴"体表医学"》的学术思想转化的重要原因之一。没有基于以针灸为目标的基础医学知识的梳理、分析及知识体系重建,是无法进行深入的针灸科学研究的,也就不能实现针灸的科学发展,这也可能是针灸学术发展到当前的必然的内在要求。

三、针灸医学与预防、康复医学

预防医学是运用多种知识和技能,研究群体预防疾病、增进人群健康、延长寿命、保护和改良环境的一门医学学科。其主要目的则是预防人类疾病、延长生命、促进心理和躯体健康。面对当今社会环境的变化,人们对健康的逐渐重视,对疾病的治疗仅仅是疾病发作的应急措施,并不能减少疾病的发生,而预防医学的存在则是从源头上控制疾病发生的风险。

针灸医学历来强调"预防"、"养生"和"治未病"。《素问·刺法论》认为"正气存内,邪不可干",唐代孙思邈也提出"上医医未病之病,中医医欲病之病,下医医已病之病"。前述针灸医学生命观中我们用"常病如一"的思想就是这些思想的重要基础。逆针灸,是针灸治未病的重要手段之一,它通过预先或疾病初起时应用针灸方法,激发经络之气,调动机体的潜能,增强机体自身内在的抗病与应变能力,一方面防止疾病的发生,另一方面也可"既病防变",从而实现对疾病及疾病发展的干预作用。但是,这些内容,是不可能与"预防医学"同日而语的。预防医学是以"群体"为目标的,主要是从对人类群体生存环境和条件的干预、群体内在抗病能力(如预防接种)的提高等方面实现疾病预防的,从这个意义上讲,针灸医学可能并不具备预防医学的性质。只能说它的一些理念是具有预防医学思想的,它的一些个别方法是可能作为预防医学的措施的。

康复医学源自医学康复,是临床医学的一个分支。虽然临床上常常将康复医学简称为康复,但两者不能等同。从学术角度来看,康复是一个事业,医学康复是一个领域,而康复医学是一个具体的专业或专科,具有自己的学科特点。简言之,康复医学是以研究病、伤、残者功能障碍的预防、评定和治疗为主要任务,以改善躯体功能、提高生活自理能力、改善生存质量为目的的一个医学专科。康复则是指通过综合、协调地应用各种措施,消除或减轻病、伤、残者身心、社会功能障碍,达到或保持最佳功能水平,增强自立能力,使其重返社会,提高生存质量。尽管有的病理变化无法消除,但经过康复,仍然可以达到个体最佳生存状态。康复所采用的各种措施包括医学、工程、教育、社会、职业等手段,分别称为医疗康复、康复工程、教育康复、社会康复、职业康复,从而构成全面康复。康复是一种理念、指导思想,需要渗透到整个医疗系统,包括预防、早期识别、门诊、住院和出院后患者的医疗计划。医务人员需要具有三维的思维,即不仅治病、救命,还要特别注重其功能的改善。

目前,针灸技术与康复医学结合,已经应用于许多疾病的康复,以提高患者的生活质量。例如,针灸可以用于偏瘫、截瘫、小儿脑瘫、关节炎、腰椎间盘突出症等患者的康复。现代康复治疗的各种物理手段配合上具有明确疗效的传统针灸治疗,能达到单一的针灸治疗没有的效果。

然而,针灸有康复的作用,并不等于针灸医学就具有康复医学的性质,因为针灸医学到目前为止的知识主体均是针对疾病治疗的,而不是针对功能恢复的!目前针灸医学并未在康复方面形成自己的知识体系,而只是作为工具在康复临床发挥了一定作用,充分认识针灸技术促进机体功能康复的特点,逐步积累临床知识,是形成针灸医学康复分支学科的主要策略。

第三节 针灸医学构建原则

在高速发展的当代中国,引进消化、改造创新是各行各业发展的共同策略,一些行业已经通过这一策略取得国际上领先的原创性成果。2015年10月5日,中国中医科学院屠呦呦研究员荣获2015年诺贝尔生理学或医学奖的事实则表明:坚守中医药学原创知识也是取得原创性成果的重要策略之一。针灸医学作为中国原创的少数学科之一,在其发展过程中也一直在积极地引进、消化相关的科学知识,然而,引进的知识与传统针灸学知识似乎是永远平行的两条线,实验针灸学的实践现状是很好的证明。

我们认为针灸医学的发展与构建需遵循的总原则是创新,没有创新的学科是没有前途的,但在这一总的原则下,还要具体把握好继承性、经验性、实验性、融合性等四项主要的原则。

一、继承性原则

继承为针灸医学创新发展之前提。针灸疗法历经千年,留下了丰富的物质和文化宝藏,我们只有充分挖掘已有的理论和技术才能更好地保持传统针灸的精髓、发挥针灸治疗的优势,达到"继承不泥古,发展不离宗"的目标。

早在公元6世纪,中国针灸技术便传播到日本、朝鲜等国,公元17世纪传入欧洲,至今183个国家和地区应用针灸技术治疗疾病,其中部分国家还设立学术团体、教育与研究机构对针灸进行系统的临床和实验研究。2010年11月16日,在肯尼亚首都内罗毕召开的联合国教科文组织保护非物质文化遗产政府间委员会第五次会议上,"中医针灸"被列入"人类非物质文化遗产代表作名录"。这表示全世界高度认可和肯定了中医针灸为人类健康做出的积极贡献,其独特的理论内涵和实用价值是值得保护、发掘、继承、传承和发展的。

继承是共识,但对于继承什么及如何继承却仍然不很明确。黄龙祥教授对这一问题的理论方面有过精辟的论述,他2004年在《科学文化评论》上发表的论文《中医现代化的瓶颈与前景——论中医理论能否以及如何有效进入实验室》的结论中指出:中医理论中的经验事实和规律部分可以并且必须进入实验室。实验研究的目的是更替旧的理论框架——这是科学革命的标志,而不是用实验数据证明旧框架的科学与伟大。中医理论实验研究取得突破的关键,在于实验室之外的诸环节和诸因素。

(1)最迫切的问题是中医理论的"解读""分解""转换""发掘与表达"。只有将其中的经验事实准确分离出来,然后再准确转换成实验室能够有效处理的符号系统,中医理论实验研究才有望取得突破。这两步工作必须建立在对传统理论的正确理解之上,而这又取决于研究者对该理论形成、演变过程的准确、全面的考察。"解读"、"分解"须由一流史学家完成；"转换"的工序，须由熟悉两种语码系统的专家完成；"发掘与表达"工作须由站在现代科学前沿并具有哲学家眼光的人完成。当然全部环节最好能由具备以上知识结构的同一人完成。

（2）最急需的人才是理论家——连接传统与现代、贯通中西医学、兼通科学哲学的大家。一种学说，无论有多大的价值，在没有被"重要发现"之前，都将一直默默无闻。只有具备了上述知识结构和眼界的理论家才最有可能最大限度地发掘出中医宝库的"和氏璧"并加以科学地表达，使之成为科学共同体都能鉴赏与研究的共同财富。

（3）最有可能做出的最重大理论贡献是经络学说中蕴涵的人体体表与体表、体表与内脏特定部位间相关联系的规律。这一规律的完整揭示与科学阐明不仅将打开认识生命本质的另外一扇扇大门，同时将打通分隔中西医学的界标。

（4）最基础的工作是由一流的多学科专家对中医药宝库进行全面的清理——中医药宝库有多少宝？含金量是多少？有没有挖宝的工具？从而为中医现代化提供坚实的支撑平台。

（5）最有前途的学科是针灸学——它代表着"绿色医学"的发展方向，将在提供新事实与新思路上给现代医学以最大的启迪。应当说，有像针灸学这样以调整机体固有的平衡机制而发挥双向生理性调节的医学体系作为对照与补充，是医学科学的幸运。这里蕴藏着医学或生物学发生革命性突破的可能性，有望成为新的学科生长点！

如果以上诸环节不首先解决好，中医的理论研究不仅无法进入实验室，甚至无法进入教室——现有的中医基础理论教材不仅国外学员无法理解，而且具有现代医学背景知识的中国学者或学者同样也无法理解。

尽管，黄龙祥教授只是论述的中医针灸理论继承与发展中的个别问题，尤其未对大家均认为最重要的临床有效方案的继承进行阐述，但这并不减少这些论断的意义，而是更突出了中医针灸学术的传承重在"中医针灸之道"的传承，而不仅仅是临床技术方案的传承。因为，如第一章节所述，没有完善理论建构的医学终究会消亡于各种历史的"偶遇"，中医针灸传承的重心在于理论的重构或许是黄教授论述的中心意义。

二、经验性原则

经验为针灸医学创新发展之基石。经验是社会实践中产生的，是客观事物在人头脑中的反映，是认识的开端。针灸是我们的祖先在与疾病斗争过程中经过千百年的实践、摸索、总结、积累而创造发明的一种具有独特理论体系的治疗方法，它蕴含深厚的文化底蕴，是中华民族智慧的结晶。经验知识是针灸医学中最核心的内容之一，其医疗模式并不完全基于实验研究结果。有人认为针灸医学就是经验医学，其实不尽然。它不仅包含经验医学对疾病发生发展、治疗过程等经验事实（生命现象）进行描述、记录的过程，而且还要对观察到的经验事实（生命现象）进行归纳、总结，运用逻辑思维整理医学经验，对经验事实做出理论解释，从而形成的具有辩证和类推特点的疾病与治疗的知识体系。因此，确切地说，针灸医学是一种基于经验、而又高于经验的医学。

传统针灸学就是一部归纳总结临床实践经验的发展史。各代医家运用"以形正名"、"取象比类"、"模式推理"等独特的中医哲学思维方式对生命现象（经验事实）进行观察、鉴别、归纳,从而将长期实践或系统观察获得的经验升华为理论体系。如中医经典医籍《黄帝内经》通过长期临床经验总结出经络理论、腧穴理论、刺法灸法理论、针灸治疗基本原则和40多种疾病的具体治疗方案,以"示学之以法"的形式体现了中医针灸对人体疾病与健康的真知灼见,从而成为后世针灸医学发展的导向。传统针灸理论从某种角度来说就是一个贮存和再现经验事实的工具系统,它可以联络有关临床事实,但并不能完全客观地阐述生物学机制。虽然存在缺陷,但这种运用经验来感性认识自然现象并逐渐形成理论概念的过程是现代研究者运用理性思维方式、实验思维方式认识事物的基础。

虽然经验为针灸医学发展的基础,但是不能否认这种经验性学习模式可能会阻碍临床医生知识的更新,从而出现错误的经验性临床判断,因此需要现代医学的实验性、融合性等原则帮助具有经验性基础的针灸医学走上相对正确的发展之路。

医学是一门技艺,或艺术,这是古今中外对医学经验性质的共识之一,之所以它没有发展成如物理学一样的自然科学,其根本原因在于,人及其疾病相对于物有更多的复杂性及个体性,历史上曾有将人作为机器的观点,当代也有人将人作为基因或分子集合的观点,这些观点均过度地强调了人的物质性,人是物质的产物,但它更是精神意义上的;人对人的生物学意义的认识、尤其是精神意义的认识还在不断的升华之中,在可以预期的未来,医学的经验性质还将长期存在,纯粹的理论医学还正在探索之中。

三、实验性原则

实验是实现针灸医学现代转化的根本方法。观察与实验都是科学研究活动,但是,观察并不等同于实验,法国生理学家克洛德·贝尔纳认为:"所谓的'观察者',是那些应用简单的或复杂的研究方法,依着自然赋予现象的本来面目加以搜集的研究者。所谓的'实验者'是那些应用简单的或复杂的研究方法,为了某种目的,变更自然现象,使自然本来并不显露的条件下或情况下的现象显示出来的研究者。在这个意义上说,'观察'是研究自然现象,而'实验'则是研究由研究者变更了的现象。""'观察的科学'只是由种种观察完成的一种科学,也就是说对自然观察的事实加以推理的一种科学,'实验的科学'则是用实验才能完成的一种科学,也就是说,在这种科学中人们根据实验者自己创造的和决定的条件所获得的实验事实加以推理。"这明确地阐明了观察与实验的区别。

实验针灸学的主要开创者汤德安教授,1983年将实验针灸学定义为:实验针灸学是应用现代科学技术成就和实验方法研究经络与针灸作用原理的一门新学科,它是中医向微观水平深入过程中逐渐形成和发展起来的,是传统针灸学的一个新的分支。10年后,林文注主编的《实验针灸学》认为:实验针灸学是用现代科学实验方法研究针灸防病治病的作用、规律、原理和应用技术的科学,是针灸科学的一个新的分支。实验针灸学的任务是在继承中医基本理论和针灸学术固有特色的基础上,实现传统针灸学与现代自然科学的结合。同时他还认为实验针灸学"主要用现代科学实验的方法研究针灸为什么能治病的问题",传统针灸学"主要是用传统中医学的方法,解决针灸如何治病的问题"。以上的论述表明对《实验针灸学》的学科性质的认识也有一个发展的过程:从作为传统针灸学的分支到作为针灸科学的分支,但其学科性质仍未明确,而对其与传统针灸学的关系的认识则是不完全正确的。

在传统针灸学里针灸如何治病和针灸为什么能治病是不成为问题的,中医基础理论、经络理论、腧穴理论等,不断地而且很好地解决着针灸临床实践中的问题,《内经》确立的原则一直指导着传统针灸学的发展。针灸为什么能治病则是在西学东进、现代自然科学的理念和方法被中国学术界广泛接受之后才成为问题的,即如何用现代自然科学(生命科学)的原理来解释针灸作用的机制。解决这个问题的目的是:证明针灸是符合现代自然科学的原理的,是科学的,从而使现代人接受传统针灸学,而并不是使传统的针灸学现代化。所以现在的《实验针灸学》的主要内容是利用现代科学方法来阐明和证实传统针灸学理论和临床疗效的科学性和客观性,而绝没有用实验研究的结果来重构针灸理论和指导临床实践的想法和内容,依照这样的内容其作为传统针灸学分支的学科性质是正确的。用实验去研究针灸为什么能治病的目的并不仅仅是要去证明针灸的科学性,而是要解决针灸如何更好地去治病的问题,即实验研究的根本目的应该是用实验研究的结果去指导针灸临床实践,建立基于实验研究的结果之上的针灸治疗方案,并在此基础上进一步建构针灸的现代理论。

《实验针灸学》的任务并不仅在于证明针灸的科学性,而是要实现针灸学从传统向现代的转变,传统针灸学是它的起点而不是它的终点,传统针灸学给予的是关于针灸规律性研究的启示,现代针灸学应该是在传统针灸学的理论和经验的启发下,运用现代科学的理论和方法以现代的临床实践为立足点,进行实验研究和理论总结,从而形成一门新学科。从这个意义上讲,目前的《实验针灸学》只承担了它本应该承担的任务的很少一部分,只罗列了用实验证明针灸的科学性和客观性的材料,而没有从这些实验材料中总结现代针灸的规律性,更没有进行理论加工,所以它并不是真正意义上的现代针灸学,但它是特定的历史条件的产物,是针灸学从传统走向现代的过渡产物。

实验并不仅仅只是一种方法,而更是一种方法论,方法论的主要意义在于如何获得正确的知识。用实验获取知识,不仅要求形成知识的材料来源于实验,更要求用实验的理念来加工材料,使之重构为关于研究对象的知识。实验是一个解构和建构的过程,它把对象分解为一个个可以控制、观察的元素,从而获得关于各个元素在对象中的作用的事实,但这并不是实验的最终结果,它还必须将这些事实按照它们在对象中的作用进行理性的加工,从而形成关于对象的内在特性或规律性的理性认识,即对象的理性重现——知识,而知识是否正确还必须经过实践的检验,如此往复,以不断深化对对象的认识。由于这样地引入实验,使研究者对于实验对针灸的价值产生了怀疑,但,为什么实验在其他学科能结出累累硕果,而在针灸则不能呢? 根本的一点在于:必须重新认识传统针灸的发展模式,而借鉴现代模式来发展针灸学,即用实验作为现代针灸学的基础。其基本要求是:①用实验来检验继承的理论和经验,一切的继承均必须是因为它具有现代实验的基础,而且,必须是以现代的概念来表达;②临床治疗方案的制定必须有实验基础(临床试验和动物实验);③在实验的基础上建立和发展新理论——用实验理念来整理和加工实验的结果,从而形成新理论;④承认实验结果的局限性——所有的结果均以当前条件为前提,不要试图在从根本上解决传统针灸学的问题以后再建立现代针灸学;⑤实验研究对象应是当前临床实践中的问题,而不完全是经典中的理论、概念和经验,从某种意义上讲,经典中的许多问题根本就不是科学问题。

建立现代针灸学是针灸现代化的必然结果,尽管针灸学科有其特殊的历史和现状,但现代化是其历史的必然,而其基础也只能是与其他现代科学一样是实验,从这个意义上说,实验是建立现代针灸学的唯一基础。

四、融合性原则

融合为针灸医学创新发展之趋势。随着时代的更迭与科技的进步，不同医学分支学科应运而生，同时相关学科之间又需要借鉴、融合。若要使针灸医学长盛不衰，那么决不能固步自封，要和现代医学技术交流融合，取其所长、补己之短，尽可能用现代科学对传统医学理论、技术及现象进行挖掘与阐释，使针灸医学得到长足的发展。那么，针灸医学要发展必须将传统针灸与现代医学相互融合，经历从循证医学，延伸到转化医学，最终实现整体医学的三个典型阶段。

1. 循证医学 循证医学（evidence-based medicine，EBM），又称实证医学，其核心思想是医疗决策（即患者的处理，治疗指南和医疗政策的制定等）应建立在现有最佳的临床研究依据、临床专业知识技能及患者需求三者结合的基础之上，是目前主要的医学研究方法之一。可见，循证医学为传统经验医学和现代科学研究证据医学的结合体，既重视临床经验，又强调现有的、最好的临床研究证据，是临床研究证据和临床实践之间的桥梁。针灸属于传统医学的重要组成部分，其理论与技术以经验医学为主，即根据非实验性的临床经验、临床资料和对疾病基础知识的理解来诊治患者。虽然，国内外文献研究报道针灸能够治疗的疾病多达 414 种，但是其中许多针灸有效的疾病，因不被公众了解而往往不能得到针灸治疗。而循证针灸学研究运用大样本随机对照临床试验（randomized controlled trial，RCT）和系统性评价（systematic review）或荟萃分析（meta-analysis），及古籍载录、专家经验证据，在保持中医针灸精髓的基础上，可为针灸治疗疾病提供可靠、可重复、可验证的科学检验证据，对于提升针灸疗法的科学内涵、促进现代针灸治疗的规范化进程具有积极意义。

2. 转化医学 转化医学（translational medicine），又称转化研究（translational research），于 2003 年由美国国立卫生研究院（NIH）正式提出，它是沟通实验室基础研究和临床医学的桥梁，为循证医学的延伸。转化医学实际上是一个以临床为中心，以临床实践中发现的问题为导向展开基础研究（bedside to bench），再运用基础研究结果指导临床理论、技术、方法和药物（bench to bedside）的良性循环过程，它是一种双向、开放、循环的医学体系。中医学针灸理论源于临床实践经验，是典型的"先床边到理论再到床边"的医学。针灸学科中的转化医学重点就在于针灸机制的阐明，首先在针灸临床疗效肯定的基础上，运用自然科学研究方法从神经生理学、组织形态学、代谢组学、神经影像学等多个方面对针灸作用机制进行剖析，然后对传统针灸理论做出相应解释，赋予针灸临床疗效以客观的现代生物科学依据，并运用机制研究结果指导临床治疗。

目前，"从临床经验、现象到基础研究再到临床应用"的针灸转化医学典型范例也较多，例如，源于古代九针中的圆利针，融合现代解剖学、病理生理学、无菌和麻醉操作技术等多个学科，对经筋学说进行基础研究及解释，挖掘整理的筋针疗法，及并通过改进针具运用于临床的经皮微创软组织松解术小针刀疗法；基于临床灸法治疗中的"透热"、"扩热"、"传热"等独特感传现象，经过神经生理学、组织形态学、代谢组学及影像学等现代基础研究，揭示穴位敏化状态的机制，解决长期以来穴位定位和施灸量化等关键问题的热敏灸技术；根据"手捻针"的针刺临床操作创造发明可精确调节针刺参数的电针仪，将其运用于疼痛、药物成瘾、孤独症、辅助生殖等病症的基础研究以探究刺激参数对针刺机制和疗效影响，最终运用临床治疗的电针疗法。

3. **整体医学**　现代的整体医学(holistic medicine)是指基于复杂性科学的理论和方法，将古代传统医学的整体观念与现代科学的实证方法有机结合的全新医学体系，它是从整体角度研究人体疾病发生发展规律、疾病中人体各部分之间的相互联系及所导致的机体状态变化规律和疾病预防治疗方法的一门学科。它继承了传统中医学的基本方法、理论框架和诊断、治疗技术，在现代西医疾病研究基础上，建立了独特的疾病治疗体系，由此把现代医学的检测方法和治疗手段融汇其中，从理论和实践上实现中西医两大医学体系的有机结合。这是针灸医学发展的目标，但是如何真正做到针灸医学的中西医整体性融合还需要进一步摸索和探究。

第四节　针灸医学基本内容

医学起源于人类对疾病的认识，并以减轻病痛维护健康为最终目标。同样，针灸医学也是源自于对疾病的认识的，只不过由于它更关注本能的维护机体健康的技术——体表刺激疗法，这一人类主要早期文明均出现的重要的疾病治疗技术，从而形成了独特的以"体表"为主要对象认识全身疾病的发生、发展、诊断、干预、效应判断的知识体系，这是针灸医学的逻辑起点，也应该是针灸医学的最终归属。我们认为处理以下四个关系是构建针灸医学核心内容的关键所在。

一、以病候为中心的经-穴关系与针灸理论构建

"经脉所过，主治所及"是针灸学当代形成的一个重要观点，这一观点已经成为针灸界的共识，是很多论文作者阐述理论观点及临床经验的重要依据之一。然而，这一观点是如何产生的？它的学术价值仅在于"腧穴主治规律"吗？实际上这个观点是当代针灸学基础理论重构的一个典型，分析它的形成过程及演变，可能对于认识当代针灸基础理论的发展具有一定的借鉴意义。

1957年梅健寒先生首次提出了"经络所通、主治所在"(后来演变为"经脉所过，主治所及")的规律，这一观点是先生在教材编写、教学及临床过程中总结而成，实际上与此相伴随的观点还有"腧穴所在、主治所在"和"越远越远、越近越近"，后来的学者一般将这些观点理解为"腧穴主治规律"，实际情况可能并非如此，"经络所通、主治所在"实际上是以病候为中心的经-穴关系的理论重构。先生在论文开始时写道："我们在研究经络与是动病、所生病的关系时，曾据灵枢经脉篇与滑寿十四经发挥，将十四经循行与病候配合起来，绘制了十四幅示意图，从中可以看到病候所现的部位就是经络所现的部位(当然，还有些全身症状，需要参照脏腑时气的变化，从文字来理解它)，证明经络绝非向壁虚构。"在"人体十四经各部分布、主治穴数对照表"中提出"本表的作用是说明四肢部的穴位能治头面躯干部疾患而头面躯干部的腧穴绝少能治四肢的特发病症，由此可以证明'经络'的发现与形成、其基础建立在四肢腧穴的主治作用上面"的观点。可见，这一观点的重点绝对不在腧穴主治而在经络至少是在经-穴关系上，正如李鼎教授所说："这一结论，使经络学说重新恢复了生机。"

梅健寒先生在回顾其学术历程的文字中如此论述他的观点："1952年，在'气象学'的启发下，根据《针灸甲乙经》《备急千金要方》《千金翼方》《外台秘要》《铜人腧穴图经》《循经考

穴编》《针灸大成》等文献,结合临床验证,我于《中医杂志》(1957 年 4~7 期)发表了《经络起源的探讨》一文,首次绘制出十二经脉循行与病候关系示意图(实际是十四经——编者注);1957 年在编著《简明针灸学》时,增加了'经别'、'经筋',说明二者的特点并以之指导临床应用,首次绘制出'经别循行示意图'和'经筋循行与病候关系示意图';在 1961 年出版的《针灸学讲义》中,增加了'手阳明大肠经脉合于足阳明经脉循行与病候关系示意图',首次把手阳明下合输与所属经脉用示意图绘制出来;1962 年《针灸学讲义》第 2 版(上海科学技术出版社),补充了'手太阳小肠经脉合于足阳明经脉循行与病候关系示意图'、'手少阳三焦经脉合于足太阳经脉循行与病候关系示意图',解决了下合输指导临床的意义与应用。我们在 1985 年再版的《中医学概论》(孟景春主编)中依然可以见到这种'某脉、经筋与病候关系示意图'的表述形式(但图中不再标出具体病候所在部位),这种表现形式实际上是先生'经络定理'的具体体现。"

在梅健寒先生 2006 年的著作《奇经八脉与针灸临床——图考、组合、验证》中,我们可以见到"经络定理"的具体内容,这既是他 20 世纪 50 年代学术思想的延续,也是后 50 年中,对于经络理论的细心思考和仔细求证结果的一个概括和总结。他认为:"经络、病候、腧穴,分则三,合则为一,可以概括为①经脉循行等于本经病候分布;②病候分布等于本经腧穴主治;③腧穴主治等于本经经脉循行。"他认为经脉为"体",病候、腧穴主治为"用",这种正(腧穴主治)反(各种病候反映)相因的"体"、"用"关系,就是"经络定理"的主要内容。它涉及生理、病理、诊断、治疗,以及针灸、药物等各个方面。它不但是中医理论的重要组成部分,也是一把执简御繁,"处百病,决死生,调虚实"的钥匙(正经、奇经皆适用)。神而明之,存乎于人。至此,我们应该非常明确地得出结论,"经络所通、主治所在"是论述的以病候为核心的经-穴关系而不单纯是腧穴主治。这里的"主治病候"不仅是所参考文献的腧穴主治,而且包括了"经脉病候"的内容(在该系列论文中所附的"人体十四经各部分布、主治穴数对照表"明确说明了这种关系)。关于经脉病候与腧穴主治的关系,赵京生教授有精辟的论述,认为:"经脉病候应视为腧穴主治的一种(早期)形式,只是后人将这种形式视作'脉'罢了。经脉与腧穴是这样一种关系,即经脉是对产生与显现相同治疗效应的部位(范围)的表达。经脉乃是基于腧穴实体的功能概念。经脉病候与腧穴主治的关系,令人思考的价值在于其体现的经脉与腧穴本为一体的共同基础,在于揭示以经脉腧穴形式呈现的针灸治疗的规律性,启发对经脉本质的认识。"黄龙祥认为:"分析马王堆出土帛书《阴阳十一脉灸经》《足臂十一脉灸经》和《灵枢·经脉》经脉学说文本,发现完整的经脉学说包括循行、病候、诊法、治则、治疗等五项,其中,不同时期各传本共有的只一项"病候"——经脉学说不可或缺的核心要素,没有病候,诊法、治则、治疗皆无所依,循行也将失去意义。"

关于重构"经络-病候-腧穴"关系的灵感来自于"气象学",梅先生是这样论述的:"气象站是观察大气气象的点;腧穴是发现经脉、奇经八脉的点。气象变化万千,自有它的规律性;腧穴主治、纷繁各异,自有它的共性与个性。汇集各地气象资料,可以绘制出天气预报图;总结各部腧穴主治,可以绘出经脉与病候分布图。一座气象站的资料不可能揭示大气中的各种物理、化学性质、现象及其变化规律;单个腧穴主治同样不能反映各经的起止、循行、交会与交叉。"

"经脉所过,主治所及"实际是主要用来解释四肢肘膝以下腧穴治疗远部疾病的现象的,并由此提示经脉病候和腧穴主治在经络学说形成和发展中的重要意义的。然而,目前它已经成为众所周知的腧穴主治规律,这种误解的部分原因可能在于后续的教材中只引用了梅先生的图而没有将相应病候同时标注。在邱茂良主编的第5版、孙国杰主编的第6版、石学敏主编的第7版《针灸学》教材中均不见了这种表达方式,李鼎主编的《经络学》中也未采用这种表达形式,沈学勇主编的《经络腧穴学》则采用了"经脉、络脉、经筋示意图"和"经穴"图的方式。

在当代"经脉所过,主治所及"已然成为针灸学的重要规律之一,但是真正引用并讨论过这一观点的文献目前仅有1篇,而且还是一个从事过针灸研究的生理学家(中国科学院上海生理研究所研究员、副所长)。胡旭初先生1961年的《科学通报》上对这一观点进行了分析,认为"近年来,有人用'经脉所通、证候所在'八个字表达这种必然联系(经脉与症状),很妥切",并进而提出这样的设想:"古代可能依据证候出现部位的规律来绘证经脉路线。"论文中还进一步论述道:"从研究经络概念起源的角度看,也许我们不应该说'经络所通,证候所在',而应说'证候所在,经络所通',同样地,也许不该说'经络所通,主治所在',而应说'主治所在,经络所通'。根据上段提到的古代对压痛点的重视,可以设想,找压痛点可能是当初建立针刺穴位的基本方法之一,刺之有效的穴位自然帮助经脉路线的形成。这也是先决定'主治所在',再解决'经络所通',和上面说法的精神是一致的。"这篇论文中还有很多论述是我们针灸界学者直到20世纪90年代以后才认真疏理而逐渐明晰的问题。

基于以上的分析,如果用"症治所在,经络所通"来表述"经脉所过,主治所及"可能更妥帖一些,当然仍然是指的肘膝以下的主要穴位。

我们一直认为经络理论是针灸学的核心理论,那么,随着对经络古代认识的诠释及当代理解的发展,我们是否可以获得这样的命题:"针灸医学的基础理论是以病候为中心的经-穴关系。"正如黄龙祥教授所说:"经络学说的价值不在于其循行路线本身,而是在于由经脉循行图所示意的人体上下内外特定联系的经验规律。"我们认为这种"经验规律"就是基于病候的。

二、以疗效因素为核心的穴-效关系与针灸原理研究

我们从分析"经穴、经脉-脏腑相关"命题的困境切入针灸原理研究的分析。从现有文献中发现,最早的"经穴-脏腑相关"的类似表述是1962年《吉林医科大学学报》论文中的表述:"近年来在针灸机制研究中,也发现很多经穴脏腑相联的依据,如大连医学院证明胃经穴位电阻的升降,反映胃内容物的盈虚;急腹症患者,大肠原穴电阻左右失衡;沈阳医学院报告临床手术时牵引胃肠,引起胃经穴位的电位变化。朝鲜金凤汉教授的论文中,亦谈到经穴和脏腑的相互作用。以上事实说明通过经络将人体和自然、人体各部联系起来,形成一个完整机体。"公开发表文献中明确出现"经穴-脏腑相关"的表达形式的是1977年《针刺研究》"'经穴-脏腑相关'的探讨"一文,认为从经穴-脏腑相关角度探讨经络感传作用,可能是经络感传现象研究工作的一个重要途径。1981年季钟朴先生给"经穴-脏腑相关"现象从生理学角度暂时命名为"体表内脏植物性联系系统"(skin-visceral- vegetative correlative system),简称SVVCS,认为这个联系系统是一个新的生理学系统,是现代生理学还没有被注意到的极为重要的一部分。对"经穴-脏腑相关"的学术内涵,1998年李瑞午教授有过分析讨论,认为"经络(穴)脏腑相关"不同于西医的"体表内脏相关",因为"经络脏腑相关的中医理论不仅仅停留在对现象的观察上,而是进一步把这些应用于对疾病的治疗之中,即刺激体表的某些部位

(经穴)可以治疗相应内脏的疾患"。这个分析是贴切的,它指明了"经穴-脏腑相关"比"体表-内脏相关"更重要的内涵——治疗学意义,这种意义才是生理学中没有关注的内容,"体表内脏植物性联系系统"的命名失去的正是这个意义。这个命名可能是从生理、病理学上解释"经穴-脏腑相关"机制的神经科学基础,而并不能代表"经穴-脏腑相关"的真正内涵。实际上"体表医学"可能才是"经穴-脏腑相关"内涵更确切的表述:将体表作为内脏疾病的治疗部位。

关于"经穴-脏腑相关"向"经脉-脏腑相关"的表述形式的转变,可能是1987年胡翔龙教授最早指出的,他认为:"近年来经穴-脏腑相关特点是研究设计更加注意了中医的理论特色,从一个穴位的研究逐步趋向对一条经的研究。"1993年,胡翔龙教授在《针刺研究》发表了《心包经循行路线及其与心脏机能活动的关系的初步研究》的论文,可能是"经脉-脏腑相关"的研究及这一表述的最早呈现,论文的研究结果表明:"心包经上四个穴位对心脏功能调节具有大致相同的作用,经脉上的非穴点也有类似的功能。它从功能调节的角度,初步证明心包经是一个整体。心包经作为一条经脉与心脏功能密切相关的事实,将过去经穴脏腑相关的研究提高到经脉脏腑相关的水平,对于经穴脏腑相关的研究结果,人们多从神经反射理论的角度加以解释。但是如果心包经作为一条经脉都与心脏的机能活动相关,针刺心包经的穴位、非穴位对心脏功能都有影响,而且在心包经的路线上施加压迫,又可以阻滞针刺的效应,那么在解释这种效应如何实现的时候,就不能不考虑其他的可能性,从而为研究针刺调整作用的机理提出一条新的探索途径。"

李瑞午教授对"经穴-脏腑相关"向"经脉-脏腑相关"的表述形式的转变,也进行了深入分析。他认为:"中医的经典理论中有经络脏腑相关、经穴脏腑相关而没有经脉脏腑相关。"

实际上,人们经常引用的"夫十二经脉者,内属于府藏,外络于支节",经脉循行中十二经脉与脏腑的属络关系的表述,已经非常明确地表明了它们的"相关性",无论是"经穴-脏腑相关"还是"经脉-脏腑相关"这类"现代表述"均没有超过经典的含义,反而由于研究者研究目标的预设而使"经脉、腧穴、脏腑"的联系失却了本真的含义。因为,正如前文所述,经脉学说是依据"病候"及"主治病候"而构建的,那么,体表腧穴与内部脏腑的关系的发现,也就不是基于其形态解剖的知识,而是基于"病候"的呈现及针灸干预"病候"效应的推论,另外,经典意义上的"脏腑"也是"功能或病候"呈现性的脏腑,一些脏腑甚至是"虚构"的,怎么可能有现代形态学意义上的"点-点"、"线-点"的关系呢!基于这一命题的相关生物学基础研究和讨论,可以阅读《系统针灸学——复兴"体表医学"》的第六篇。

那么,针灸医学的针灸原理研究应该如何开展?实际上针刺镇痛原理的研究已经作了经典的示范,《中国科技史杂志》2005年第2期发表了对韩济生院士的访谈,其中的很多观点对于针灸原理研究的路径及方法非常有启发性。以针刺镇痛原理研究与"经络"的关系为例,韩院士说:"做实验的时候我故意在手上找了一个按照中医的经络观点来看没有经络通过的点,在这个部位扎针的镇痛效果和在合谷穴扎针的效果一样好;这说明什么呢?说明不一定要'经'这个概念,穴位可以说是敏感的点。在手上我们作了很多点,效果很好,但是在臀部取点,效果就没那么好。这是因为手上神经分布密集。所以这个实验的结果支持神经的说法,而不完全支持经络的说法。我在研究当中也是努力想去弄清楚是不是有经络的存在,我几次想结合经络来研究,但是几次都没有结合上。如果有经络,就应该有符合经络学说的现象存在。但是,一直没有找到符合经络学说的特殊现象,多半都是符合神经的一些现象。所以，我就倾向于用神经来解释针刺镇痛的现象。迄今为止，我没有找到不利于神经传导学说的证据，至少现在还没有找到。"对于"尽管您接受的是西方科学的教育也是按照西方科学的范式来进行工作，但是作为一个在中国的社会中作研究的中国科学家，您在工作中有没有感到自己的工作与西方科学家不一样的地方？"这一问题，韩院士说："有一点可以明确地说，关于阴阳或矛盾的概念对我的帮助非常大。举例来说，脑啡肽是西方科学家发现的，不是我们发现的，但是，在我们运用脑啡肽的知识的时候，马上就产生出一个是否存在'抗吗啡物质'的概念。当时我们就想，有吗啡样物质，是不是就有抗吗啡样物质呢？所以，我们关于吗啡样物质和抗吗啡样物质的实验是同步进行的。在这一领域取得了国际公认的成绩。从方法上来说，我们采用的都是西方的，但是做的是中国自己的问题。目前还没有做到两种医学的融合，似乎还融不起来。比如说，如果我的研究能够对经络有一些解释，那我就很高兴了，但是没有做到。现在有些关于经络的解释有些牵强附会，所举的例子都是不能反证的，都是顺着走的。人家以为我做了针麻的机理研究，就是'中西医结合'的成就，其实我的工作还是非常肤浅的。可以说，我的研究只是选择了中国古老医学知识体系中的一种资源，按照现代西方科学的方式做出一点点研究结果。"

以目前对经络理论的定位，针灸原理研究是离不开经络问题的，韩院士在他的谈话中非常机智地说明了他的观点。实际上，关于以动物模型为对象的针灸原理研究中动物的经络问题一直是一个令人困惑的问题。

既然古代关于动物的经络描述就不清晰，现代研究中又"一直没有找到符合经络学说的特殊现象"，那么，针灸作用原理的研究就不能以"经络"为核心开展。实际上，目前的绝大多数针灸机理研究就是基于"穴-效"关系开展的，基于现代科学的方法，阐明特定部位针灸干预与特定效应的关系，可能应该是目前针灸原理研究的主要范式。因为，这是目前最有可能做到的。

关于"特定部位"，一般认为是指的穴位，但是动物的穴位与人有很多不同，首先在数量上，据《中国兽医针灸学》记载，马 173 个，牛 103 个，猪 85 个，羊 75 个，犬 76 个，兔 51 个，猫 32 个，鸡 34 个，鸭 35 个，那么，在常用的实验动物上真的如《实验针灸学》记载的有那么多穴位吗？（兔 80 个，猫 71 个，大鼠 35 个）；其次在功能上，有些学者利用穴位探测仪在动物体进行测定，结果不一。以猪 85 个腧穴与人腧穴比较，其部位和功能上与人一致的仅占 20%，这说明动物中猪的腧穴与人类有较多差异。另外，根据韩济生院士的统计，查阅 1899 年至 2010 年 7 月 4 日为止 SCI（扩展版）文献中应用最多的 3 个穴位：合谷（345 次）、足三里（299 次）、内关（299 次）。另 3 个著名穴位百会、列缺、委中仅分别应用 34、10、8 次；虽然用于科研的穴位与用于医疗实际的穴位不一定完全相同，但从这一数字中也许可以看出，日常多用的穴位可能只是 361 总数的一小部分。也就是说，多数基于动物实验的针灸原理（主要是镇痛相关的研究）研究的结论可能是从 3-6 个穴位获得的。因此，我们认为以小动物为对象的针灸原理研究，可能更主要的是关注不同部位（上、下肢、头、胸、腹、背）干预的效应差异，并基于这些差异开展相关的机理研究；并在此基础上考察"临床治疗方案"中特定的疗效因素（如是否电针、不同针灸法及手法、时间或时程等）对确切效应的影响程度（效力），从而为临床治疗中不同因素的合理应用提供依据。美国针刺研究会的研究策略可能是目前正确的策略选择之一。

三、以疾病治疗为核心的量-效关系与针灸临床发展

"量-效关系"是近年来针灸临床研究中的重要问题之一,目前已经出现的"量"相关的概念有刺激量、有效刺激量、感应量、针灸量学、针灸治疗量、针刺手法量学、针刺量学、灸量、针刺量等概念,在"效"方面,又有时效、量效、累积效应等概念。在针灸领域国家重点基础研究项目(973)的课题中,也始终有量-效关系研究贯穿其中。

以梁繁荣教授的研究为例,他的研究结果表明:①经穴治疗偏头痛的疗效优于非经非穴,体现在:第一,减少头痛频率如头痛发作天数、发作次数;第二,缓解头痛程度如减少头痛强度分级和 VAS 评分;第三,缓解头痛带来的不适如减少头痛影响工作学习天数,以及减少头痛伴随症状天数,这三个方面的治疗效应均优于非经非穴;②少阳经穴治疗偏头痛的疗效优于阳明经(他经)经穴,体现在缓解头痛程度以及头痛伴随症状天数;③少阳经特定穴治疗偏头痛的疗效优于少阳经非特定穴,体现在缓解头痛的程度方面。此外,他们的研究还发现经穴效应特异性的一个重要特征:持续性——随着时间的增加,经穴的临床疗效逐步优于非穴,两者之间的差距不断增加。同时,梁教授还总结了研究中存在的三个问题:第一,固定与半固定针灸处方的选择困局。从研究的角度处方,研究经穴效应特异性的最佳选择应当是试验组的针灸措施应当符合用穴固定,操作规范,穴位数量与非穴数量一致等条件,即采用固定处方;因为该设计可尽可能准确地求得经穴与非经穴之间的效应差异。然而从接近针灸临床实际来看,采用基本方配合随证配穴才是最佳的针灸处方,方能体现针灸辨证施治的特点。第二,评价随访时间的选择。目前,国内外的针灸临床研究对试验评价指标的选择基本趋于一致,均选择所研究疾病的国际公认疗效评价指标。然而,在评价时间点上,研究间还存在显著的不一致;如目前发表在高水平杂志上的针刺治疗偏头痛的临床试验,主要指标的评价时间点均不一样。而通过几个临床试验,我们发现经穴效应的持续性,是判断经穴与非经穴之间是否存在差异的重要特点,因此,随访时间点的选择是目前发现的一个针灸临床试验设计的难题。第三,解释性试验和实效性试验设计的选择困局。在下一步的针灸临床试验设计中,应大力开展实效性试验设计。从以上例证,我们不难发现,针灸临床研究实际上就是在解决针灸"量-效关系"问题,无论是在效应的评价还是在方案的设计中均体现了"量"的极其重要性。

屠健如于 2012 年在《中国针灸》发表了《定量描述针刺刺激量及其效应的规则》的论文,对于我们进一步认识针刺的量-效关系具有积极的意义。

他认为针刺刺激量描述方法尚欠完善,目前,在大多数针灸随机对照试验报告中,针刺之刺激量常包括 3 个部分:①概貌,包括针刺之频数,总次数或总时间等。②描述留针或电针时间段的刺激量,目前主要记录了针刺留针时间,电针强度、频率。③描述进针和手法时间段的针感,这是与针效最紧密相关的重要部分:第一,目前记录情况多提及得气,或提及医者之手法,或说明"以患者忍受为度",上述内容都十分重要;第二,目前记录方法不够直接,欠完善。手法是维持或加强针感的主要方法。医者的手法情况不能代表患者感到的针感之强度,按神经为主线的神经体液假说来分析,医者的手法比患者之针感与治疗效果的关系,多隔了一个界面。"以患者忍受为度",没有对针刺之刺激量做直接的定量描述。"以患者忍受为度",有阈值范围,它随患者和病情等因素之不同,可发生改变。故就方法学而言,针刺刺激量在进针或手法时间段的描述不够直接,欠完善。第三,目前记录方法可掩盖临床针

刺刺激量的悬殊差异。按笔者之经验：针刺的极强刺激，可使胃穿孔引起的严重撕裂痛患者仅感轻度疼痛。针刺取效之关键在于医者通过手法使极强的放射性刺激持续一段时间，其过程与针刺麻醉的机制和诱导过程类同。在美国，针灸临床的患者多数为有明显自愈倾向的软组织轻伤。患者有轻中度痛，罕见有难治之大病，患者多怕针怕痛，医者多选最细的短针，浅刺、假针刺十分常见。上述强刺激和轻刺激两种情况，均有得气，也多可（渐次）解决各自的问题。如果不细致地鉴别病证对针刺刺激量要求之差别及在治疗过程中病证对刺激量要求的变化，上述之悬殊差异都以要求"得气"统一表述之，研究工作怎能深入开展？目前刺激量都用得气二字记录，研究者怎能据记录来鉴别实际给予的针刺刺激量差异的悬殊呢？第四，针刺刺激量描述方法的不完善性，是掩盖不同国家之针灸疗效差异的重要原因，它阻碍了针刺量效关系的研究，阻碍了针灸学科的发展。进而，他提出了"描述针刺刺激量的规则"（M-QNS），认为针刺刺激量主要包括：分类、分等、记时三大要素；他还提出了主要适用于痛证的"针刺刺激量-效应调查表（F-QNS-E）"，给出了 3 个重要的量值：实际执行的针刺刺激量，患者的忍受度及针灸前后的疼痛程度，认为从分析表的信息，研究者能定量地总结临床经验，以提高疗效，也可有助于揭示针刺量效关系及针刺机制。

他还分析了从针刺过程取效的关键点，看适当针刺刺激量概念及其与效应的关系。认为针刺刺激某些组织细胞，常产生某种特异的针感、得气，并通过各种快慢通道及已知、未知结构或物质，传递信息，调整激活大脑、神经系统，使其处于新的功能状态，进而调节体液免疫等各种系统，调节各脏腑器官的功能/环境。基于上述过程的综合性效应，针刺能祛病健身。所以，针刺过程是由医师执行的，包括准备、刺入、行针、患者体内外反应、医患信息交流5 类相当复杂且紧密关联的过程。针刺有不同的类型风格，操作者的造诣可千差万别，患者的忍受度、体质、病情可千变万化，故针刺是现代科学与技术的综合。研究针灸，必须看清全局，抓住主要，从整体着眼，针灸仍是有法可循、有则可依，循依恰当，效果仍可如"风之吹云，明乎若见苍天"的科学。《素问·宝命全形论》指出："凡刺之真，必先治神。""治神"是针灸取效之关键，主要是在适当的穴位上，给某些组织细胞以适当的刺激，这是针刺技术的核心，它决定了针刺的疗效，故有"知其要者，一言而终，不知其要，流散无穷"的名言。它与蔡玉颖等的观点"针灸最终起治疗作用的是穴和术二大因素"类似，其术在客体（患者身上）的主要表现为适当的刺激量。黄涛等提出"得气，应是以患者舒适，疗效显著为目标"，与笔者提出的"在适当的穴位上给予适当刺激"的观点在绝大多数情况下相吻合。笔者较侧重于从医者的操作角度，黄涛等较多从患者感觉的角度，来描述针刺过程中同一得气时段的医患两个不同方面，综合上述二者的描述，是得气的全貌。

他认为他提出的针刺刺激量的定量规则，强调了进针和手法时间段针感的重要性，应用简便的"针刺刺激量-效应调查表"，可得到临床重要的信息，以供进一步研究分析。两者均可用于针灸随机对照试验和针灸临床。得气是针灸技术的精髓，针感、针刺刺激量是受试者得气情况的重要指征，研究者紧紧抓住针灸技术的这个精髓，并按针灸试验设计的若干基本要则的规定，采用随机对照试验，可有助于具数千年丰富经验的中国针灸科学飞跃发展。

这篇论文的重要性在于，它比我们目前讨论的以"量"为主的概念，更进了一步，初步提出了如何确定可观察、要观察的量（刺激量与刺激时患者直接感受的效应量两个方面）及方法。尽管我们一直认为"针灸的有效性是针灸的灵魂"，但是在面临临床研究方法学困境的当下，这样的探讨是具有重要的启发性意义的。

朱兵教授从总体上指出了针灸效应量效关系研究的方法及意义。认为针灸效应的量效关系是指在对特定经穴不同的刺激时间、不同的刺激强度、不同的刺激手法或不同的刺激次数及不同的刺激时间间隔等情况下针灸的效应有所不同。利用系统生物学研究中高通量的组学技术，可以通过在上述不同针灸刺激情况下，对针灸效应靶器官内基因、蛋白质等物质含量及它们之间相互作用关系的变化进行比较分析，去揭示针灸效应量效关系的物质基础与分子机制，特别是对于多次针灸刺激，通过对不同时间点所对应的不同刺激次数（即不同的累积刺激量）状态下机体内整体的物质含量及相互作用关系的变化分析，可以分辨出多次针灸的效应是单次效应的简单重复、线性或非线性叠加还是涌现出新的不同的效应。这有助于对针灸效应量效关系规律与其相应分子机制的理解，同时也有助于指导临床上针灸手法或是治疗方案的优化、提高针灸的疗效。

我们认为，当前，针灸医学临床研究的重点就在于"量-效关系"，这里的量-效关系，不仅仅是刺激量的关系，还包括效应量的关系，这种效应量不只是指的疾病的疗效，更重要的是指针刺时患者的直接感受的量化，在此两者量化的基础上再分析其与"疾病疗效的量"的关系，可能对探索针灸治疗的临床规律更有意义。

四、针-药关系中体现的针灸医学特征

胡旭初先生在讨论"经络所通，主治所在"的论文中着重提出了两类"经络现象"，一类是疾病证候群（包括压痛点）在出现位置上的规律性表现；另一类是血管循环一些生理或病理表现（循环脉——编者注）。从近代知识来看，这两类是性质不同的现象，古人何以会把它们融合在统一的经络理论中，还有待进一步探讨。当然，内经中的经络概念的含义是多重的，所涉及的事物远不限于上述两类。譬如，《内经》还用"经络"的术语，描述了许多疾病从人的"皮毛"开始，逐步侵入"脏腑"的现象，在这里"经络"显然具有"疾病发展阶段"的涵义，这和后来张仲景在"伤寒论"中提出的"六经传变"的概念，似乎有着联系。

2009年，赵京生教授提出了"经脉理论先后出现向心型与循环型两种模式"的观点，认为二者的理论意义与临床价值不同。前者主要表达四肢腧穴远道效应的规律性，体现手足经脉本义；后者说明气血运行方式，反映中医对机体结构与功能整体协调原理的认识。经络腧穴理论内容的形成，多数基于前者而非后者；未识或混淆不同经脉模式，误以循环模式为经脉理论的主体或代表，并只在此理论框架下解说和研究经络腧穴，是造成当今经络认识研究出现重大学术失误的症结所在。

2015年，黄龙祥教授关于经脉研究的结论可能对回答胡先生的两类经络的关系有一定的意义。他认为在两种《十一脉》文本中能清楚地看到"有点无线"、"某一区间的局部连线"以及"脉的终始接续循环"这三种不同阶段的经脉循行模式的遗存；我们今天奉行《灵枢·经脉》篇的经脉学说，实际上是对之前所有经脉学说的一次革命——基于扁鹊医学新发展的血脉循环理论及脉诊理论，将旧有的经脉学说的以四末为本向心型走行的"树形范式"改造成如环无端的"环形范式"。基于"标本诊法"所发现的腕踝部脉口诊候头面、内脏远隔部位病候，以及对这些远隔病症直接于相关脉口针灸治疗的经验的总结，成为经脉学说诞生的关键一步。当总结出的远隔部位病候越来越多时，古人寻求对这类远隔关联现象解释的欲望就越来越强，才会出现种种不同理论解释，而对于所有基于四时阴阳学说解释的不满足，成为古人最终采用"脉"的直接联系解释脉候的最大动力所在。换言之"经脉学说"是古人对

以往对脉候仅仅作一种哲学上的解释的不满意而提出的一种新的解释,经过这种全新解释之后的脉候自然成为了"经脉病候",而脉的循行则是这种全新解释的医学基础。

以上关于经络、经脉理论的不同模式观点,尽管跨越了近60年,但是它们体现的回归经络学术本义的思路却是共同的。这些研究,既有对传统曲解的纠正,更有当代知识背景下的知识重构,应该是对仅守"循经取穴"、"对症取穴"等简单、含混的学术现状的一种冲击和突破。

然而,两位针灸专家过于专注于"针灸的经络"了,经络理论不仅仅是针灸的理论,而且还是中药应用的理论,"药物归经"就是一个重要的例证,同时更是中医的病机理论之一,"经络病机"就是一个例证。正如赵京生教授的学生吕金山在学位论文中所言,药物归经的方法和内容,蕴含着前人对经络的理解认识。站在针灸学的研究角度,探讨药物归经中对经络的运用,以及这种方法的形成及影响因素,将更全面地展现古人所认识的经络理论,深化今人对经络理论的理解认识,拓展经络理论研究的范围,同时,也是全面认识中医理论必不可少的一个重要方面。以往对药物归经的研究,多是站在中药学的角度,研究重点几乎全部放在中药功效方面;而针灸界又将药物归经视为中药研究领域,所以,对古代药物归经所相关的经络理论认识的研究几乎是空白,影响我们对经络内涵、经络理论的全面认识。吕金山的研究结论是:经络理论与药物运用关系,早期主要应用在方证、药证分析上面,而药物归经的出现,体现了经络理论在临床用药上面的新的应用价值。以往对于药物归经之经的认识,多是建立在将脏腑与经络理论孤立的基础上去进行对比,难免会产生药物"归经"和"归脏"之辨,药物所归之经,已不完全基于经络循行部位和主治证候。前面胡旭初教授关于《伤寒论》以经络认识疾病发展阶段的认识,结合本书第三章第一节中《诸病源候论》首创了用经络理论解释病机"的内容,均提示我们经络在中药作用机理的中医解释方面可能具有极为重要的意义。

实际上,两位针灸专家并未完全解释"循环经脉"的作用,赵京生教授认为循环型经脉"说明气血运行方式,反映中医对机体结构与功能整体协调原理的认识",而黄龙祥教授可能认为是为了解释更多的病候之间的关系。然而,针灸治疗在临床上多大程度上需要这种"循环型经脉"? 我们是否可以设想,循环型经脉理论的出现是为了解释中药的作用途径? 受叶天士的"久病入络"理论启发的吴以岭院士的"络病学说",可能是这个方面的一个典型例证。

针、药的差异与结合已经在前面的章节讨论过,这里提出的观点是:中医学基于针、药两种异质性的治疗手段,在解释其治疗机理及作用途径的过程中,形成了不同的经络理论,而关于药物作用的经络理论是以"循环型经脉"为基础的——它解决了药物到达人体内部的不同部位的途径问题,关于针灸作用的经络理论是以"向心型"为主的——它解决了体表远隔部位刺激如何发挥作用的问题。

近代以来,经络的研究似乎仅与针灸相关,阐明经络本质的研究也只是在针灸领域开展为主,而中药的作用则以现代药理学相关理论进行解释,但似乎两者的问题均没有取得令人满意的建树,中药依然以中药四气五味理论为指导,针灸依然以经络理论为指导。我们认为,如果将"针灸经络"、"中药经络"分开研究,则一方面可以进一步剥离用针灸解释不了的一些经络观点,使更符合针灸医学特征的经络研究的目标更为准确;另一方面则可能为中药理论的阐释与完善提供新的视角。这是一个非常大胆的观点,很可能是完全错误的,但是也应该有一些合理的成分，以提供善于思考的学生一个独特的视角。

综上所述，基于针灸体表干预这一特殊技术视角的病候认识是针灸医学的基石，从体表腧穴经经络到全身内外的疾病阐述体系是体表治疗合理性的基本逻辑，基于腧穴感受疾病、干预后调节机体的各因素的认识与掌控则是针灸取效的技术基础；以上应该就是构成针灸医学的三个主要命题。对以上命题的现代阐述则构成针灸医学原理；针-药关系则决定了针灸医学的独特性。

主要参考书目

1. 2007 国际针灸学术专家论坛.针灸研究行动计划[J].针刺研究,2008,33(1):31-33.

2. Baker M.Big biology:The 'omes puzzle[J].Nature,2013,494(7438):416-419.

3. Fred C.Boogerd,Frank J.Bruggeman,Jan-Hendrik,et al.系统生物学哲学基础[M].北京:科学出版社,2008.

4. Glasgow.Evidence based medicine is broken[J].BMJ,2014,348:g22.

5. Goldman N,Chen M,Fujita T,et al.Adenosine A1 receptors mediate local anti-nociceptive effects of acupuncture [J].Nat Neurosci,2010,13:883-888.

6. Helene M.Langevin,PeterM.Wayne,HughMacPherson,et al.Paradoxes in Acupuncture Research:Strategies for Moving Forward[J].Evidence-Based Complementary and Alternative Medicine,2011,Article ID 180805: 11 pages.

7. Hood L.Systems biology:integrating technology,biology and computation[J].Mechanisms of ageing and development,2003,124(1):9-16.

8. Ideker T,Galitskil T,Hood L.A new approach to decoding life:Systems Biology[J].Annu Rev Genomics Hum Genet,2001,2:343.

9. Kathryn M.How Doctors Think-Clinical Judgment and the Practice of Medicine[M].北京:人民卫生出版社,2010.

10. Kitano H.Perspectives on systems biology[J].New Gener Comput,2000,18(3):199.

11. Kitano H.Syetems biology:A brief overview[J].Science,2002,295(3):1662-1664.

12. Lucy L.Chen,Tsung O.Cheng.Acupuncture in Modern Medicine[M].Croatia:InTech,2013.

13. Macdonald A.Dr Felix Mann[J].Acupunct Med,2014,32(6):512-513.

14. Naylor S,Cavanagh J.Status of systems biology-does it have a future?[J].DDT:Biosilico,2004,2(5):171.

15. Sandberg M,Lundeberg T,Lindberg L G,et al.Effects of acupuncture on skin and muscle blood flow in healthy subjects[J].Eur J Appl Physiol,2003,90(1-2):114-119.

16. Silberstein.Is acupuncture"stimulation" a misnomer? A case for using the term "blockade".BMC Complementary and Alternative Medicine,2013,13:68.

17. Torres-Rosas R,Yehia G,Peña G,et al.Dopamine mediates vagal modulation of the immune system by electroacupuncture[J].Nature Medicine,2014,20:291-295.

18. Trisha Greenhalgh,Jeremy Howick,Neal Maskrey.循证医学正面临危机? [J].英国医学杂志中文版,2015, 18(1):16-23.

19. Vickers A J,Cronin A M,Maschino A C,et al.Acupuncture for chronic pain:individual patient data meta-analysis[J].Arch Intern Med,2012,172(19):1444-1453.

20. White A.Western medical acupuncture:a definition[J].Acupunct Med,2009,7(1):33-35.

21. Witt C M,Jena S,Brinkhaus B,et al.Acupuncture in patients with osteoarthritis of the knee or hip:a random-

ized, controlled trial with an additional nonrandomized arm[J]. Arthritis Rheum, 2006, 54(11):3485-3493.

22. Zhao L, Xiao H, Feng F. Research development of gene therapy for glioma [J]. Medical Recapitulate, 2007, 13(7):492-494.

23. Zhao ZQ. Neural mechanism underlying acupuncture analgesia[J]. Prog Neurobiol, 2008, 85(4):355-375.

24. 马兰萍,薛崇成.新中国针灸学的开拓与革新者——记中国中医科学院针灸研究所创建人朱琏同志[J].中国针灸,2007,27(11):845-848.

25. 马伯英.中国医学文化史[M].上海:上海人民出版社,2010.

26. 马继兴.针灸学通史[M].长沙:湖南科学技术出版社,2011.

27. 方剑乔,李维衡,严洁,等.针灸医学秉于临床:疗效-优势-科学研究是其未来的保证[J].浙江中医药大学学报,2009,33(5):717-728.

28. 世界卫生组织.世卫组织 2014-2023 年传统医学战略[R].2013.

29. 世界卫生组织.针灸临床研究规范[J].中国针灸,1998,18(9):574-575.

30. 白丽敏,邱树华,许红,等.大鼠"合谷"穴区感觉和运动神经元的节段性分布(HRP 法研究)[J].中国医药学报,1987,2(3):26-28.

31. 石学敏.针灸学[M].北京:中国中医药出版社,2002.

32. 乔治·维加埃罗.身体的历史(卷一)[M].上海:华东师范大学出版社,2012.

33. 任应秋.中医的辨证论治体系[J].中医杂志,1995,(4):19-21.

34. 任秀玲.论中医学的理论医学特征[J].中华中医药杂志,2006,21(6):323-325.

35. 刘志顺,蔡玉颖.针灸临床研究设计存在的问题及方法学思考[J].中国针灸,2010,30(1):67-71.

36. 刘保延.中医临床疗效评价研究的现状与展望[J].中国科学基金,2010,5:268-274.

37. 刘保延.改变服务模式,走出针灸科,让针灸发挥更大的作用[J].中国针灸,2015,35(1):1.

38. 刘海龙.系统生物学:走向整体论的生物学[J].系统科学学报,2009,17(1):46-50.

39. 刘清国,胡玲.经络腧穴学[M].北京:中国中医药出版社,2012.

40. 刘颖.基于功能磁共振成像合谷穴与面口部特异性联系的中枢机制研究[D].济南:山东中医药大学,2014.

41. 刘精微.经络学说的起源及经络实质之我见[J].中国针灸,1982,(5):30.

42. 刘澄中.经络现象研究的沉寂与出新[J].医学与哲学,1983,(10):15.

43. 朱兵.系统针灸学——复兴"体表医学"[M].北京:人民卫生出版社,2015.

44. 朱兵.针灸双向调节效应的生物学意义[J].世界中医药,2013,8(3):241-244.

45. 江苏省中医学校针灸学科教研组.经络起源的探讨[J].中医杂志,1957,4:216-219.

46. 江苏新医学院.针灸学[M].上海:上海人民出版社,1964.

47. 何伟,朱兵,喻晓春,等.西方针灸和中医针灸的比较与启示[J].中国针灸,2015,35(2):105-108.

48. 劳力行.针灸临床研究的现状及探讨[J].针刺研究,2008,33(1):53-62.

49. 吴焕淦,张必萌,刘慧荣.基因科学与 21 世纪的针灸学[J].中国针灸,2001,21(8):464-466.

50. 张建斌,夏有兵,王欣君,等.现代针灸学科体系构建轨迹的探析——兼评承淡安《针灸学》三部曲[J].针刺研究,2013,33(3):249-252.

51. 张建斌.十二经脉理论临证指要[M].北京:人民卫生出版社,2013.

52. 张清苓,姜元安,李致重.论中医辨证方法及辨证论治体系[J].北京中医药大学学报,2002,25(4):5-8.

53. 张德芹,高学敏,钟赣生,等.中药药性理论研究的现状、问题和对策[J].中国中药杂志,2009,34(18):2400-2404.

54. 李升伟.系统生物医学展望——李·胡德博士谈未来十年个性化医学发展愿景[J].世界科学,2011,6:50-51.

55. 李永明.美国针灸热传奇[M].北京:人民卫生出版社,2011.

56. 李江慧,宿杨帅,景向红,等.对国外大规模针灸临床疗效系统评价报告的分析[J].中国针灸,2011,31 (7):665-669.

57. 李建民.发现古脉——中国古典医学与数术身体观[M].北京:社会科学文献出版社,2007.

58. 李忠仁.实验针灸学[M].北京:中国中医药出版社,2007.

59. 李忠仁.针灸与基因技术应用研究的思考及建议[J].中国针灸,2002,22(8):557-558.

60. 李素云,张立剑,岗卫娟,等.影响针灸学术传承的关键因素分析[J].针刺研究,2010,35(3):226-228.

61. 李瑛,梁繁荣,余曙光.循证医学与针灸临床疗效评价[J].中国针灸,2003,23(2):113-115.

62. 李鼎.针道金陵五十年——记1957年南京《针灸学》出书前后[J].中医药文化,2007,2(6):30-32.

63. 李鼎.藏医"俞"、"膜"、"脉"之特点[J].上海中医药杂志,1998,3:32-33.

64. 李瑞午.经络研究中应该澄清的一些问题[J].中国针灸,1998,8:497-498.

65. 李蕙.经络辨证在针灸临床实践中的指导作用[J].针刺研究,2010,35(2):142-145.

66. 杜元灏.现代针灸病谱[M].北京:人民卫生出版社,2008.

67. 杜菲.从体液论到医学科学[M].青岛:青岛出版社,2000.

68. 杨永清,尹磊淼,徐玉东,等.系统生物学与针灸学[J].上海针灸杂志,2009,28(10):616-619.

69. 杨明晓,杨洁,郑晖,等.关于JAMA杂志"针灸治疗慢性膝痛"一文的几点思考[J].中国针灸,2015,35 (3):299-304.

70. 沈学勇.经络腧穴学[M].北京:人民卫生出版社,2012.

71. 肖小河.中药药性研究概论[J].中草药,2008,39(4):481-484.

72. 邱茂良.针灸学[M].上海:上海科学技术出版社,1985.

73. 阿尔图罗·卡斯蒂廖尼.医学史[M].桂林:广西师范大学出版社,2003.

74. 陆瘦燕.经络学说的探讨与针灸疗法的关系[J].中医杂志,1959,(7):443.

75. 陈少宗.中医针灸学的继承与发展关系的模式探讨[J].医学与哲学(人文社会医学版),2011,32(1): 69-70.

76. 陈汉平,肖达,杨永清,等.如何建设针灸学——七论针灸学的开放性[J].上海针灸杂志,2014,33(10): 961-962.

77. 陈汉平,裴建.关于"针灸血清"方法的研究和应用——四论针灸学的开放性[J].上海针灸杂志,1998,17 (1):1-2.

78. 陈汉平.世情看淡即天书——五论针灸学的开放性[J].上海针灸杂志,2011,30(1):6-7.

79. 周浩良.比较针灸学[M].北京:中国农业出版社,1997.

80. 孟昭威.经络学说的起源形成及其展望[J].中国针灸,1982,(4):27.

81. 季钟朴.经络现象研究的今天和明天[J].中医杂志,1981,8:47-49.

82. 林栋,吴强.针灸效应临床研究模式的解构[J].中国针灸,2012,32(2):97-100.

83. 林栋.对穴位-针刺效应研究现状的思考[J].中国针灸,2011,31(11):1049-1051.

84. 罗伊·波特.剑桥插图医学史[M].济南:山东画报出版社,2007.

85. 金观源,相嘉嘉,金雷.临床针灸反射学[M].北京:北京科学技术出版社,2004.

86. 姜劲峰,余芝,徐斌,等.腧穴敏化内涵探析[J].中医杂志,2012,53(2):1714-1715.

87. 姜硕,狄忠.浅论针灸处方中针刺顺序问题[J].中医杂志,2012,53(7):620-622.

88. 洛伊思·N·玛格纳.医学史[M].第2版.上海:上海人民出版社,2009.

89. 洪武姐.藏医"树喻"曼汤研究[J].自然科学史研究,1995,14(3):280-286.

90. 洪梅,陈家旭.阿维森纳《医典》中脉诊与中医脉诊关系的澄清[J].中华医史杂志,2005,35(3):183-186.

91. 胡文耕.生物学哲学[M].北京:中国社会科学出版社,2002.

92. 胡旭初.内经中的"经络现象"和有关"经络"概念的一些理解问题[J].科学通报,1961,(06):24-30.

93. 胡翔龙.近四年来我国经络研究的进展[J].针刺研究,1987,4:285-299.

94. 贺福初.大发现时代的"生命组学"[J].中国科学:生命科学,2013,43:1-15.

95. 赵京生.针灸关键概念术语考论[M].北京:人民卫生出版社,2012.

96. 赵京生.针灸学基本概念术语通典[M].北京:人民卫生出版社,2014.

97. 赵京生.针灸理论解读——基点与视角[M].北京:中国中医药出版社,2013.

98. 凌宗元.腧穴穴性理论探讨[J].中国针灸,2005,25(2):131-132.

99. 唐仕欢,杨洪军,黄璐琦.论中药药性的概念、形成及其意义[J].中医杂志,2010,51(4):293-296.

100. 徐斌,喻晓春.穴随证变　针随气调——论针灸基础研究的知识起点[J].针刺研究,2007(06):407-410.

101. 徐斌.针药结合,内外同治[J].南京中医药大学学报,2007,23(4):208-210.

102. 徐斌.刺络放血疗法的血管生物学基础[J].中国临床康复,2004,8(24):5126-5127.

103. 栗山茂久.身体的语言——古希腊医学和中医之比较[M].上海:上海世纪出版股份有限公司上海书店出版社,2009.

104. 秦庆广,王海萍,刘坤,等.针刺天枢对正常、便秘和腹泻模型大鼠不同肠段运动功能的双向调节作用效应[J].世界中医药,2013,8(3):245-249.

105. 贾伟,赵立平,陈竺.系统生物医学:中西医学研究的汇聚[J].世界科学技术——中医药现代化,2007,9(2):1-5.

106. 陶之理,李瑞午,张家驹,等.心脏、心神经交感传入神经元的节段性分布及心神经向中枢的投射(HRP法)[J].针刺研究,1993,18(4):257-261.

107. 高峰,赵明杰.转化医学应用现状及其困境分析[J].医学与哲学,2013,34(6A):4-8

108. 高晓山.中药药性论[M].北京:人民卫生出版社,1992.

109. 商洪才,李幼平,张伯礼,等.中医药临床疗效个体化评价方法初探——循证目标成就量表法的提出[J].中国循证医学杂志,2007(07):537-541.

110. 屠健如.定量描述针刺刺激量及其效应的规则[J].中国针灸,2012,32(4):363-366.

111. 梁繁荣.经穴特异性研究与应用[M].北京:人民卫生出版社,2014.

112. 梅健寒,杨玉华.奇经八脉与针灸临床——图考、组合、验证[M].北京:人民卫生出版社,2006.

113. 理查德·塔纳斯.西方思想史:对形成西方世界观的各种观念的理解[M].上海:上海社会科学院出版社,2007.

114. 黄龙祥.中国针灸学术史大纲[M].北京:华夏出版社,2001.

115. 黄龙祥.经脉学说与扁鹊脉法的血缘[J].中国针灸,2015,35(5):517-523.

116. 黄龙祥.扁鹊医学特征[J].中国中医基础医学杂志,2015,21(2):203-208.

117. 黄龙祥.扁鹊医籍辨佚与拼接[J].中华医史杂志,2015,45(1):33-43.

118. 黄龙祥.黄龙祥看针灸[M].北京:人民卫生出版社,2008.

119. 黄奏琴,裴建.转化医学在现代针灸学中的应用和发展[J].中国针灸,2014,34(5):503-507.

120. 黄艳红.对针刺麻醉机理研究的回顾与反思——韩济生院士访谈录[J].中国科技史杂志,2005,26(2):155-166.

121. 喻晓春,朱兵,高俊虹,等.穴位动态过程的科学基础[J].中医杂志,2007,48(11):971-973.

122. 喻晓春,高俊虹,付卫星.论阿是穴与穴位特异性[J].针刺研究,2005,30(3):183-186.

123. 景向红,刘志顺,刘保延.我国针灸理论和经验要传出去[N].中国中医药报,2015 -3-11(3).

124. 游振铨,胡翔龙,吴宝华,等.心包经循行路线及其与心脏机能活动的关系的初步研究[J].针刺研究,1993,2:143-148

125. 董厚吉,马云涛.科学性针刺疗法[M].北京:中国医药科技出版社,2000.

126. 韩济生.针刺镇痛:共识与质疑[J].中国疼痛医学杂志,2011,17(1):9-13

127. 韩济生.针刺镇痛原理研究[J].针刺研究,1984,3:231-245.

128. 廖育群,傅芳,郑金生.中国科学技术史(医学卷)[M].北京:科学出版社,1998.

129. 廖育群.重构秦汉医学图像[M].上海:上海交通大学出版社,2012.
130. 蔡玉颖,刘保延,刘志顺.针灸与中医内科辨证论治思维模式的差异[J].中国针灸,2009,29(10):841-843
131. 蔡景峰,洪武娌.从《藏医灸疗方》对藏医与中医火灸疗法的比较研究[J].西藏研究,2009,1:125-130
132. 黎波,杜元灏,熊俊,等.基于临床调查的针灸门诊适宜病症研究[J].中国针灸,2011,8:733-737.
133. 薛立功,张海荣.经筋理论与临床疼痛诊疗学[M].北京:中国中医药出版社,2002.
134. 戴尔·布朗.失落的文明[M].北京:华夏出版社,2002.
135. 魏稼.关于针灸处方四大要素[J].中医杂志,1983,24(12):45.